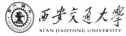公共卫生与预防医学类专业创新教育系列教材

医用多因素分析及SPSS操作

主　　审　曾令霞

主　　编　康轶君　党少农

副 主 编　李　强　裴磊磊　申　远　陈志军

编　　委（按姓氏笔画排序）

申　远（西安交通大学）

朱中海（西安交通大学）

安胜利（南方医科大学）

米白冰（西安交通大学）

李　强（西安交通大学）

杨姣梅（西安交通大学）

肖生彬（西安交通大学）

陈方尧（西安交通大学）

陈志军（西安市疾病预防控制中心）

赵亚玲（西安交通大学）

秦雪英（北京大学）

党少农（西安交通大学）

曹红艳（山西医科大学）

康轶君（西安交通大学）

裴磊磊（西安交通大学）

学术秘书　蔡嘉鑫（西安交通大学）

西安交通大学出版社
XI'AN JIAOTONG UNIVERSITY PRESS

国家一级出版社
全国百佳图书出版单位

图书在版编目（CIP）数据

医用多因素分析及 SPSS 操作／康轶君,党少农主编.—西安：
西安交通大学出版社,2023.2
ISBN 978-7-5693-2953-7

Ⅰ.①医…　Ⅱ.①康…②党…　Ⅲ.①医学统计-统计分析-软
件包　Ⅳ.①R195.1

中国版本图书馆 CIP 数据核字(2022)第 232764 号

书　　　名	医用多因素分析及 SPSS 操作	
主　　　编	康轶君　　党少农	
责任编辑	张永利	
责任校对	赵丹青	

出版发行	西安交通大学出版社
	（西安市兴庆南路 1 号　邮政编码 710048）
网　　　址	http://www.xjtupress.com
电　　　话	(029)82668357　82667874(市场营销中心)
	(029)82668315(总编办)
传　　　真	(029)82668280
印　　　刷	西安五星印刷有限公司

开　　　本	787mm×1092mm　1/16　印张 16.75　字数 379 千字
版次印次	2023 年 2 月第 1 版　　2023 年 2 月第 1 次印刷
书　　　号	ISBN 978-7-5693-2953-7
定　　　价	68.00 元

如发现印装质量问题,请与本社市场营销中心联系。
订购热线:(029)82665248　(029)82667874
投稿热线:(029)82668803
读者信箱:med_xjup@163.com

前　　言

　　多因素分析是研究多个相依因素间关系或具有某些因素的个体之间关系的一系列统计分析方法,可以同时对观察对象的两个或两个以上的变量进行分析。随着数据信息的倍增和统计软件的不断更新换代,多因素统计分析方法已愈来愈多地应用于社会、经济、医药卫生等各个领域的数据分析之中。多因素分析方法对原始资料要求不高,不必在研究设计时将一些研究因素做干扰因素进行处理,同时研究多个因素对结果因素的联合作用时既考虑了各因素的单独作用,又考虑了多个因素间的交互作用。该方法的特点是对原始资料进行整体分析,尤其是对大数据及复杂数据的分析。比如,分析诸多危险因素中哪些因素对脑卒中的发生起主导作用,研究环境因素和遗传因素对心血管疾病的直接影响和间接影响,根据已掌握的现有数据建立某种疾病发生或愈后的多因素预测模型等。医学多因素分析是现今医学科研中不可缺少的一个重要数据处理工具,也是促进医学科学发展的一门重要学科。

　　本书结合医药卫生实践,介绍多因素统计分析方法在医学数据分析中的应用。首先,讲述医用多因素统计分析方法的基本概念、基本原理和基本技术方法。然后,结合实例展示 SPSS 统计软件的实现过程。以问题驱动分析,在练习中强化对多因素统计分析方法的正确理解,让读者通过练习来掌握分析方法。每章内容包括理论回顾、实例与 SPSS 操作和小结等部分。在章节安排上,重在实用,适当淡化数学原理方面的理论知识,而将重点放在实际数据的正确分析上,主要解决三个问题:弄清多因素统计分析方法适用的前提条件是什么;如何使用本书介绍到的方法以及统计软件分析结果,如何解读;在具体研究的医学问题中,此分析结果具有什么样的意义。全书共分 10 章,内容涵盖了常用的多因素统计分析方法,包括多变量统计描述与推断概述,探索影响因素或相关因素为目的的多重线性回归、Logistic 回归和 Cox 回归,以探索类别和划分类别为目的的聚类分析和判别分析,以降维和推断潜在变量为目的的主成分分析和因子分析。各章内容中理论介绍和数据分析完整且相对独立,读者可以结合工作实际情况以及科学研究的需求进行选读。本书以图示的方法详细介绍了各类方法在 SPSS 软件中的实际操作过程、分析结果的正确表达和解释以及应用时的注意事项,力求讲解清晰、直观、易学易用,便于读者学习和掌握上述常用的多因素统计分析方法。需要特别说明的是,由于 SPSS 等软件本身的设置问题,有些数字内容显示不完全,或无法显示字符的斜体以及数字的上、下标,因此截图中显示的部分数字、符号形式可能与正文中描述的某些数字、符号的表现形式不完全对应,仅供读者参考。此外,书中所有的电子数据文件由于版面所限,仅展示了部分数据,若用户需要全部数据,可通过扫描封底二维码获取。

　　本书可以满足医学研究工作者对多因素分析的需求,适合医学研究生和医学科研工作者学习和参考使用,对提高医学研究生和医药卫生工作者的数据分析能力具有很好的帮助作用。在本书即将出版之际,衷心感谢西安交通大学公共卫生学院颜虹教授、曾令霞教授和毕育学副教授,他们在百忙之中仔细审阅了原稿,字字斟酌,提出了许多中肯而富有指导性的建议和意见,尤其是颜虹教授,对本书的编写工作给予了很多的支持和鼓励。本书的出版也得到了西安交通大学公共卫生学院流行病与卫生统计学系的大力支持和帮助;蔡嘉鑫、张彬艳、王良、景慧、马浇、王勇娟、王静娴、冯会兰、司艾玛、刘恒、闫明鑫、严斌国、李业棉、李娟、杨金玉、杨晨雨、杨崙惠、汪子平、汪亚琼、张郁香、张茜、张舒童、张瑾、陈诗宇、陈炳华、武浩、罗婉榕、周自爱、赵欢、荣佩锡、胡维维、南琳、段昕宇、侯泽艺、祝瑛泽、党宇松、高炎培、黄林、黄浩、常倩倩、崔靖、康晨曦、梁煊怡、简非凡、黎敏、滕雨芯等研究生对书稿的数据和文字进行了认真的核对与校对。在此,我谨代表编委会成员对所有支持本教材出版的相关人员致以衷心感谢!

尽管我们努力想为读者奉献一本令人满意、理论与实践相融合的著作,但限于个人水平和学科交叉综合能力,书中难免存在不足之处,恳请同行专家和广大读者不吝赐教,以便使本书再版时更趋完善。

康轶君

2022 年 7 月

目　　录

第一章 绪 论

第一节 医学统计学

医学统计学(medical statistics)是统计学(statistics)的一个重要分支,是将数理统计与概率论的原理和方法应用于生物医学领域中的研究设计,以及进行数据收集、整理、分析和推断的一门学科。医学统计学作为医学研究的重要方法和工具,可帮助研究者掌握医学内在的客观规律,在公共卫生学、临床医学、药学和护理学等领域的科学研究中发挥重要作用,为促进医疗卫生和健康事业发展、保障人民健康、增进人民健康福祉发挥积极的作用。

统计学的发展建立在科学方法和实验研究基础之上,经历了古典统计学、近代统计学和现代统计学三个时期。现代统计学是指 19 世纪中末叶迄今的统计学,此时期是统计学快速发展的时期,从描述性统计发展到推断性统计,逐渐形成了如今的数理统计。统计学在我国的发展已有一百多年的历史。1948 年,郭祖超教授(1912—1999)出版了中国第一部医学统计学教材——《医学与生物统计方法》,标志着我国医学统计学学科的建立。我国医学统计工作者结合医学领域的新问题、新情况,不断将发展较成熟的统计学方法应用到医学的各个领域,在综合评价、疾病预测、临床试验、回归分析、生存分析、时间序列分析、空间统计、Bayes 统计方法、多水平分析、潜变量分析、遗传统计与生物信息学等统计理论与方法方面也进行了积极探索和发展。在当今大数据时代,以数据分析为主要任务的统计学必将发挥更大的作用,统计学人才也将大有可为,特别是在高速发展的时代,国家对统计人才的需求也是与日俱增。因此,学习和掌握好医学统计学的理论和方法具有重要的现实意义。

医学统计学主要涵盖的内容包括统计学的基本概念,如同质与变异、总体与样本、参数与统计量、变量与资料、频率与概率、误差等。统计工作的基本步骤包括统计设计、收集资料、整理资料和分析资料。基本统计方法包括统计描述、单变量统计推断、简单线性相关与回归等统计学的基础理论方法。医学研究领域中复杂数据统计分析方法包括多因素方差分析、线性模型、判别分析、聚类分析、主成分/因子分析、潜变量分析、综合评价方法、决策分析等。医学研究统计设计包括观察性研究与实验性研究设计,观察性研究主要是横断面研究、病例对照研究和队列研究;实验性研究设计主要指随机对照试验设计,包括各类试验设计,如平行设计、析因设计、重复测量设计和平衡不完全区组设计等。统计方法的理论研究与统计软件开发应用也是医学统计学的重要组成部分,目前国际通用的统计软件主要有 SPSS、SAS、Stata 和 R 编程语言等,通过使用统计软件,可高效地帮助医学科研工作人员完成数据的统计分析工作。

第二节 医用多因素统计分析方法

一、医用多因素统计分析

医学研究实践在多数情况下获得的是样本,通过样本来推断总体是统计分析的基本特点。随着人们对疾病认识的不断深化,医学研究深度和广度也在不断拓展,新的疾病预防及诊疗模式产生了临床数据、多组学数据,以及环境暴露、遗传信息、生活习惯、地理空间信息、社交媒体等多种与个体健康和疾病状态相关的高维数据,而医学基本统计方法仅限于单变量描述和推断。高度复杂以及个体化的预防及诊疗策略为数据分析提出了新的挑战。例如,分析诸多危险因素中哪些因素对肺癌的发生起主导作用,研究遗传因素和环境因素对心脑血管疾病的直接影响和间接影响,根据已掌握的先验数据建立肺癌术后的预测模型,探讨住院老年患者院内感染的危险因素以及护理对策,研究某医院医生职业紧张背后隐藏的潜在影响因素等,都是涉及多个变量的高维数据分析。因此,医用多因素统计分析方法(multivariate statistical analysis in medical studies)应运而生,目前已成为医学统计学的重要组成部分,在公共卫生学、临床医学、药学、护理学等领域的数据分析中发挥了不可替代的作用。随着医学科学的发展,医学多因素统计学也越来越显示出它在医学研究中的重要地位,成为医学科学研究中不可缺少的一个重要分析工具,医学多因素统计学的发展也极大地促进了医学科学的发展。多因素统计分析方法是研究多个相依因素(变量)之间的关系或具有这些因素的样品(个体)之间关系的一系列统计分析方法。该方法可以将隐没在随机变异的原始数据群体中的重要信息提炼出来,简明扼要地把握数据本质特征,分析其中的内在规律性,也可以对研究对象进行分类和简化。此外,多因素分析也可以实现定量分析。

多因素分析的特点是研究多个因素间的相互关系或彼此影响,特别是通过模型来分析变量间的相互关系,较单因素的分析方法能更好地控制混杂因素的影响。常用的单因素分析方法(如 t 检验、χ^2 检验)要求研究因素以外的其他因素同质可比,只能对个别的影响因素加以对比研究,很难从整体上对问题进行分析;而多因素分析可以进一步排除其他多个混杂因素的影响,或同时研究多个因素对结果指标的联合作用。多因素分析既考虑了各因素的单独作用,又可以检验多个因素间的交互作用。此外,多因素分析可以通过简化复杂的研究问题,从而抓住主要矛盾,使研究问题明朗化。多因素分析方法主要用于变量间相依性关系(依赖、互依)描述,构造预测模型进行预报与预警,简化系统结构,探讨系统内核,构建分类模式进行分类,控制重要混杂因素等。

多因素分析的基本步骤包括:①根据研究目的和研究特点选择适当的研究方法,进行研究设计,建立欲收集的变量列表与数据库格式,甄选多因素分析方法,形成统计分析方案。②在研究实施过程中和完成后,收集原始研究资料、整理资料、量化资料(此时要求数据完整、准确,样本量足够)。③按照预定的分析方案对数据资料进行分析,对结果进行解读、阐述,当资料不符合预定分析方法的条件时,要进行适当的调整。④形成研究报告并指导应用。

二、主要的多因素统计分析方法

本书从医学研究中数据分析的实际需求出发,重点介绍了 8 种常用的多因素统计分析方法及其使用 SPSS 进行数据分析的操作过程。第一种,多变量统计推断,当结局为多变量时,若研究需要筛选或探索与之有关的因素,或者比较不同组别(类别)间多变量结局的差异,就需要进行多变量统计推断,目的在于检验处理因素如何同时影响一组因变量的平均水平,其基本思路与单因素统计推断相同,是单因素统计推断的扩展和补充。第二种,多因素方差分析,适合于研究两个或者两个以上的分组因素(分类资料)对连续因变量影响的多因素方差分析方法,主要介绍了当有两个或两个以上的因素(自变量)对因变量产生影响时,既分析多个分组变量对连续因变量的独立影响,又考虑多个分组变量对连续因变量的交互作用,可帮助寻找利于因变量的最优组合。第三种,多重线性回归分析,适合于研究多个影响因素(自变量可以是分类资料,也可以是连续定量资料)对连续因变量进行估计和预测的多重线性回归分析方法,主要介绍了多重线性回归分析的基本模型、回归方程的估计和假设检验、自变量的选择、模型拟合效果的评价、多重线性回归的应用和注意事项。第四种,Logistic 回归分析,适合于研究多个影响因素(自变量可以是分类资料,也可以是连续定量资料)对分类因变量进行估计和预测的 Logistic 回归分析,主要介绍了非条件 Logistic 回归和条件 Logistic 回归的基本模型、参数解释和模型拟合效果评价。第五种,适合于研究结果既包含生存时间,又包含随访结局资料的生存分析方法,主要介绍了生存率及生存率估计的乘积限法和寿命表法、生存曲线和生存曲线比较的 log-rank 检验,以及对生存资料进行多因素分析的 Cox 回归模型等。第六种,适合于类别归属明确情况下由已知分类的样品构建判别函数以指导新样品归类的判别分析方法,主要介绍了 Fisher 判别和 Bayes 判别两种方法,它们既可以用于两类判别,也可以用于多类判别。第七种,适合于类别归属不明确情况下建立类别归属的聚类分析方法,主要介绍了样品聚类和指标聚类的统计理论和三大类聚类方法,即 K-均值聚类法、层次聚类法和两步聚类法。第八种,适合于把多个相互关联的变量降维为少数几个独立的综合变量或潜在变量的主成分分析和因子分析方法,主要介绍了主成分分析和因子分析方法的基本思想、数学模型、计算方法、因子提取的方法、因子个数的确定、因子旋转等。

本书第一章为绪论,第二至第十章为常用多因素统计分析方法的理论基础介绍和SPSS 实践应用。各章节首先介绍多因素统计分析方法的理论思想,然后结合实例重点讲述在 SPSS 统计分析软件中前述各方法的实现过程,并详细讲解相关模块及选项的意义和实践应用。本书选择医学研究中常见的实例,便于医学及其相关学科工作人员理解和掌握这些多因素统计分析方法。运用 SPSS 软件进行操作时,全部采用视图形式,逐步展示分析过程,并对相关选项进行说明或注释。各章节后附有思考题,可帮助读者理解多因素统计方法及其在应用中的注意事项,并配有案例数据,用于读者自行练习。本书侧重讲述常用多因素统计分析方法的 SPSS 软件实现过程,意在提高运用统计软件对数据进行多因素统计分析的实际操作能力,适合于具备一定统计学基础知识的医学研究生或医学科研工作者学习使用,也可作为多因素统计分析的参考书使用。

第三节　医用多因素分析的常用统计软件

一、SPSS 软件

SPSS(Statistical Product and Service Solutions)意为统计产品和服务解决方案,是目前世界上应用最为广泛的专业统计软件之一,以其强大的数据处理与统计分析、方便的图表展示功能、良好的兼容性和界面的友好性,在统计分析者中广泛使用。SPSS 是大型的统计学系列软件,由美国斯坦福大学的三位研究生于 1968 年研制开发成功,同时成立了SPSS 公司,最初该软件全称为社会科学统计软件包(Statistical Package for the Social Sciences)。1984 年,SPSS 公司推出了世界第一套统计分析软件微机版本(SPSS/PC+版本),20 世纪 90 年代,研制出 SPSS for Windows 版本。随着 SPSS 产品服务领域的扩大和服务深度的增加,2009 年 4 月,SPSS 公司宣布重新包装 SPSS 产品线并支持多国语言,极大地扩充了 SPSS 的应用范围。2009 年 7 月,IBM 宣布收购了 SPSS 公司,自 2010 年 8 月发行 19.0 版本开始,SPSS 正式更名为 IBM SPSS Statistics。如今,SPSS 统计分析软件的最新版本为 26.0 版,操作过程主要采用菜单式点击选择相关的分析功能来完成数据的分析。该软件的基本功能包括数据管理、统计分析、图表绘制、输出管理等,因其可以实现一系列统计分析运算、数据挖掘、预测分析和决策支持等功能,故而深受医学研究者和临床工作者的喜爱。

SPSS 采用点击的交互界面执行命令,提供了功能强大的数据管理工具,主要用于对一个文件进行操作,难以同时处理多个文件。SPSS 能够进行大多数的多因素统计分析(如回归分析、Logistic 回归、生存分析、方差分析、因子分析、多变量分析)。它的优势在于只需打开不同统计分析方法的对话框而无须进行数据分析的编程,通过选择相应的分析功能即可实现数据的统计分析。SPSS 绘图的交互界面非常简便,可以通过双击打开新的窗口对绘制的图形进行修改,也可以将绘制好的图形粘贴到其他文件中(如 Word 文档或 PowerPoint 等)。SPSS 提供了编程语句,这种语句比 Stata 语句难,但比 SAS 语句简单。SPSS 致力于简便易操作,尤其适合于编程能力薄弱的科研工作者,使其能够快速上手,并满足其基本的科研需要。

本书以 SPSS 18.0 版本统计软件为讲解依据,包含了数据管理、统计分析和图形绘制等多个模块。数据管理模块包括新建数据、保存和另存数据、导入和导出其他软件格式的数据,以及对数据中的变量进行插入、删除、移动、排序、转置、分割、重组、筛选、计算(转换)、加权、离散化和排秩等功能,特别是变量转换功能,包括各种函数计算(如数学函数、分布函数、时间函数、字符函数和统计函数等)、条件和逻辑计算、数据重新编码、离散化和随机数模拟产生功能。统计方法模块内置了统计描述、均值比较、一般线性模型、广义线性模型、混合线性模型、相关分析、回归分析、对数线性模型、神经网络、聚类分析、非参数检验、生存分析、多重响应和多重归因等数十类统计分析方法,每类中包含若干个统计过程,每个过程中配置相应的选项及参数,能够灵活地满足各种统计分析需求。图形绘制模块可以绘制和编辑条图、线图、箱式图、直方图、圆图、散点图和人口金字塔图等多种统计学图形。

SPSS软件通常以树形结构方式管理分析结果,以文字、表格和图形混排的形式展现清晰、直观的输出结果。

二、其他支持多因素统计分析的软件

(一)SAS软件

SAS(Statistical Analysis System,统计分析系统)软件由美国北卡罗来纳州立大学Jim Goodnight和Jim Barr于1966年开发,此软件不断在更新版本。SAS软件是模块式结构,由于其功能强大且可以编程,很受高级用户的欢迎,被大多专业统计人员所使用。SAS具有强大的数据管理和统计分析能力,包含SQL(结构化查询语言)过程,可以在SAS数据集中使用SQL查询。SAS可以同时处理多个数据文件,处理的变量能够达到32768个。SAS能够进行大多数统计分析(如回归分析、Logistic回归分析、生存分析、方差分析、因子分析、多变量分析等),拥有强大的绘图工具(由SAS/Graph模块提供)。SAS软件一般适合高级用户使用,学习并掌握SAS需要较长的时间。

(二)Stata软件

Stata是由"statistics"和"data"合成的一个新词。Stata软件是由美国计算机资源中心于1985年研制的用于分析和管理数据的、功能强大且小巧玲珑的统计分析软件。使用Stata时,可以每次只输入一个命令(适合初学者),也可以通过一个Stata程序一次输入多个命令(适合高级用户)。Stata的数据管理能力没有SAS强大,但它仍然有很多功能较强且简单的数据管理命令,能够让复杂的操作变得简单。Stata也能进行大多数的统计分析,包括线性回归分析、Logistic回归分析、生存分析、方差分析、因子分析或其他多变量分析。它的优势在于回归分析包含易于使用的回归分析特征工具和解释Logistic回归结果的程序,且易于进行有序和多元Logistic回归分析。Stata有一系列很好的稳健方法,包括稳健回归、稳健标准误的回归以及其他包含稳健标准误估计的命令。Stata提供了绘图命令或交互界面绘图的功能,绘图命令的句法简单但功能强大,图形质量可以达到较高的要求。

(三)R软件

R是进行数据处理、计算和制图的编程语言。统计领域广泛使用的R语言是S语言的一种实现。S语言是由AT&T贝尔实验室开发的一种用来进行数据探索、统计分析、作图的解释型语言。R语言是由新西兰Auckland大学的Robert Gentleman、Ross Ihaka及其他志愿人员开发的,其主要功能包括数据存储和处理、数组运算工具(其向量、矩阵运算功能尤其强大)、统计分析工具和统计制图。该软件可操纵数据的输入和输出,实现分支、循环和用户可自定义功能。R是一个免费的自由软件,它有UNIX、Linux、MacOS和

Windows 版本,都是可以免费下载和使用的。在 R 主页可下载 R 语言的安装程序、各种外挂程序和文档。R 语言的安装程序只包含了 8 个基础模块,其他外在模块可以通过 CRAN(Comprehensive R Archive Network,R 综合典藏网)获得。R 语言功能强大并在不断发展中,其语言简单易学,绘图功能优越,但由于其为开源性软件,因此数据管理能力和软件包的安全性相对较弱。

总而言之,SPSS、SAS、Stata 及 R 都是可用于数据分析的专业统计软件,每个软件都有其独到之处,也难免有其不足之处所在。数据分析可以通过 Stat/Transfer 等数据转换软件迅速完成 SPSS、SAS 和 Stata 之间数据库的转换,便于使用者选择合适的统计软件进行分析。

小结

医学统计学是统计学中的一个重要分支,是将数理统计和概率论的原理和方法应用于生物医学领域中的研究设计、数据收集、整理、分析和推断的一门学科。

多因素统计分析方法是研究多个相依因素(变量)之间的关系或具有这些因素的样品(个体)之间关系的一系列统计分析方法。该方法可以将隐没在随机变异的原始数据群体中的重要信息提炼出来,简明扼要地把握数据本质特征,分析其中的内在规律性,较单因素的分析方法能更好地控制混杂因素的影响。

常用的医用多因素统计分析软件有 SPSS、SAS、Stata 及 R。SPSS 软件是目前世界上应用最为广泛的专业统计软件,以其强大的数据处理与统计分析、方便的图表展示功能、良好的兼容性和界面的友好性,在统计分析工作中被广泛使用。

思考与练习

1. 多因素统计分析的基本步骤是什么?其在医学研究中发挥着什么作用?
2. 医用多因素统计分析的常用统计软件及其特点有哪些?

(康轶君　党少农)

第二章 多变量统计推断

在医学研究中,研究对象的观察指标往往不止一个,即对于同一个研究对象,往往存在着多个反应变量(response variable)。例如,关于幼儿生长发育的指标,包括身高、体重、胸围、坐高、头围、肩宽和骨盆宽等多个变量。这些变量虽然对同一对象的不同特征进行度量,但它们之间又存在着密切的联系,通常作为一个整体来描述观察对象某一方面的特征,这种数据称为多变量数据(multivariate data)。单因素统计推断方法只适用于结局事件为单变量的情况,而当结局为多变量时,若研究需要筛选或探索与之有关的因素,或者比较不同组别(类别)间个体结局的差异,就需要进行多变量的统计推断(multivariate inference)。多变量统计分析的目的在于检验影响因素或处理因素如何同时影响一组反应变量的水平,其基本思路与单因素统计推断相同,可以看作单因素统计推断的扩展和补充。

第一节 多变量统计推断理论回顾

一、多变量线性回归模型

多变量统计分析通常基于多变量线性回归(multivariate linear regression)模型进行。多变量线性回归的基本思想与简单线性回归(simple linear regress)一致,因此多变量线性回归可以看作简单线性回归模型的扩展。

设某研究数据的样本量为 n,有 m 个自变量(independent variable):$X = \{x_{i1}, \cdots, x_{im}\}$ ($i = 1, \cdots, n$),X 为研究关心的影响因素或暴露因素;有 k 个因变量(dependent variable):$Y = \{y_{i1}, \cdots, y_{ik}\}$ ($i = 1, \cdots, n$),Y 为反映研究个体的同一个特征的 k 个因变量。

记多变量线性回归的数据矩阵为 $\boldsymbol{W} = [\boldsymbol{X}, \boldsymbol{Y}]$,其中矩阵 $\boldsymbol{X}$ 为自变量组成的矩阵,矩阵 $\boldsymbol{Y}$ 为因变量组成的矩阵,则有:

$$\boldsymbol{X} = \begin{bmatrix} x_{11} & \cdots & x_{1m} \\ \vdots & & \vdots \\ x_{n1} & \cdots & x_{nm} \end{bmatrix}, \boldsymbol{Y} = \begin{bmatrix} y_{11} & \cdots & y_{1k} \\ \vdots & & \vdots \\ y_{n1} & \cdots & y_{nk} \end{bmatrix} = [Y_1, \cdots, Y_k]$$

设 $\boldsymbol{S}$ 为样本的协方差矩阵,即:

$$\boldsymbol{S} = \begin{bmatrix} S_{11} & \cdots & S_{1m} \\ \vdots & & \vdots \\ S_{m1} & \cdots & S_{mm} \end{bmatrix}$$

其中,$S_{k_1 k_2} = \mathrm{Cov}(Y_{k_1}, Y_{k_2})$。

设有 n 组数据满足以下的形式：

$$y_{ij} = c + \beta_{1j}x_{i1} + \cdots + \beta_{mj}x_{im} + e_{ij} \qquad (i = 1, \cdots, n; j = 1, \cdots, k)$$

其中，e_{ij} 为模型的误差项。

设：

$$\boldsymbol{B} = \begin{bmatrix} \beta_{11} & \cdots & \beta_{1m} \\ \vdots & & \vdots \\ \beta_{m1} & \cdots & \beta_{mk} \end{bmatrix} = (\boldsymbol{\beta}_1, \cdots, \boldsymbol{\beta}_k)$$

$$\boldsymbol{\varepsilon} = \begin{bmatrix} e_{11} & \cdots & e_{1k} \\ \vdots & & \vdots \\ e_{n1} & \cdots & e_{nk} \end{bmatrix} = (\boldsymbol{e}_1, \cdots, \boldsymbol{e}_k)$$

则可以得到多变量线性回归的基本形式如下：

$$\boldsymbol{Y} = c + \boldsymbol{XB} + \boldsymbol{\varepsilon}$$

其中，$\boldsymbol{B}$ 为自变量的系数矩阵，c 为常数项，$\boldsymbol{\varepsilon}$ 为模型的误差项。从上述的定义中可知，基本的一般线性回归模型也可看作多变量线性回归模型的一个特例。当 $k = 1$ 时，以上模型即为基本的线性回归模型。

二、模型的参数估计

实践中，模型的参数估计与简单线性回归模型类似，一般采用最小二乘法（ordinary least squares，OLS）对多变量线性回归模型的参数（即自变量的系数）进行估计。

模型参数的最小二乘法估计（least square estimation）如下：

$$\hat{\boldsymbol{B}} = (\hat{\boldsymbol{\beta}}_1, \cdots, \hat{\boldsymbol{\beta}}_m) = (\boldsymbol{X}^{\mathrm{T}}\boldsymbol{X})^{-1}\boldsymbol{X}^{\mathrm{T}}\boldsymbol{Y}$$

模型的残差 $\hat{\boldsymbol{\varepsilon}} = (\boldsymbol{e}_1, \cdots, \boldsymbol{e}_m)$ 的估计为：

$$\hat{\boldsymbol{\varepsilon}} = \boldsymbol{Y} - \hat{\boldsymbol{Y}} = \boldsymbol{Y} - \boldsymbol{X}\hat{\boldsymbol{B}} = [\boldsymbol{I} - \boldsymbol{X}(\boldsymbol{X}^{\mathrm{T}}\boldsymbol{X})^{-1}]\boldsymbol{Y}$$

其中，$\boldsymbol{I}$ 为单位矩阵。

三、基于多变量线性回归的统计推断

方差分析（analysis of variance，ANOVA）是比较多组间平均水平差异的最基本的统计方法。方差分析模型按分析指标（或因变量）的个数多少，可分为一元方差分析、多元方差分析或多变量方差分析（multivariate analysis of variance，MANOVA）。

多变量方差分析是多变量统计推断中最基本的统计推断方法。在进行多变量统计推断时，假设 $\boldsymbol{\mu}_i = \{\mu_1, \cdots, \mu_k\}(i = 1, \cdots, g)$ 为第 i 组的 k 个指标的平均水平组成的均数向量，则多组间的多变量统计推断的目的即为比较由 k 个指标构成的均数向量是否相等。其检验假设如下：

$H_0: \boldsymbol{\mu}_1 = \boldsymbol{\mu}_2 = \cdots = \boldsymbol{\mu}_g$

$H_1: \boldsymbol{\mu}_i$ 不全相等 $(i = 1, \cdots, g)$

在多变量线性回归的框架下，上述的检验假设等价于以下检验假设：

$H_0: \boldsymbol{LB} = 0$

$H_1: \boldsymbol{LB} \neq 0$

其中，$\boldsymbol{L}$ 为一个满秩矩阵。

基于方差分析的变异分解的思想，在多变量线性回归的框架下，可以将模型的变异做如下分解[式(2-1)~式(2-4)]：

$$总变异(\boldsymbol{T}) = 回归变异(\boldsymbol{R}) + 随机误差变异(\boldsymbol{W}_e) \tag{2-1}$$

其中，

$$\boldsymbol{T} = \boldsymbol{R} + \boldsymbol{W}_e \tag{2-2}$$

$$\boldsymbol{R} = \sum (Y_{k_i} - \overline{Y})(Y_{k_i} - \overline{Y})^{\mathrm{T}} \tag{2-3}$$

$$\boldsymbol{W}_e = (n-1)\boldsymbol{S} \tag{2-4}$$

基于多变量线性回归的误差分解表如表 2-1 所示。

表 2-1 基于多变量线性回归的误差分解表

变异来源	变异矩阵	自由度
回归变异	$\boldsymbol{R}$	$g-1$
随机误差变异	$\boldsymbol{W}_e$	$n-g$
总变异	$\boldsymbol{T}$	$n-1$

设 $\lambda_i(i=1,\cdots,g)$ 为 $W_e^{-1}R$（按照大小排序后的）的特征根，则可以得到多变量方差分析中常用的统计量如下：

Roy 最大根统计量（Roy's maximum root statistic）：$\lambda_{\max}(L) = \lambda_1$。该统计量是模型检验矩阵特征根中的最大值。数值越大，说明对应项的效应对模型的贡献越大。

Wilk's Λ 统计量（Wilk's Λ statistic）：$\Lambda(L) = |(\boldsymbol{R} + \boldsymbol{W}_e)^{-1}\boldsymbol{W}_e| = \prod_1^g (1 + \lambda_i)^{-1}$。该统计量取值在 0~1，其大小反映了组内变异在总变异中的占比。数值越小，说明对应项的效应对模型的贡献越大。

Pillai 迹（Pillai's trace statistic）：$V(L) = \mathrm{tr}[(\boldsymbol{R} + \boldsymbol{W}_e)^{-1}\boldsymbol{R}] = \sum_{i=1}^{g} \lambda_i / 1 + \lambda_i$。该统计量始终大于 0。数值越大，说明对应因素的效应对模型的贡献越大。

Hotelling 迹（Hotelling-Lawley trace statistic）：$U(L) = \mathrm{tr}(\boldsymbol{W}_e^{-1}\boldsymbol{R}) = \sum_{i=1}^{g} \lambda_i$。该统计量为模型检验矩阵特征根的和。数值越大，说明对应项的效应对模型的贡献越大。

以上四个统计量也是 SPSS 软件输出中的统计量。

第二节 多变量统计推断实例与 SPSS 操作

一、实例与 SPSS 操作

(一)基本操作

例 2-1 某大学对新入学的大一新生进行体能评估，抽取男、女生各 10 名进行体能测试。测试项目包括 50m 短跑时间(单位:s),立定跳远的距离(单位:m),肺活量(单位:ml)。测试结果如表 2-2 所示,试比较男生和女生的体能测试结果是否有不同?(本例数据见数据集 CH02-1.sav)

表 2-2　20 名新生的体能测试结果

男生测试结果				女生测试结果			
ID	肺活量/ml	短跑/s	立定跳远/m	ID	肺活量/ml	短跑/s	立定跳远/m
1	3567.96	7.50	2.19	1	2678.52	8.00	1.50
2	3742.56	7.28	2.28	2	2506.33	8.26	1.20
3	3694.89	7.88	2.21	3	3049.72	7.65	2.00
4	3677.91	7.43	2.28	4	2566.87	7.93	2.07
5	3378.81	7.50	2.23	5	2656.03	7.81	1.90
6	3396.59	7.84	2.14	6	2375.11	7.92	1.56
7	3686.54	7.45	2.37	7	2429.94	7.72	1.69
8	4076.78	7.42	2.21	8	2962.74	8.29	2.39
9	3712.68	7.67	2.21	9	2904.36	8.34	1.63
10	3686.61	7.25	2.26	10	2872.62	7.69	1.68

首先,在 SPSS 软件中建立数据文件,具体如图 2-1 和图 2-2 所示。

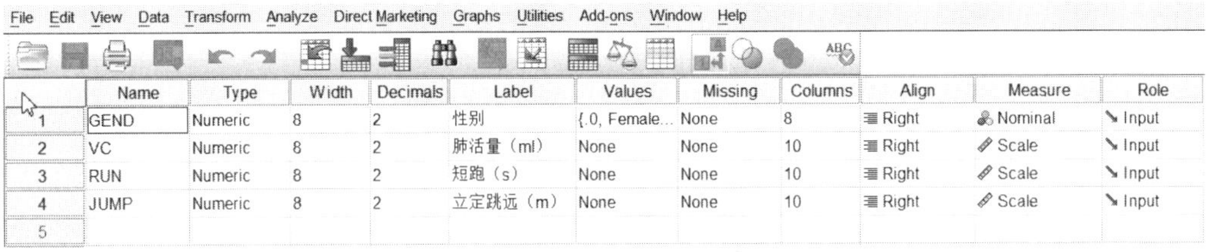

图 2-1　多变量方差分析变量视图

多变量方差分析的操作过程如下:

从菜单选择"Analyze"—"General Linear Model"—"Multivariate…",如图 2-3 所示。

完成操作后,弹出"Multivariate"(多变量方差分析)主对话框,如图 2-4 所示。

主对话框左边的变量栏中列出了当前数据集中可以纳入分析的所有数值型变量的变量名。

主对话框中间部分的第一个变量栏为"Dependent Variables"。该变量栏用于定义在多变量方差分析中的因变量,即分析的指标。在分析时,将需要进行统计推断的测量指标从左边的变量栏中依次全部移入该栏中。

主对话框中间部分的第二个变量栏为"Fixed Factor(s)"。该变量栏用于定义分析中的固定效应,即干预因素或影响因素的变量。在分析时,将研究的干预或影响因素移入该栏中。

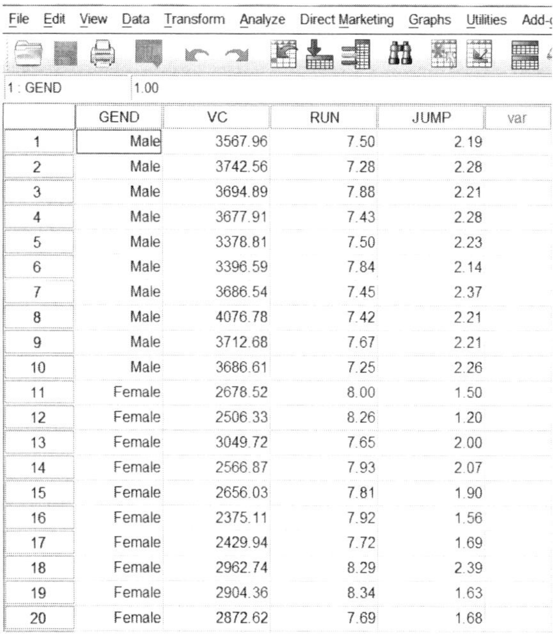

	GEND	VC	RUN	JUMP	var
1	Male	3567.96	7.50	2.19	
2	Male	3742.56	7.28	2.28	
3	Male	3694.89	7.88	2.21	
4	Male	3677.91	7.43	2.28	
5	Male	3378.81	7.50	2.23	
6	Male	3396.59	7.84	2.14	
7	Male	3686.54	7.45	2.37	
8	Male	4076.78	7.42	2.21	
9	Male	3712.68	7.67	2.21	
10	Male	3686.61	7.25	2.26	
11	Female	2678.52	8.00	1.50	
12	Female	2506.33	8.26	1.20	
13	Female	3049.72	7.65	2.00	
14	Female	2566.87	7.93	2.07	
15	Female	2656.03	7.81	1.90	
16	Female	2375.11	7.92	1.56	
17	Female	2429.94	7.72	1.69	
18	Female	2962.74	8.29	2.39	
19	Female	2904.36	8.34	1.63	
20	Female	2872.62	7.69	1.68	

图 2-2 多变量方差分析数据视图

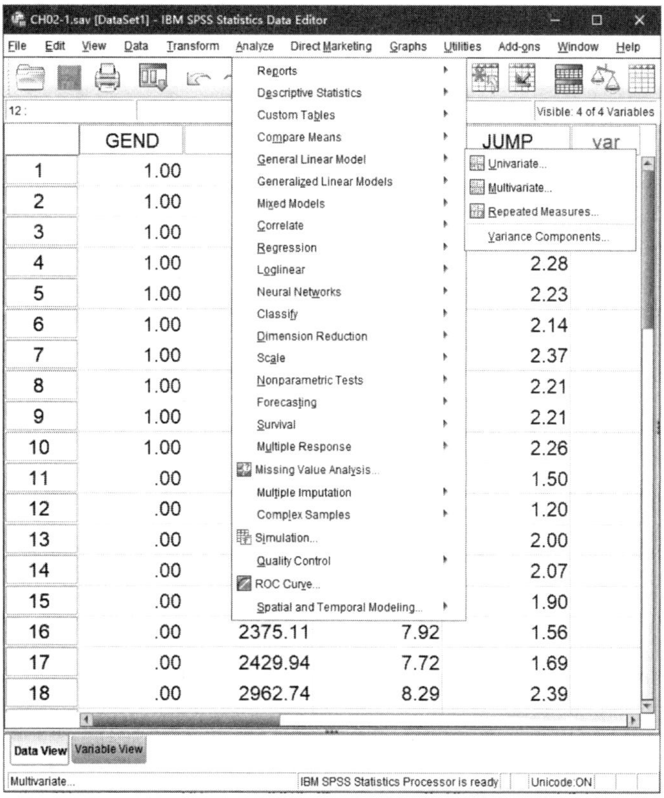

图 2-3 多变量方差分析的菜单选择

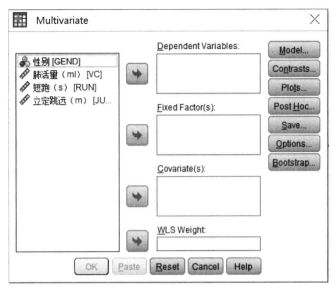

图 2-4　多变量方差分析的主对话框

　　主对话框中间部分的第三个变量栏为"Covariate(s)"。该变量栏用于定义分析中的协变量。最下方的变量栏为"WLS Weight",用于定义权重,该功能用于进行加权最小二乘法分析。

　　本例中,待分析的测量指标包括三个变量,即 RUN(短跑)、JUMP(立定跳远)和 VC(肺活量);研究的影响因素即分组变量为 GEND(性别)。依次将指标变量和分组变量分别移入"Dependent Variables"和"Fixed Factor(s)"变量栏中,如图 2-5 所示。

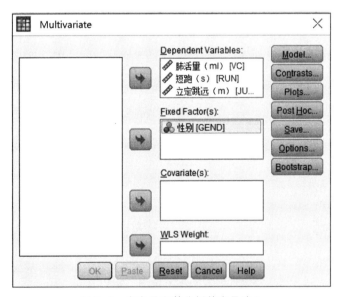

图 2-5　多变量方差分析的变量选入

　　由于本研究中未考虑协变量,也未考虑进行加权分析,因此"Covariate(s)"和"WLS Weight"变量栏不用选入任何变量。

此时可以发现,主对话框最下面的"OK"按钮和"Paste"按钮已经被激活。若直接单击"OK"按钮,则软件将在默认设置下执行最基本的多变量方差分析。

(二)"Model"选项

单击"Model…"按钮,弹出"Multivariate：Model"对话框,如图 2-6 所示。对话框最上面一部分为"Specify Model"选项,即模型设置选项。在默认状态下,多因素方差分析基于全因素多变量线性回归模型进行,即在"Full factorial"的设定下进行。

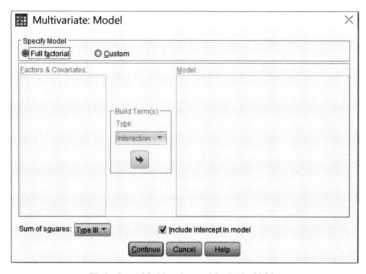

图 2-6 "Multivariate：Model"对话框

右边的"Custom"选项为自定义模型设置选项。当勾选了"Custom"选项后,下方的对话框将被激活,使用者可以在此处根据自己的需要对将要分析的效应进行选择。下方对话框中,左边的"Factors & Covariates"变量栏给出的是模型纳入的所有影响因素,包括了在主界面中选入"Fixed Factor(s)"和"Covariate(s)"中的所有变量。

在全因素模型的设定下,模型中所有固定效应因素及其交互效应都将被纳入模型中。但需要注意的是,全因素模型设定下的分析中不包含协变量产生的交互效应。如果分析中含有多个固定效应,但研究目的不涉及固定效应间交互作用的比较,则应选择"Custom"选项,并将左边"Factors & Covariates"变量栏中想要纳入模型进行分析的因素逐个选入右边的"Model"变量栏中。

在选入想要分析的因素时,可以使用两个变量栏中间的"Build Term(s)"选项。该选项的下拉菜单中包括了几种不同构造效应的方式。

"Interaction"：考虑因素间的交互效应,但不包含协变量(系统默认方式)。

"Main effect"：只考虑主效应,不考虑交互效应。

"All-2-way"：考虑所有 2 阶交互效应。

"All-3-way"：考虑所有 3 阶交互效应。

"All-4-way"：考虑所有 4 阶交互效应。

"All-5-way"：考虑所有 5 阶交互效应。

对话框下方"Sum of squares"选项提供的是四种计算离差平方和(sum of square,SS)的方法。

"Type Ⅰ":适用于嵌套设计。

"Type Ⅱ":适用于平衡设计,且仅考虑主效应的分析。

"Type Ⅲ":适用于平衡或非平衡设计,要求数据不存在缺失(系统默认方法)。

"Type Ⅳ":为"Type Ⅲ"方法的推广,适用于平衡或非平衡数据,且允许存在缺失数据。

当数据来自采用平衡设计的研究且不存在缺失数据时,几种方法得到的结果相同。

"Include intercept in model"选项设定多变量线性回归模型是否包含常数项,系统默认为选中,即默认模型包含常数项。

本例中,由于仅存在一个分析效应,即"性别"(GEND),选用系统默认的设置,即"Full Factorial"进行全因素模型下的建模分析,点击"Continue",返回主界面。

(三)"Contrast"选项

"Contrast"选项提供了设定因素内水平间因变量的平均水平的差值比较设置。单击"Contrasts…"按钮,激活"Multivariate Contrast"对话框,如图2-7所示。"Contrast"选项中共提供6种因素内不同水平间的比较方法,系统默认为"None",即不进行比较。该分析在实践中很少使用,因此此处略去详细的介绍,感兴趣的用户可参考SPSS软件内的帮助文件了解其详细设置。

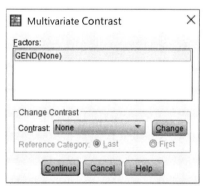

图2-7 "Multivariate Contrast"对话框

(四)"Plot"选项

"Plot"选项为交互轮廓图的绘图选项。单击"Plots…"按钮,激活"Multivariate:Profile Plots"对话框,如图2-8所示。该功能一般在析因设计或重复测量设计资料的分析中较为常用。对话框左边的"Factors"变量框中列出的是本研究纳入的主要研究因素,即主界面中选入"Fixed Factor(s)"变量框中的变量。

当数据来自析因设计或重复测量设计的研究中时,可将析因设计中某个带有等级的变量或重复测量设计中的重复因素选入"Horizontal Axis"变量框中,将其余因素选入下方的两个变量框中。其中,"Separate Lines"变量框指在一幅交互轮廓图中定义不同曲线的

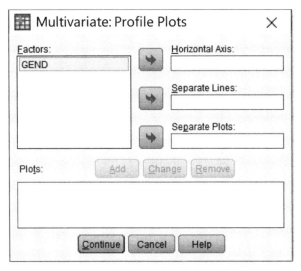

图 2-8　"Multivariate：Profile Plots"对话框

变量,"Separate Plots"变量框用来指定不同的交互轮廓图。

若研究仅存在两个研究因素时,可以仅定义"Horizontal Axis"变量框和"Separate Lines"变量框,即可完成交互轮廓图的变量定义。当同时存在 3 个或 3 个以上研究因素时,由于 SPSS 软件在绘制交互轮廓图时仅可绘制二维图形,无法将 3 个因素同时绘制于一幅交互轮廓图中,因此需要对"Separate Plots"变量框进行设定。

完成以上变量框的定义后,下方的"Add"按钮即被激活。单击"Add"按钮,可将设定好的交互轮廓图的定义式加载到最下方的"Plots"变量框中,未被加载到该变量框中的交互轮廓图是不会被软件绘制的。

向"Plots"变量框中加载好定义的交互轮廓图后,"Change"按钮和"Remove"按钮即被激活。若需要对先前的图形定义进行修改,则可单击选中对话框中的图形定义条,使用"Change"按钮进行修改。若不想输出该图形,则选中该图形定义条,单击"Remove"即可。

完成相关定义后,单击"Continue"按钮,即可返回主对话框界面。

本例中,不需要进行交互轮廓图的绘制。

（五）"Post Hoc"选项

"Post Hoc"选项用于定义组间多重比较的统计推断方法。单击"Post Hoc..."按钮,激活"Multivariate：Post Hoc Multiple Comparisons for Observed Means"对话框,如图 2-9 所示。该对话框左上方的变量栏中列出了分析中设定的所有因素,即主界面中选入"Fixed Factor(s)"对话框中的变量。当分析因素的水平数大于 2 时,可以进行多重比较的设定。

选择需要进行多重比较的因素,移入右边的"Post Hoc Tests for"变量框中,下方的两个部分即被激活。其中,"Equal Variance Assumed"部分提供了方差齐时的多重比较方法,而"Equal Variance Not Assumed"部分则提供了方差不齐时的多重比较方法。

设置完成后,单击"Continue"按钮,返回主界面。

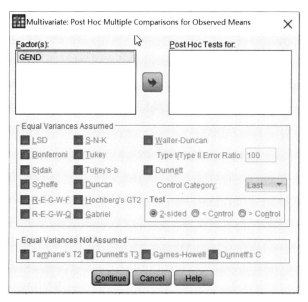

图2-9　"Multivariate：Post Hoc Multiple Comparisons for Observed Means"对话框

本例中，分析因素仅有两个水平（男性 vs 女性），故不进行多重比较。

（六）"Save"选项

多变量方差分析可以将模型分析的部分结果以产生变量的形式保存在工作数据集中，这样的操作是通过对"Save"选项的设置完成的。单击主界面上的"Save…"按钮，激活"Multivariate：Save"对话框，如图2-10所示。

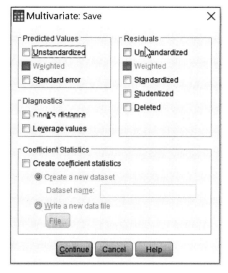

图2-10　"Multvariate：Save"对话框

"Multvariate：Save"对话框中包括以下4个部分。

1. "Predict Values"：基于多变量线性模型得到的因变量的预测值。其下包含3个选项。

（1）"Unstandardized"：未标准化的预测值。

（2）"Weighted"：加权预测值。

（3）"Standard error"：预测值的标准误。

2. "Residuals"：模型的残差。其下包含 5 个选项。

（1）"Unstandardized"：未标准化的模型残差。

（2）"Weighted"：加权残差。

（3）"Standardized"：标准化残差。

（4）"Studentized"：学生化残差。

（5）"Deleted"：外学生化残差。

3. "Diagnostics"：模型的诊断统计量。其下包含 2 个选项。

（1）"Cook's distance"：Cook 距离。

（2）"Leverage value"：杠杆值。

4. "Coefficient Statistics"：模型参数（模型系数）的相关统计量,较少使用,详细内容可参考软件的帮助文件。

定义完成后,可单击"Continue"按钮,返回主对话框。

本例中,不需要进行"Save"选项的相关定义。

（七）"Options"选项

"Options"选项提供了模型统计推断及统计描述相关参数的设定。在主对话框上单击"Options…"按钮,即可激活"Multivariate：Options"对话框,如图 2-11 所示。

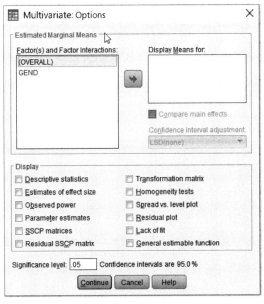

图 2-11 "Multivariate：Options"对话框

"Multivariate：Options"对话框的第一部分为"Estimated Marginal Means",即对于边际均数的估计设定。左边的"Factor(s) and Factor Interactions"对话框给出了分析中设定的

主要分析因素及所有的交互效应项。软件在进行边际均数的估计时,可以按照特定的变量水平进行。设置时,将需要估计不同水平边际均数的变量或交互项移入右边的"Display Means for"变量框,即可完成设定。将变量选入"Display Means for"变量框中后,框下方的"Compare main effects"选项和"Confidence interval adjustment"下拉菜单将被激活。勾选"Compare main effects"选项,则会进行主效应的检验。当主效应水平多于2个时,"Confidence interval adjustment"下拉菜单中提供了主效应检验的后续多重比较中可选用的多重比较方法,包括"LSD""Bonferroni"和"Sidak"3种方法,系统默认为"LSD"方法。

"Display"部分给出了可选的输出统计量,包括以下12项。

"Descriptive statistics":基本的描述统计量,包括均数和标准差等。

"Estimates of effect size":效应量的估计。

"Observed power":观测检验效能。

"Parameter estimates":基于模型的参数估计结果。

"SSCP matrices":即"Sum-of-Squares and Cross-products"矩阵(交叉积平方和矩阵)。

"Residual SSCP matrix":残差交叉积平方和矩阵。

"Transformation matrix":变换矩阵。

"Homogeneity tests":因素水平间的方差齐行检验。

"Spread vs. level plot":不同因素水平间组合的均数与标准差或方差的散点图。

"Residual plot":残差图。

"Lack of fit":模型的失拟合检验。

"General estimable function":因素水平间比较的一般线性组合函数。

最下方的"Significance level:.05 Confidence intervals are 95.0%"给出了检验水准的设定,以及在设定检验水准下的置信水平。软件的默认检验水准为0.05,对应的置信水平为95%。一般情况下,采用软件默认的水平即可。定义完成后,可单击"Continue"按钮,返回主对话框。

本例中,按照主要分析因素"GEND"(性别)的水平,输出边际均数的估计值,将"GEND"(性别)选入右边的"Display Means for"变量框中;勾选"Compare main effects",由于不涉及主效应水平间的多重比较,"Confidence interval adjustment"下拉菜单采用默认设置;勾选"Descriptive statistics",输出基本的描述统计量,具体操作见图2-12。

(八)"Bootstrap"选项

SPSS软件较新的版本中均提供了基于"Bootstrap"抽样的统计推断分析。单击主对话框中的"Bootstrap…"按钮,即可激活"Bootstrap"对话框,如图2-13所示。"Bootstrap"方法基于对已获得的数据进行有放回的"Bootstrap"抽样,进行假设检验和参数估计。该方法对数据的正态性等不做严格要求,在样本量较小的时候也可获得稳健的统计分析结果,但运算时间较长。

本例中,由于不使用"Bootstrap"方法,因此不再展开讲述。

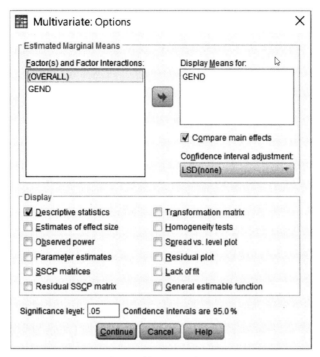

图 2-12 多变量方差分析中的选项设置对话框

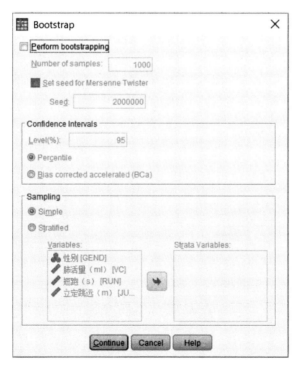

图 2-13 多变量方差分析的"Bootstrap"对话框

二、分析结果的解释

（一）分析程序和数据信息

软件分析输出结果的第一部分给出了相关操作对应的 SPSS 程序,此处略去。这一部分结果可以通过双击,在输出窗口中激活并复制,将复制的程序粘贴到程序脚本文件中,可以通过运行对应的程序重现分析结果。

（二）统计描述

多变量方差分析的第一部分结果如图 2-14 和图 2-15 所示。

Between-Subjects Factors

		Value Label	N
性别	.00	Female	10
	1.00	Male	10

图 2-14　多变量方差分析输出的样本量信息

如图 2-14 所示,主要研究因素是"性别",共两个水平,分别是"Female"（赋值为 0）和"Male"（赋值为 1）。每个水平上,各有 10 个观测样本。如图 2-15 所示,软件的分析结果中输出了主要研究因素性别的不同水平上 3 个因变量（肺活量、短跑和立定跳远）的统计描述,包括"Mean"（均数）、"Std. Deviation"（标准差）和"N"（样本量）。

Descriptive Statistics

	性别	Mean	Std. Deviation	N
肺活量（ml）	Female	2700.2241	235.47031	10
	Male	3662.1326	195.25636	10
	Total	3181.1783	536.48378	20
短跑（s）	Female	7.9609	.25713	10
	Male	7.5229	.21271	10
	Total	7.7419	.32131	20
立定跳远（m）	Female	1.7615	.33545	10
	Male	2.2374	.06257	10
	Total	1.9994	.33873	20

图 2-15　多变量方差分析输出的因变量统计描述结果

（三）多变量方差分析的相关统计量

如图 2-16 所示,软件输出的表格"Multivariate Tests"中给出了多变量方差分析的相关统计量。图 2-16 中所展示的表格的第一部分给出的是"Intercept",即多变量线性回归模型的常数项的相关检验统计量,这一部分结果不做解释。表格的第二部分给出了研究的主要因素"GEND"（性别）的相关检验统计量,包括"Pillai's Trace""Wilks' Lambda""Hotelling's Trace"和"Roy's Largest Root"。在实际分析中,这 4 个统计量选择其一的结果进行报告和解释即可。唯一需要注意的是,在同一个研究中,若进行多个多变量方差分析,则选择的统计量应保持一致。

Multivariate Tests^a

Effect		Value	F	Hypothesis df	Error df	Sig.
Intercept	Pillai's Trace	.999	8548.618^b	3.000	16.000	.000
	Wilks' Lambda	.001	8548.618^b	3.000	16.000	.000
	Hotelling's Trace	1602.866	8548.618^b	3.000	16.000	.000
	Roy's Largest Root	1602.866	8548.618^b	3.000	16.000	.000
GEND	Pillai's Trace	.859	32.366^b	3.000	16.000	.000
	Wilks' Lambda	.141	32.366^b	3.000	16.000	.000
	Hotelling's Trace	6.069	32.366^b	3.000	16.000	.000
	Roy's Largest Root	6.069	32.366^b	3.000	16.000	.000

a. Design: Intercept + GEND

b. Exact statistic

图 2-16　多变量方差分析的统计推断结果

本例中,选择"Pillai's Trace"作为统计量。"GEND"的"Pillai's Trace"水平为 0.859,对应的 F 统计量为 32.366,对应的 P 值小于 0.001(显示为 .000),根据这一结果,可以拒绝原假设,认为男生和女生之间体能测试的 3 个指标差异有统计学意义。

在 SPSS 的输出结果中,也给出了多变量线性回归的模型参数估计及基于方差分析模型误差分解的假设检验结果,如图 2-17 所示。图 2-17 中给出了各个因变量的方差分析的结果,"Source"一列给出了模型中的各个参数,包括"Intercept"(截距,即模型的常数项),"GEND"(性别,主要分析变量),"Error"(模型残差),"Total"(总变异)等。

Tests of Between-Subjects Effects

Source	Dependent Variable	Type III Sum of Squares	df	Mean Square	F	Sig.
Corrected Model	肺活量（ml）	4626340.21^a	1	4626340.21	98.884	.000
	短跑（s）	.959^b	1	.959	17.228	.001
	立定跳远（m）	1.132^c	1	1.132	19.446	.000
Intercept	肺活量（ml）	202397911	1	202397911	4326.068	.000
	短跑（s）	1198.735	1	1198.735	21529.014	.000
	立定跳远（m）	79.955	1	79.955	1373.331	.000
GEND	肺活量（ml）	4626340.21	1	4626340.21	98.884	.000
	短跑（s）	.959	1	.959	17.228	.001
	立定跳远（m）	1.132	1	1.132	19.446	.000
Error	肺活量（ml）	842141.824	18	46785.657		
	短跑（s）	1.002	18	.056		
	立定跳远（m）	1.048	18	.058		
Total	肺活量（ml）	207866393	20			
	短跑（s）	1200.697	20			
	立定跳远（m）	82.135	20			
Corrected Total	肺活量（ml）	5468482.03	19			
	短跑（s）	1.962	19			
	立定跳远（m）	2.180	19			

a. R Squared = .846 (Adjusted R Squared = .837)

b. R Squared = .489 (Adjusted R Squared = .461)

c. R Squared = .519 (Adjusted R Squared = .493)

图 2-17　多变量方差分析的模型参数估计和基于方差分析模型的统计推断结果

根据图 2-17 中方差分析的结果,肺活量在主要研究因素"GEND"不同水平间的差异对应的 F 统计量为 98.884,P 值小于 0.001;短跑对应的 F 统计量为 17.228,P 值为 0.001;立定跳远对应的 F 统计量为 19.446,P 值小于 0.001。根据方差分析的结果,可以认为 3 个测量指标在性别的不同水平(即男、女)之间差异有统计学意义。

(四)边际估计

边际均数的估计结果如图 2-18 所示。当仅有一个分析变量时,边际估计的结果同图 2-15 中给出的基本统计描述是一致的。需要注意的是,当存在协变量时,边际估计的水平为矫正了协变量后的估计水平,与基本统计描述中给出的结果不一定相同。

Estimated Marginal Means

性别

Estimates

Dependent Variable	性别	Mean	Std. Error	95% Confidence Interval Lower Bound	95% Confidence Interval Upper Bound
肺活量(ml)	Female	2700.224	68.400	2556.521	2843.927
	Male	3662.133	68.400	3518.429	3805.836
短跑(s)	Female	7.961	.075	7.804	8.118
	Male	7.523	.075	7.366	7.680
立定跳远(m)	Female	1.762	.076	1.601	1.922
	Male	2.237	.076	2.077	2.398

图 2-18 多变量方差分析的边际估计

(五)主效应的统计推断

主效应的统计推断结果如图 2-19 ~ 图 2-21 所示。

图 2-19 的表格中给出了主要研究因素水平间的比较结果。

Pairwise Comparisons

Dependent Variable	(I)性别	(J)性别	Mean Difference (I-J)	Std. Error	Sig.[b]	95% Confidence Interval for Difference[b] Lower Bound	95% Confidence Interval for Difference[b] Upper Bound
肺活量(ml)	Female	Male	-961.909*	96.732	.000	-1165.135	-758.682
	Male	Female	961.909*	96.732	.000	758.682	1165.135
短跑(s)	Female	Male	.438*	.106	.001	.216	.660
	Male	Female	-.438*	.106	.001	-.660	-.216
立定跳远(m)	Female	Male	-.476*	.108	.000	-.703	-.249
	Male	Female	.476*	.108	.000	.249	.703

Based on estimated marginal means

*. The mean difference is significant at the .05 level.

b. Adjustment for multiple comparisons: Least Significant Difference (equivalent to no adjustments).

图 2-19 多变量方差分析的主效应比较(Ⅰ)

图 2-20 的表格中给出了基于多变量方差分析的"Pillia's trace""Wilk's lambda"

"Hotelling's trace"和"Roy's largest root"统计量的主效应分析的结果。

Multivariate Tests

	Value	F	Hypothesis df	Error df	Sig.
Pillai's trace	.859	32.366[a]	3.000	16.000	.000
Wilks' lambda	.141	32.366[a]	3.000	16.000	.000
Hotelling's trace	6.069	32.366[a]	3.000	16.000	.000
Roy's largest root	6.069	32.366[a]	3.000	16.000	.000

Each F tests the multivariate effect of 性别. These tests are based on the linearly independent pairwise comparisons among the estimated marginal means.

a. Exact statistic

图2-20 多变量方差分析的主效应比较（Ⅱ）

图2-21的表格中给出了基于方差分析模型误差分解的主效应分析结果。

Univariate Tests

Dependent Variable		Sum of Squares	df	Mean Square	F	Sig.
肺活量（ml）	Contrast	4626340.21	1	4626340.21	98.884	.000
	Error	842141.824	18	46785.657		
短跑（s）	Contrast	.959	1	.959	17.228	.001
	Error	1.002	18	.056		
立定跳远（m）	Contrast	1.132	1	1.132	19.446	.000
	Error	1.048	18	.058		

The F tests the effect of 性别. This test is based on the linearly independent pairwise comparisons among the estimated marginal means.

图2-21 多变量方差分析的主效应比较（Ⅲ）

 小结

多变量方差分析遵循方差分析的基本思想,是基本方差分析模型在多因变量条件下的扩展,其基本方差分析可以看作多变量方差分析的特例。

多变量方差分析亦可考虑协变量、交互效应等,可以处理随机区组、析因等常见设计下获取的连续性资料的统计分析。

多变量分析可以看作对 m 个因变量同时进行一次假设检验,而单变量分析则可以看作对逐个变量进行比较,一共进行了 m 次假设检验。大多数情况下,多变量分析的结果与单变量分析的结果一致,但二者意义不同,在进行数据分析时,应将二者的结果相结合。

对于应当使用多变量方差分析的资料,若采用多次常规方差分析进行分析,则会忽略多个因变量间的关联性。

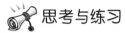 思考与练习

一、思考题

1. 多变量方差分析的应用条件是什么?

2. 对于多因变量数据,采用多变量方差分析和多次常规方差分析,得到的结果有什么区别和联系?

二、计算分析题

某研究比较了两种不同的减肥药物(A 药和 B 药)对于肥胖症患者体重、腰围和臀围的干预效果。研究选取了肥胖症患者 20 名,随机分配至两个处理组(A 药物组和 B 药物组),测量其基线体重、基线腰围和臀围,干预 3 个月后,再次测量其体重、腰围和臀围,并计算两次测量结果的差值(干预后测量值-基线测量值),获得的研究数据如表 2-3 所示。试通过采用多变量方差分析的方法,比较两种药物对于改善肥胖症患者的肥胖情况是否有不同?(本例数据见数据集 CH02-2. sav)

表 2-3　服用不同减肥药物前、后被试对象的身体测量指标水平的差值

ID	体重差	腰围差	臀围差	分组
1	3.63	9.02	3.94	A 组
2	4.94	7.68	4.68	A 组
3	4.59	11.28	4.04	A 组
4	4.46	8.60	4.69	A 组
5	2.22	8.98	4.22	A 组
6	2.35	11.05	3.46	A 组
7	4.52	8.68	5.41	A 组
8	7.45	8.52	4.11	A 组
9	4.72	10.04	4.10	A 组
10	4.52	7.53	4.52	A 组
1	9.33	4.17	13.23	B 组
2	9.13	3.34	5.90	B 组
3	4.55	3.27	4.16	B 组
4	10.87	0.91	9.30	B 组
5	8.06	4.05	8.72	B 组
6	5.54	1.08	4.98	B 组
7	6.76	1.56	11.18	B 组
8	9.50	5.75	7.46	B 组
9	9.28	6.42	6.32	B 组
10	2.32	3.87	12.36	B 组

(陈方尧　安胜利)

第三章　多因素方差分析

根据单因素设计方差分析的基本原理,完全随机化设计、随机区组设计和拉丁方设计的共同点是只能安排一个处理因素。虽然随机区组设计和拉丁方设计分别多了一个和两个非处理因素,但都不能分析因素之间的交互效应。在实际工作中,因素间的关系是错综复杂的,可能需要同时研究多个处理因素的单独效应以及分析因素间的交互效应。例如,研究手术方式与确诊到手术的时间对大肠癌患者的预后、给药剂量与给药后时间对血药浓度的影响,以及营养素干预与生长时间对儿童生长发育的影响等,均涉及两个或两个以上的处理因素,并且这些因素之间可能存在交互作用。多因素方差分析是解决此类问题的有力手段,可分析多个处理因素对观察结局的影响。本章内容主要涉及析因设计、正交设计、协方差设计和重复测量设计等四种设计方法下的多因素方差分析。

第一节　多因素方差分析理论回顾

多因素方差分析(multifactor variance analysis)也称多向方差分析,由于影响因变量的因素有多个,因此可利用方差分析的基本原理,通过假设检验判断多个处理因素是否对因变量产生影响。在多因素方差分析中,不仅要考虑每个处理因素自身对因变量的主效应,往往还要考虑处理因素之间共同对因变量的交互效应。由于多因素方差分析假定处理因素与因变量之间是线性关系,因此多因素方差分析可以利用一般线性模型(general linear model)表示:因变量=因素 1 主效应+因素 2 主效应+⋯+因素 n 主效应+因素交互效应 1+因素交互效应 2+⋯+因素交互效应 m+随机误差。此外,多因素方差分析可以选用一般线性模型进行参数估计。

一、多因素方差分析中的重要术语

在介绍多因素方差分析的基本原理和数学模型前,先介绍方差分析中的一些基本术语,以便于用户更好地理解多因素方差分析。

（一）因素

因素(factor)主要指处理因素,是实验中对因变量施加的有影响的变量。因素有不同的水平,研究目的是分析比较因素不同水平下因变量的平均观测值是否相同。例如,影响血压水平高低的因素有年龄、饮食、运动、吸烟等,一般作为分类变量。

（二）水平

水平(level)主要指因素的不同取值分组。例如,吸烟的取值为"是"与"否",有 2 个水平;也可以人为划分为等级变量,如按照年龄大小分为青年人、中年人、老年人 3 个水平。

(三)单元

单元(cell)主要指各处理因素不同水平的组合。例如,2×2 析因设计,表示有 2 种处理因素,每种处理因素有 2 个水平,共有 4 种处理组合,即 4 个单元。

(四)元素

元素(element)表示测量因变量值的最小单位,即单元格内的样本量。1 个单元格内可以有多个元素,也可以只有 1 个元素。

(五)均衡

如果研究中不同处理因素组合的单元格内样本量相同,则该研究是均衡(balance)的,反之则是不均衡的。

(六)固定因素和随机因素

处理因素可以分为固定因素(fixed factor)和随机因素(random factor)。固定因素指该处理因素在研究样本中所有的水平都已出现,即该处理因素所有可能的水平只有此几种。例如,研究孕期母亲服用营养素制剂对出生结局的影响,处理因素有孕期服用"叶酸""复合营养素""铁+叶酸"3 种人为设定处理因素,这就是固定因素。随机因素指的是该处理因素所有可能的水平在研究样本中没有全部出现。比如,研究孕期服用什么剂量的叶酸对出生缺陷的预防效果最好,样本研究中取 $200\mu g$、$400\mu g$、$600\mu g$ 3 个水平进行研究,然后将结果外推到其他不同剂量,则叶酸剂量为随机因素。

(七)主效应、单独效应、交互作用

1. 主效应(main effect):指某一因素各水平间的平均差别。

2. 单独效应(simple effect):指其他因素的水平固定时,同一因素不同水平间的差别。

3. 交互作用(interaction):当某因素的各个单独效应随另一因素变化而变化时,则称这两个因素间存在交互作用。

二、析因设计简介

(一)析因设计的概念

析因设计(factorial design)是指当研究中涉及多个处理因素时,若将不同因素的水平全面组合,即全部因素的水平数相乘,形成多个不同的实验条件,因素施加没有先后顺序之分且对观察指标的影响地位平等,则这种实验安排方案称为多因素析因设计或全因子实验设计。以 2 因素析因设计(即 $i×j$ 析因设计)为例,表示有 2 种处理因素,第一种处理因素有 i 个水平,第二种处理因素有 j 个水平,共有 $g=i×j$ 种处理组合。例如,2×2 析因设计,表示有 2 种处理因素,每种处理因素有 2 个水平,共有 4 种处理组合;3×4 析因设计,表示有 2 种处理因素,第一种处理因素有 3 个水平,第二种处理因素有 4 个水平,共有 12

种处理组合。下面以最简单的 2×2 析因设计为例,说明析因设计方差分析的方法。

析因设计各种组合的实验单位相同,如在 2×2 析因设计中,$n_1 = n_2 = n_3 = n_4 = n$,称为平衡设计,否则称为非平衡设计。由于平衡设计的效率较高,因此通常将各组例数设为相等。析因设计把全部组合看作处理组,随机化分组可按照完全随机设计分组的方法进行,即将 $N = 2×2×n$ 个实验单位随机分配到 4 个处理组,每组有 n 例。因此,有时把重复例数为 n 的 2×2 平衡设计写作 2×2×n 析因设计。

析因设计的优点是可以同时估计各处理因素的主效应、交互效应和单独效应,如果分析所有主效应和交互效应,则为全因子模型;如果只分析部分主效应和交互效应,则称为非全因子模型。析因设计的缺点是当处理因素太多时,所需的样本量会很大。例如,一个 5 因素且每个因素都只有 2 个水平、重复例数为 4 的析因设计,样本量为 $N = 2^5 × 4 = 128$;如果水平数稍有增加,则样本量会成倍扩大。所以,析因设计安排的处理因素一般不应超过 4 个。如果因素和水平数太多,则可以考虑用后述的正交设计方法。

(二)析因设计的数学模型

由于方差分析的基本思想是分解变异,因此方差分析模型可以表示为总变异＝处理因素导致的变异＋随机变异。不同因素的方差分析模型各不相同,具体如下。

1. 单因素方差分析模型:可以表示为式(3-1)。

$$Y_{ij} = \mu + \alpha_i + \varepsilon_{ij} \tag{3-1}$$

其中,Y_{ij} 表示第 i 组的第 j 个观察值;μ 表示总体的平均水平;α_i 表示处理因素在 i 水平下对因变量的附加效应(因素 i 水平比平均水平的改变量),并假设所有 α_i 之和应当为 0;ε_{ij} 为一个服从正态分布 $N(0, \sigma^2)$ 的随机变量,代表随机误差。单因素方差分析假设检验就是检验各个 α_i 是否均为 0,如都为 0,即各组总体均数都相等。

2. 多因素方差分析模型:可以表示为式(3-2)。

$$Y_{ijk} = \mu + \alpha_i + \beta_j + \varepsilon_{ijk} \tag{3-2}$$

其中,α_i 和 β_j 分别表示 A 处理因素 i 水平和 B 处理因素 j 水平的附加效应;ε_{ijk} 表示随机误差。如检验 A 处理因素是否有影响,检验假设可以表示为:

$$H_0: \alpha_i = 0$$

$$H_1: 至少有一个 \alpha_i \neq 0$$

如检验 B 处理因素是否有影响,检验假设可以表示为:

$$H_0: \beta_j = 0$$

$$H_1: 至少有一个 \beta_j \neq 0$$

如果上面两组假设同时成立,则表示模型没有统计学意义。

3. 多因素方差分析模型:包含交互效应,可以表示为式(3-3)。

$$Y_{ijk} = \mu + \alpha_i + \beta_j + \alpha_i \beta_j + \varepsilon_{ijk} \tag{3-3}$$

其中,$\alpha_i \beta_j$ 表示两个处理因素的交互效应,其余符号含义如上所述。

(三)析因设计方差分析的使用条件

1. 各样本独立性:各处理因素单元格样本观察值相互独立。

2. 正态性:研究样本来自于正态分布总体。

3. 方差齐性:每个处理因素单元格总体方差齐同。

三、正交设计简介

当多因素试验设计全面试验包含的水平组合数较多、工作量大时,在有些情况下无法完成或不需要某些组合,这时就可以采用正交试验设计,利用正交表来安排与分析多因素试验。正交试验设计(orthogonal design of experiment)的原理是在试验因素的全部水平组合中,挑选部分有代表性的水平组合进行试验,找出最优的水平组合。正交试验设计,具有高效、快速、经济的特点,常用于最优配方筛选。

例如,要考察吸烟、饮酒、运动和心理对成年人血压水平的影响,每个因素设置 2 个水平进行试验。A 因素是吸烟,设 A_1、A_2 2 个水平;B 因素是饮酒,设 B_1、B_2 2 个水平;C 因素是运动,设 C_1、C_2 2 个水平;D 因素是心理,设 D_1、D_2 2 个水平。这是一个 4 因素 2 水平的试验,各因素的水平之间全部可能组合有 16 种。如果进行全面试验,包含的水平组合数较多,工作量大;如果选出最优水平组合,可以用部分试验来代替全面试验,通过对部分试验结果的分析,了解全面试验的情况,因而很受医学科研工作者青睐。

正交试验设计主要利用已编制好的正交表对多因素进行设计,在因素间有交互作用项时,各因素及交互作用项安排到正交表的各列应根据正交表相应的两列间的交互作用表和表头设计(可参考相关专著)来确定。

1. 正交表:做正交试验设计的主要工具。每个正交表都有一个表头符号——$L_N(m^k)$,表示正交表有 N 行 k 列,每一列由 $1,2,\cdots,m$ 个整数组成。用 $L_N(m^k)$ 安排试验,N 表示试验次数,k 表示最多可安排的因素个数,m 表示各因素的水平数。例如,有 A、B、C、D 4 个因素,每个因素有 2 个水平,可利用正交表 $L_8(2^7)$ 安排(表 3-1)。其中,"L"代表正交表;"8"表示有 8 行,用这张正交表安排试验 8 次;"2"表示因素的水平数,"7"表示用这张正交表最多可以安排 7 个试验因素。试验方案仅包含 8 个水平组合,就能反映试验方案包含 16 个水平组合的全面试验的情况,找出最佳的组合条件。

表 3-1 $L_8(2^7)$ 正交表

处理	列号						
	1	2	3	4	5	6	7
1	1	1	1	1	1	1	1
2	1	1	1	2	2	2	2
3	1	2	2	1	1	2	2
4	1	2	2	2	2	1	1
5	2	1	2	1	2	1	2
6	2	1	2	2	1	2	1
7	2	2	1	1	2	2	1
8	2	2	1	2	1	1	2

常用的正交表还有:

二水平:$L_4(2^3)$,$L_{12}(2^{11})$,$L_{16}(2^{15})$,$L_{20}(2^{19})$,$L_{32}(2^{31})$,$L_{64}(2^{63})$。

三水平:$L_9(3^4)$,$L_{18}(3^7)$,$L_{27}(3^{13})$。

四水平:$L_{16}(4^5)$,$L_{32}(4^9)$,$L_{64}(4^{21})$。

五水平:$L_{25}(5^6)$,$L_{50}(5^{11})$。

混合水平:$L_8(4×2^4)$,$L_{16}(4×2^{12})$,$L_{16}(4^2×2^9)$,$L_{16}(4^3×2^6)$,$L_{16}(4^4×2^3)$。

其中,混合水平为各因素水平数不等的形式。

2. 表头设计:根据分析的要求,选用合适的正交表,把各个因素安排在正交表的各列的过程,称为表头设计。表头设计主要考虑试验因素和交互作用在正交表中应该放在哪一列的问题。本例 A、B、C、D 4 个两水平因素,若考虑一阶交互作用时,参照 $L_8(2^7)$ 的表头设计(表 3-2),正交表的 3、5、6 列是用来分析一阶交互作用的,不能安排处理因素;第 7 列是用来分析 A、B、C 二阶交互作用的,在没有二阶交互作用的假定下,第 7 列才能用来安排处理因素。因此,根据表头设计,A、B、C、D 4 个因素只能安排在 $L_8(2^7)$ 正交表的 1、2、4、7 列。

表 3-2　$L_8(2^7)$ 表头设计

因素个数	实施比例*	列号						
		1	2	3	4	5	6	7
3	1	A	B	AB	C	AC	BC	ABC
4	1/2	A	B	AB=CD	C	AC=BD	BC=AD	D

*:实施比例=1 为析因试验,3 个因素(2 个水平)用 8 次试验;实施比例=1/2 为正交试验,4 个因素(2 个水平)用 8 次试验。

四、协方差设计简介

(一)协方差分析的概念

协方差分析(analysis of covariance,ANCOVA)是将线性回归分析与方差分析结合起来的一种统计分析方法,用以消除混杂因素对结局指标的影响。其基本思想是在比较不同组别的变量 y 均数之前将未知或难以控制的定量变量因素 x 对 y 的影响看作协变量(covariate),利用直线回归方法建立因变量 y 与协变量 x 的线性数量关系,并利用这种回归关系求得 x 值相等时各组 y 的修正均数(adjusted means),然后利用方差分析进行各组间均数差异的比较。其实质就是从 y 的总变异中扣除协变量 x 对 y 的回归变异,之后对残差平方和做进一步分解,再进行方差分析,使误差变异减小,以便更好地评价各种处理的效应。

不同试验设计类型有不同的方差分析,因此相应的有不同的协方差分析,如有完全随机设计、随机区组(配伍组)设计、拉丁方设计及析因设计等类型的协方差分析,而且包括一个或多个协变量。分析方法虽略有差异,但基本思想相同。

（二）协方差分析的数学模型

协方差分析的一般模型见式（3-4）：

$$Y_{ij} = \mu + \alpha_i + X\beta + \varepsilon_{ij} \tag{3-4}$$

其中，Y_{ij} 表示第 i 组的第 j 个观察值；μ 表示总体的平均水平；α_i 表示处理因素在 i 水平下对因变量的附加效应，并假设所有 α_i 之和应当为 0；$X\beta$ 为模型的回归分析部分，$X = (x_1, x_2, \cdots, x_n)^T$ 为已知协变量，β 为协变量效应系数；ε_{ij} 为一个服从正态分布 $N(0, \sigma^2)$ 的随机变量，代表随机误差。协方差分析假设检验就是在控制协变量 X 的影响之后，检验各个 α_i 是否均为 0，如都为 0，即各组总体均数都相等。

（三）协方差分析的使用条件

1. 各处理组协变量和因变量的关系是线性的。

2. 各处理组因变量残差服从正态分布。

3. 各处理组的回归斜率相等，或各组回归线平行，即组别与协变量无交互作用。

五、重复测量设计简介

（一）重复测量设计的概念

重复测量设计（repeated measurement design）指在给予一种或多种处理后，同一个受试对象在多个时间点上重复获得指标的观察值，在医学科研设计中较为常见。重复测量设计相对于横断面设计，可以探讨同一研究对象在不同时间点上某指标的变化情况。例如，研究某药物的疗效，患者服用后 1 周、2 周、1 个月等各时间点上指标的变化，可以就某一现象随时间的变化进行分析，能够对变量之间的因果关系做出合理的假设。

重复测量设计可以看作区组设计中的一种极端情况，即每个区组只有一个研究对象，每个研究对象重复接受所有的处理，这种设计将个体差异引起的变异完全从误差方差中扣除，检验效能更好。此外，重复测量设计相对于完全随机设计需要的样本量更少，因此在医学研究领域中得到了广泛应用。

（二）重复测量设计的数学模型

对于具有一个处理因素 A 和一个受试对象内因素 B 的重复测量，设计方差分析的一般模型如式（3-5）所示：

$$Y_{ijk} = \mu + \alpha_j + \beta_k + \pi_{i(j)} + (\alpha\beta)_{jk} + (\beta\pi)_{ki(j)} + \varepsilon_{jik} \tag{3-5}$$

其中，Y_{ijk} 表示第 i 个受试对象在 A 因素的第 j 个水平、B 因素的第 k 个水平因变量的观测值（即第 j 个组的第 i 个受试对象第 k 次测量的结果）；μ 表示总体的平均水平；α_j 表示处理因素 A 的主效应；β_k 表示重复测量因素（受试内因素）B 的主效应；$\pi_{i(j)}$ 表示在 A 因素的第 j 个水平上受试之间的差异；$(\alpha\beta)_{jk}$ 表示受试间因素 A 和受试内因素 B 的交互作用；$(\beta\pi)_{ki(j)}$ 表示在因素 A 的第 j 个水平上受试内因素 B 与受试之间的交互作用，ε_{jik} 表示第 i 个受试对象在 A 因素的第 j 个水平、B 因素的第 k 个水平上的测量误差。

（三）重复测量设计方差分析的使用条件

1. 个体观测值之间相互独立。

2. 总体上多次测量服从多元正态分布。

3. 球形假设(sphericity),也称处理差异方差齐性(homogeneity of treatment difference variance)假设,指的是对于任意两个重复测量水平的差值 Y_j-Y_k,其方差为一常数,即:

$$\sigma^2_{Y_j-Y_k} = \sigma^2_{Y_j} + \sigma^2_{Y_k} - 2\text{Cov}(Y_j,Y_k) = \sigma^2_{Y_j} + \sigma^2_{Y_k} - 2\rho_{jk}\sigma_{Y_j}\sigma_{Y_k}$$

其中,ρ_{jk} 表示第 j 次测量(或受试内因素的第 j 个处理水平)与第 k 次测量(或受试内因素的第 k 个处理水平)之间的总体相关。

第二节　多因素方差分析实例与 SPSS 操作

一、析因设计案例分析

例 3-1　为了研究药物治疗附加磁场对体内磁性物质分布的影响,安排两个药物组:实验组为"丝裂霉素+高分子物质+磁性物质+磁场",对照组为"丝裂霉素+高分子物质+磁性物质"。每组分别于给药后 30min 和 60min 处死实验小鼠,检测小鼠肝脏组织的磁性物质浓度,即铁浓度(mg/g)。采用 2×2 平衡设计,一个因素为药物,有 2 个水平,即"实验组(A_1)"和"对照组(A_2)";另一个因素为给药后时间,亦有 2 个水平,即"30min(B_1)"和"60min(B_2)"。两个因素有 4 种组合,每种组合重复例数为 6。将 24 只小鼠随机分配到 4 个组合组,实验结果见表 3-3,试分析之。

表 3-3　小鼠肝脏组织的铁浓度(mg/g)检测结果

实验组(A_1)		对照组(A_2)	
30min(B_1)	60min(B_2)	30min(B_1)	60min(B_2)
0.451	1.055	0.347	0.506
0.550	1.006	0.266	0.602
0.568	1.061	0.313	0.593
0.703	1.107	0.397	0.614
0.676	1.165	0.451	0.660
0.652	1.155	0.362	0.560

(一)建立数据文件

药物表示实验组和对照组,时间表示给药后 30min 和 60min,铁浓度表示肝脏组织的铁浓度,具体如图 3-1 和图 3-2 所示。

(二)析因设计方差分析步骤

1. 执行"Analyze"—"General Linear Model"—"Univariate..."(分析—一般线性模型—单变量)命令,如图 3-3 所示,然后打开如图 3-4 所示的"Univariate"(单变量)对话框。

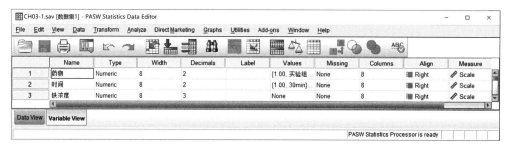

图 3-1　析因设计方差分析变量视图

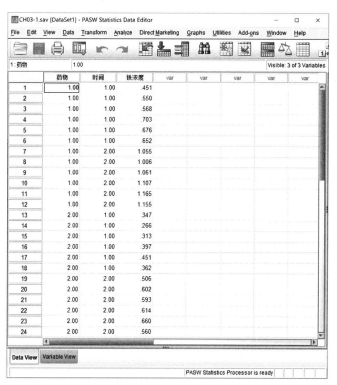

图 3-2　析因设计方差分析数据视图

2. 从变量框中选择因变量"铁浓度"，移入"Dependent Variable"（因变量）框，因素变量"药物"和"时间"移入"Fixed Factor(s)"（修正因子，固定效应）框，表示将这两种变量作为研究因素。

（1）"Random Factor(s)"（随机因素）框：用于选择自变量中的随机因素，具体解释参考前面的常用术语，本例无须选择。

（2）"Covariate(s)"（协变量）框：用于定义协变量，即数量性的预测变量，利用它控制连续变量的影响，主要用于协方差分析，本例无须选择。

（3）"WLS Weight"框：用于定义加权最小平方分析的加权变量，如加权变量的值为零、负数或缺失，则在分析过程中将相应观测量剔除出去，模型中已经使用的变量不能再作为加权变量。

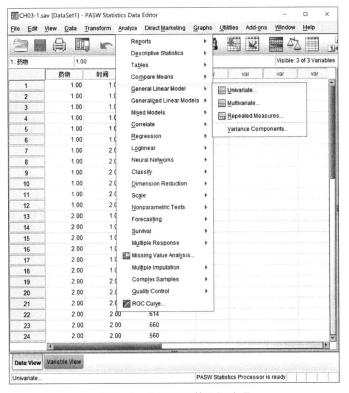

图 3-3　单变量方差分析选项

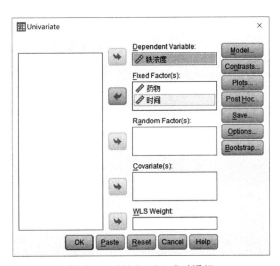

图 3-4　"Univariate"对话框

3. 单击"Model…"（模型）按钮，系统弹出"Univariate：Model"（模型）对话框，如图 3-5 所示。该对话框用来指定模型类型。

（1）"Full factorial"（全模型）：建立全模型，包括所有因素变量的主效应和所有因素各种搭配下的交互效应，不包括协变量之间的交互效应。此项为系统的默认模型，本例可以选此项。

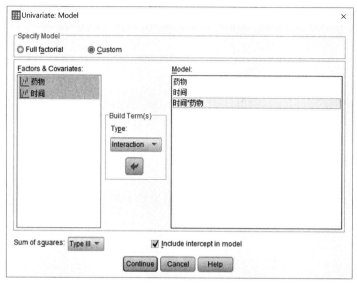

图3-5 "Univariate：Model"对话框

（2）"Custom"（自定义）：自定义模型，允许用户定义方差分析模型。

选择"Custom"选项后，在"Factors & Covariates"（因素变量和协变量）框选择变量，通过"Build Term(s)"（建立条件）栏中间的"箭头"按钮，将变量移到右边的"Model"（模型）框中。

（3）"Factors & Covariates"（因子与协变量）框：所列变量为用户在主对话框里定义过的因素变量。

（4）"Build Term(s)"（建立条件）栏：单击下拉箭头按钮，展开下拉列表，给出交互效应类型选择项，系统默认为"Interaction"（交互效应）。从"Factors & Covariates"框中同时选择多个变量时，变量与变量之间用"＊"相连，表明分析变量之间的交互效应。当从该框选一个变量移入"Model"框时，称为主效应项。

"All 2-way"～"All 5-way"，表示可以自动地进行所有选择变量的所有二维至五维交互效应分析。

（5）选择平方和分解方法，对话框下端有"Sum of Squares"（平方和分解）方法选项，展开下拉列表，其中列出的平方和分解方法包括以下内容。

Type Ⅰ法：适用于均衡 ANOVA 模型。此方法将主效应置于交互效应之前，一阶交互效应置于二阶交互效应之前，以此类推。在多项式回归中，低阶项都将置于高阶项之前。

Type Ⅱ法：适用于均衡 ANOVA 模型或只有主因素效应的模型。

Type Ⅲ法：系统默认的平方和分解法，既适用于均衡 ANOVA 模型，也适用于非均衡 ANOVA 模型。凡适合于 Type Ⅰ法和 Type Ⅱ法的模型，均可以使用 Type Ⅲ法。

Type Ⅳ法：适用于 Type Ⅰ法和 Type Ⅱ法的模型、均衡 ANOVA 模型，以及有缺失单元格的非均衡的 ANOVA 模型。

对话框右下方有一个系统默认的"Include intercept in model"（模型中包含截距平方

和)选项,如果数据通过坐标原点,则可不选择此项。

本例选择"药物和时间的主效应"和"交互效应",单击"Continue"按钮,返回主对话框。

4. 单击"Contrasts…"(对照)按钮,系统会弹出"Univariate:Contrasts"对话框,如图3-6所示。此对话框用于对趋势检验和因素变量水平之间两两比较的选项进行定义。

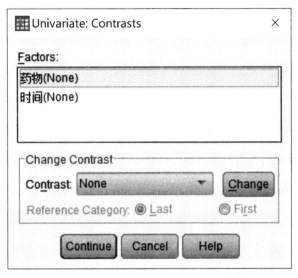

图3-6 "Univariate:Contrasts"对话框

(1)"Factors"(因子)框:列出主对话框里指定的因素变量,变量名之后括号里指示当前的对比方式,默认为"None"。

(2)"Change Contrasts"(更改、改变对照)栏:在"Contrast"(对照)框的下拉列表中选择对照方法,其中有7种方法可供选择。

"None":不做比较对照比较。

"Deviation":偏差比较法,将每个因素水平的均值与全部因素水平的均值做比较,可选择"Last"(最后一个)和"First"(第一个)作为忽略的水平。

"Simple":简单比较法,将因素每个水平的均值都与参考水平的均值比较,可选择"Last"和"First"作为参考水平。

"Difference":差异比较法,对因素每一水平的效应(除第一水平外),都与其前面各水平的平均效应进行比较。

"Helmert":对因素每一水平的效应(除最后一个水平外),都与其后面各水平的平均效应进行比较,与"Difference"相反。

"Repeated":重复比较法,对因素每一水平的效应(除第一个水平外),都与其前面相邻水平的平均效应进行比较。

"Polynomial":多项式比较法,如果该因素有 n 个水平,比较线性、二次、三次等 $n-1$ 次效应,常用于估计多项式趋势,假定水平之间具有均匀的间隔。

选择上述其中一种对照方法,单击"Change"(更改)按钮,在"Factors"(因子)框中选中变量后边括号里指示的比较对照方法,将改变为新方法。

本例选择系统默认方式,不进行比较,单击"Continue"按钮,返回主对话框。

5. 单击"Plots…"(作图)按钮,弹出"Univariate：Profile Plots"(轮廓图)对话框,如图 3-7 所示。此对话框可以用来定义输出轮廓图。轮廓图是一种点线图,图中的点表示因变量在因素变量的一个水平上的估计边际均值(estimated marginal mean),轮廓图可以直观地显示因变量在因素变量各水平估计边际均值增减交叉变动的情况,对有两因素或多因素的情况,如果轮廓图中的线平行,则说明各因素之间没有交互效应;反之,轮廓图中的线不平行,则说明各因素之间存在交互效应。

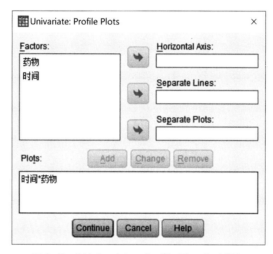

图 3-7 "Univariate：Profile Plots"对话框

从"Factors"(因子)框中选择一个因素变量移入"Horizontal Axis"(水平轴)框,定义轮廓图的横坐标轴;选择另一个因素变量移入"Separate Lines"(分割线、区分线)框,定义轮廓图的区分线。如果需要的话,再从"Factors"框中选择一个因素变量移入"Separate Plots"(区分图)框,定义轮廓图的区分图。

以上选择确定以后,单击"Add"(增加)按钮,再单击"Continue"按钮,返回主对话框。

6. 单击"Post Hoc…"(多重比较)按钮,系统会弹出"Univariate：Post Hoc Multiple Comparisons for Observed Means"(变量均值事后多重比较)对话框,如图 3-8 所示。变量均值事后多重比较与单因素方差分析操作一致。

7. 单击"Save…"(保存)按钮,系统会弹出"Univariate：Save"(保存)对话框,如图 3-9 所示。此对话框可用来将模型拟合时产生的中间结果或参数保存为新变量。

(1)"Predicted Values"(预测值)栏:用于产生未标准化的预测值及标准误、加权预测值。输出加权未标准化预测值需要在主对话中选择"WLS"变量。

(2)"Residuals"(残差)栏:用于产生未标准化残差、标准化残差、学生氏残差、剔除残差、加权非标准残差等。

(3)"Diagnostics"(诊断)栏:用于对模型中自变量和有较大冲突的观测值的诊断检测,包括 Cook 距离和杠杆值。

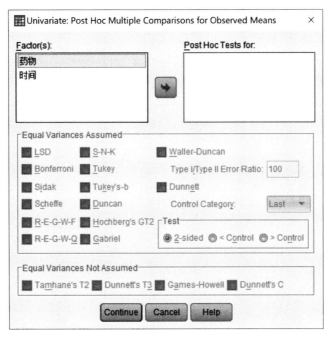

图 3-8 "Univariate：Post Hoc Multiple Comparisons for Observed Means"对话框

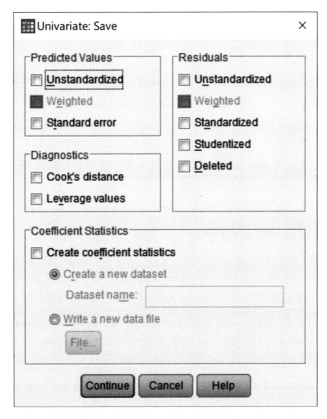

图 3-9 "Univariate：Save"对话框

（4）"Coefficient Statistics"栏：将模型中参数估计协方差矩阵保存到指定的新文件中。本例不进行选择，单击"Continue"按钮，返回主对话框。

8. 单击"Options…"（选项）按钮，系统会弹出"Univariate：Options"对话框，如图3-10所示。此对话框用于指定效应模型里的统计量值，共有3组选择项供选择。

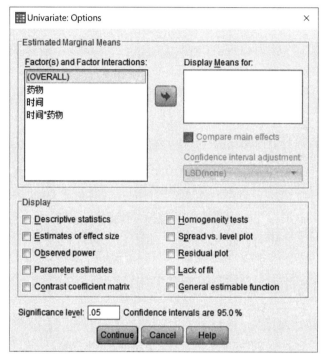

图3-10 选项对话框

（1）"Estimated Marginal Means"：定义输出变量的估计边际均数。

"Factor(s) and Factor Interactions"（因子和交互效应）框：模型中可以选定的变量及交互效应列表。

"Display Means for"（显示平均值）框：选择变量主效应进入，可以选择"Compare main effects"（比较主效应）选项，将输出模型中主效应的边际值之间进行未经修正的配对比较。

"Confidence interval adjustment"（置信区间调整）：执行完以上操作后，该选项下的选项被激活，可以选择置信区间调整方法，包括"LSD"法、"Bonferroni"法和"Sidak"法。

（2）"Display"（显示）：用于显示系统结果及统计图形，共有10种选项。

"Descriptive statistics"（描述统计量）：因变量的描述统计量值。本例选择此项。

"Estimates of effect size"（效应量估计）：每一效应和每一个参数估计的偏差平方值。此统计量值描述全部变异中可归因于效应影响部分所占的比例，是F检验中实际效应大小的一个过高的估计值。

"Observed power"（观察幂）：观测检验效能。

"Parameter estimates"（参数估计）：回归模型参数估计、标准误、t检验值及置信区间。

"Contrast coefficient matrix"(对照系数矩阵):对照系数矩阵(L 矩阵)。

"Homogeneity tests"(齐性检验):对影响变量各水平组合之间方差齐性检验。

"Spread-versus-level plot"(展布-水平图):被观察的单元格均值对于标准差和方差的散点图。

"Residual plot"(残差图):因变量的观察值对于预测值和标准化残差的散点图。

"Lack of fit"(失拟合):检查因变量和自变量之间的关系是否可以被模型合理地予以描述。如果此项检验被拒绝,意味着当前的模型不能合理地描述因变量和自变量之间的关系,需要在模型中忽略一些极端项。

"General estimable function"(一般估计函数):显示估计函数的通用表格。任意对照系数矩阵的行都是通用估计函数的线性组合。

本例不进行选择,单击"Continue"按钮,返回主对话框。

(3)"Significance level"(显著水平):用来定义显著性水平,系统默认水平为 0.05。

单击"Continue"按钮,返回主对话框;然后单击"OK"按钮,提交系统运行。

(三)析因设计方差分析的结果解释

1. 结果解释:如图 3-11 所示,"Source"为方差(变异)来源;"Type Ⅲ Sum of Squares"为按照系统默认的Ⅲ型平方和计算的离均差平方和;"df"为自由度;"Mean Square"为均方,是离均差平方和除以自由度;"F"为各均方与误差均方之比;"Sig"为 F 值对应的显著性,即 P 值。

Tests of Between-Subjects Effects

Dependent Variable:铁浓度

Source	Type III Sum of Squares	df	Mean Square	F	Sig.
Corrected Model	1.723[a]	3	.574	116.740	.000
Intercept	10.428	1	10.428	2119.207	.000
药物	.836	1	.836	169.796	.000
时间	.788	1	.788	160.081	.000
药物 *时间	.100	1	.100	20.343	.000
Error	.098	20	.005		
Total	12.250	24			
Corrected Total	1.822	23			

a. R Squared = .946 (Adjusted R Squared = .938)

图 3-11 方差分析表

"Corrected Model"为修正模型,其离均差平方和等于各因素以及交互作用的平方和。修正模型(SS)= 药物(SS)+时间(SS)+药物×时间(SS),即 1.723 = 0.836+0.788+0.100,修正模型自由度为 3,$P = 0.000 < 0.001$。

表下对此数据注释为"R Squared = .946(Adjusted R Squared = .938)",即线性回归的决定系数 R 的平方等于 0.946,说明小鼠肝脏组织的磁性物质铁浓度与研究因素之间存在显著的线性关系。

"Intercept"为截距,指因变量与因素变量之间线性模型的截距。

因素药物的 $P=0.000<0.001$,拒绝 H_0,接受 H_1,说明实验组和对照组对小鼠肝脏铁浓度有统计学差异。同理,不同时间 $P=0.000<0.001$,拒绝 H_0,接受 H_1,可认为不同时间点小鼠铁浓度有差别。

"Error"为误差,"Total"为总平方和。Total(SS)= 截距(SS)+药物(SS)+时间(SS)+交互作用(SS)+误差(SS),即 $12.250=10.428+0.836+0.788+0.100+0.098$。

"Corrected Total"为修正模型平方和。修正模型平方和(SS)= 药物(SS)+时间(SS)+误差(SS)+交互作用(SS),即 $1.822=0.836+0.788+0.100+0.098$。

2. 我们还可以用交互效应的轮廓图直观反映两个因素之间的关系,见图3-12。若两线近乎平行,提示无交互效应;反之,两线相交的锐角越大,交互效应越强。本例两线不平行,从 30min 到 60min,实验组增长的绝对量大于对照组,表明实验组与对照组的差异随时间水平的不同而有所变化。

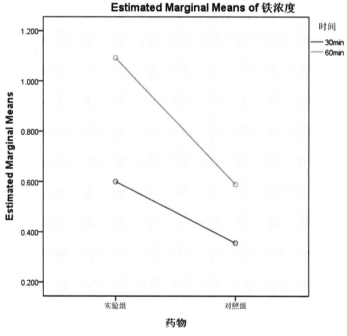

图3-12　交互效应轮廓图

二、正交设计方差分析实例

例3-2　作为载药载体的纳米粒球体直径以 100nm 最为理想。某研究为了探索生产纳米粒的3种混合物质的最佳配方,选用 $L_{27}(3^{13})$ 正交设计模型,3个因素分别是溶剂(A)、稳定剂浓度(B)和合成高分子材料的单体浓度(C)。每个因素都有3个水平:溶剂的3个水平为不加溶剂、二氯甲烷和丙酮,稳定剂浓度的3个水平为 1%、2% 和 3%,合成高分子材料的单体浓度的3个水平为 1.5%、2% 和 2.5%。实验结果见表3-4,试分析之。

表 3-4　纳米粒生产的 $L_{27}(3^{13})$ 正交设计模型及实验结果

因素			纳米粒直径/nm	因素			纳米粒直径/nm
A	B	C		A	B	C	
1	1	2	129.3	2	1	2	177.3
1	2	1	85.3	2	2	3	188.4
1	2	3	147.7	2	2	1	151.4
1	2	2	104.1	2	3	1	21.3
1	3	3	38.1	3	1	1	180.8
1	1	1	115.4	3	2	1	160.6
1	3	1	86.8	3	3	2	29.6
1	1	3	136.0	3	2	2	191.2
1	3	2	29.8	3	2	3	190.4
2	2	2	171.1	3	3	3	28.7
2	1	3	147.3	3	1	3	214.7
2	1	1	143.9	3	3	1	36.2
2	3	2	22.4	3	1	2	183.1
2	3	3	30.6				

(一)建立数据文件

建立文件 CH03-2.sav,3 个因素分别为溶剂(A)、稳定剂浓度(B)和合成高分子材料的单体浓度(C)。溶剂的 3 个水平:"1"代表不加溶剂,"2"代表二氯甲烷,"3"代表丙酮;稳定剂浓度的 3 个水平:"1"代表 1%,"2"代表 2%,"3"代表 3%;合成高分子材料的单体浓度的 3 个水平:"1"代表 1.5%,"2"代表 2%,"3"代表 2.5%。具体数据信息如图 3-13 和图 3-14 所示。

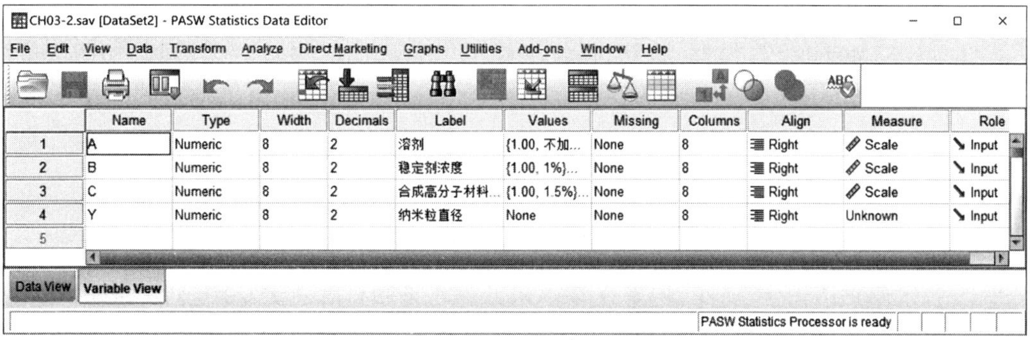

图 3-13　正交设计方差分析变量视图

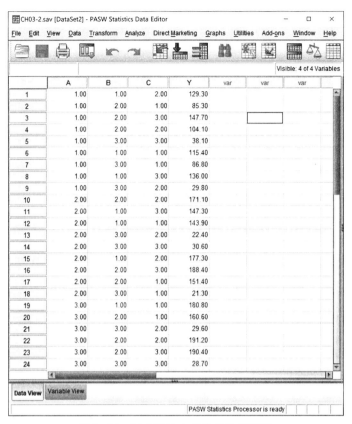

图 3-14 正交设计方差分析数据视图

（二）协方差分析的步骤

1. 执行"Analyze"—"General Linear Model"—"Univariate…"（统计分析——一般线性模型—单变量）命令，如图 3-15 所示，然后打开如图 3-16 所示的"Univariate"（单变量）对话框。

2. 从变量框中选择因变量"纳米粒直径"，移入"Dependent Variable"（因变量）框；将因素变量"溶剂（A）""稳定剂浓度（B）"和"合成高分子材料的单体浓度（C）"移入"Fixed Factor(s)"（修正因子，固定因素）框，表示将这 3 种变量作为研究因素。

3. 单击"Model…"（模型）按钮，系统会弹出"Univariate：Model"对话框，如图 3-17 所示，将 A、B、C、A＊B、A＊C、B＊C 选入右侧的"Model"框，其中 A、B、C 的"Type"选择"Main effects"，A＊B、A＊C、B＊C 的"Type"选择"Interaction"。

单击"Continue"按钮，返回主对话框；然后单击"OK"按钮，提交系统运行。

（三）正交设计方差分析的结果解释

分析结果如图 3-18 所示，因素 A 和因素 B 的水平间有统计学差异，A、B 间存在交互效应。根据题意，纳米粒球体直径以 100nm 最为理想，最接近 100nm 的组合是 $A_1B_2C_2$，即以二氯甲烷、2% 的稳定剂和合成高分子材料的单体浓度为 2% 的配方为最佳。

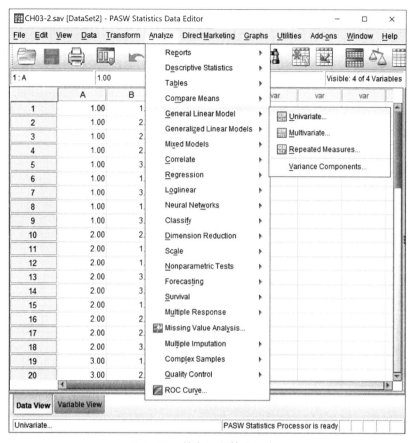

图 3-15 单变量方差分析选项

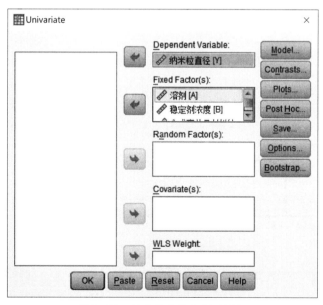

图 3-16 单变量方差分析对话框

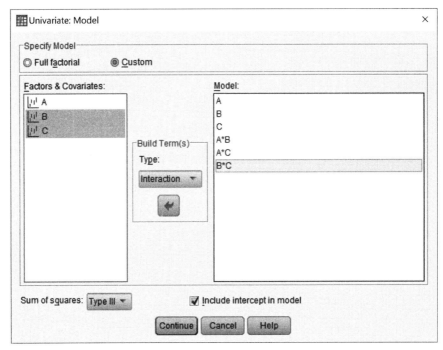

图 3-17　单变量方差分析模型对话框

Tests of Between-Subjects Effects

Dependent Variable:纳米粒直径

Source	Type III Sum of Squares	df	Mean Square	F	Sig.
Corrected Model	107968.562ª	18	5998.253	21.894	.000
Intercept	365519.343	1	365519.343	1334.167	.000
A	6535.550	2	3267.775	11.928	.004
B	87360.783	2	43680.391	159.436	.000
C	1106.314	2	553.157	2.019	.195
A * B	9324.855	4	2331.214	8.509	.006
A * C	601.804	4	150.451	.549	.705
B * C	3039.257	4	759.814	2.773	.102
Error	2191.745	8	273.968		
Total	475679.650	27			
Corrected Total	110160.307	26			

a. R Squared = .980 (Adjusted R Squared = .935)

图 3-18　正交设计方差分析表

三、协方差分析实例

例 3-3　某医院募集了 40 名 2 型糖尿病患者,研究某新药的降血糖疗效,随机将患者分为试验组和对照组,试验组为新药($X_1 = 1$),对照组采用临床常规降糖药($X_1 = 0$),在用药前测量了患者的空腹血糖 Y_0(mmol/L)、病程 X_2(年)、体重指数 X_3(kg/m^2),经过半年的治疗后,再测量这些患者的空腹血糖 Y_1(mmol/L)。观察资料如表 3-5 所示,请选用统计方法比较该药物与对照组的降糖疗效。

表 3-5　40 名 2 型糖尿病患者的观察资料

No	Y_0	Y_1	X_1	X_2	X_3	No	Y_0	Y_1	X_1	X_2	X_3	No	Y_0	Y_1	X_1	X_2	X_3	No	Y_0	Y_1	X_1	X_2	X_3
1	10.7	8.3	1	13	25.9	11	10.3	8.5	0	4	24.5	21	9.5	8.1	0	16	24.9	31	7.5	5	1	5	27.8
2	11.1	8.5	1	7	26.1	12	11.9	9.9	0	4	24.1	22	8.2	6.0	0	1	24.0	32	10.6	8.4	1	19	27.7
3	9.4	7.6	0	9	24.2	13	10.7	9.4	0	19	26.7	23	9.8	7.3	1	6	27.6	33	9.7	7.2	1	17	24.2
4	8.4	7.2	0	19	26.1	14	9.0	6.4	1	4	26.9	24	9.9	7.3	1	6	25.0	34	9.1	6.8	1	8	26.5
5	9.2	6.6	1	2	26.4	15	10.3	7.7	1	4	25.9	25	9.1	6.9	1	8	26.9	35	10.4	7.5	1	1	24.4
6	9.4	7.1	1	15	27.8	16	11.4	9.4	1	4	27.9	26	10.1	8.2	0	2	26.8	36	11.0	8.5	1	15	27.8
7	10.1	8.4	0	12	26.4	17	10.3	8.7	0	15	24.1	27	9.5	7.7	0	3	25.8	37	9.1	6.8	1	15	24.2
8	8.7	7.0	0	1	27.8	18	9.3	7.1	0	1	26.0	28	11.3	9.4	0	1	26.8	38	12.7	10.8	0	12	26.4
9	10.1	8.3	0	3	26.7	19	9.5	8.1	0	11	27.2	29	10.1	7.5	1	1	27.4	39	9.9	7.2	1	4	26.7
10	9.6	7.5	1	20	25.8	20	10.5	7.9	1	8	27.2	30	10.4	8.7	0	12	26.8	40	10.5	9.1	0	18	25.9

(一)建立数据文件

建立文件 CH03-3.sav。$X_1 = 1$,表示试验组为新药;$X_1 = 0$,表示临床常规降糖药;Y_0 表示患者用药前的空腹血糖(mmol/L);X_2 为病程(年);X_3 为体重指数(kg/m^2);Y_1 为经过半年的治疗后患者的空腹血糖(mmol/L)。具体数据信息如图 3-19 和图 3-20 所示。

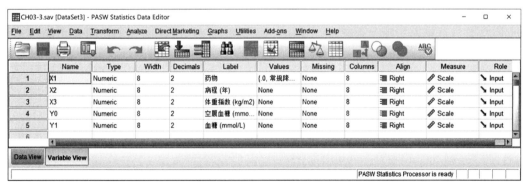

图 3-19　协方差分析变量视图

(二)协方差设计方差分析的步骤

1. 应当了解两个组别的患者经过半年的治疗后空腹血糖与协变量 Y_0 患者用药前空腹血糖(mmol/L)、X_2 病程(年)、X_3 体重指数(kg/m^2)的回归线是否平行。

执行"Analyze"—"General Linear Model"—"Univariate..."命令,如图 3-21 所示,然

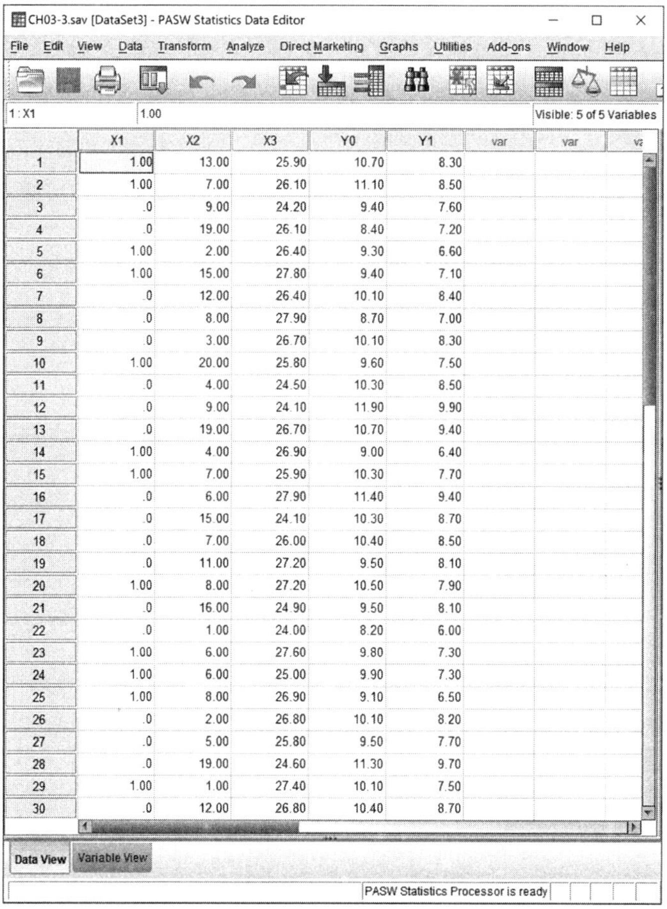

	X1	X2	X3	Y0	Y1	var	var	va
1	1.00	13.00	25.90	10.70	8.30			
2	1.00	7.00	26.10	11.10	8.50			
3	.0	9.00	24.20	9.40	7.60			
4	.0	19.00	26.10	8.40	7.20			
5	1.00	2.00	26.40	9.30	6.60			
6	1.00	15.00	27.80	9.40	7.10			
7	.0	12.00	26.40	10.10	8.40			
8	.0	8.00	27.90	8.70	7.00			
9	.0	3.00	26.70	10.10	8.30			
10	1.00	20.00	25.80	9.60	7.50			
11	.0	4.00	24.50	10.30	8.50			
12	.0	9.00	24.10	11.90	9.90			
13	.0	19.00	26.70	10.70	9.40			
14	1.00	4.00	26.90	9.00	6.40			
15	1.00	7.00	25.90	10.30	7.70			
16	.0	6.00	27.90	11.40	9.40			
17	.0	15.00	24.10	10.30	8.70			
18	.0	7.00	26.00	10.40	8.50			
19	.0	11.00	27.20	9.50	8.10			
20	1.00	8.00	27.20	10.50	7.90			
21	.0	16.00	24.90	9.50	8.10			
22	.0	1.00	24.00	8.20	6.00			
23	1.00	6.00	27.60	9.80	7.30			
24	1.00	6.00	25.00	9.90	7.30			
25	1.00	8.00	26.90	9.10	6.50			
26	.0	2.00	26.80	10.10	8.20			
27	.0	5.00	25.80	9.50	7.70			
28	.0	19.00	24.60	11.30	9.70			
29	1.00	1.00	27.40	10.10	7.50			
30	.0	12.00	26.80	10.40	8.70			

图 3-20　协方差分析数据视图

后打开如图 3-22 所示的“Univariate”对话框。

2. 从变量框中选择因变量“Y_1”，移入“Dependent”（因变量）框；选择因素变量“X_1”，移入“Fixed Factor(s)”（修正因子，固定因素）框；选择“空腹血糖（mmol/L，Y_0）”“病程（年，X_2）”和“体重指数（kg/m^2，X_3）”，选入“Covariate(s)”（协变量）框。

3. 单击“Model...”按钮，系统会弹出“Univariate：Model”对话框，如图 3-23 所示。将“X_1”“X_2”“X_3”“Y_0”“X_1*X_2”“X_1*X_3”“X_1*Y_0”选入右侧的“Model”框，其中 X_1、X_2、X_3、Y_0 的“Type”选择“Main effects”，X_1*X_2、X_1*X_3、X_1*Y_0 的“Type”选择“Interaction”。单击“Continue”按钮，返回主对话框；然后单击“OK”按钮，提交系统运行。

4. 需要注意的是，在图 3-24 中加入交互效应项的目的是检验 X_1 处于不同水平时 X_2、X_3、Y_0 与 Y_1 的回归关系的斜率是否相等，因为各组回归斜率相等是协方差分析的重要条件之一。从分析结果可以看出，交互效应没有统计学意义，可以认为两组的回归斜率相同，符合协方差分析的适用条件。

5. 在确认满足协方差分析的应用条件后，开始进行协方差分析。由于交互效应没有统计学意义，因此将其剔除出模型。单击“Model...”，系统会弹出“Univariate：Model”对

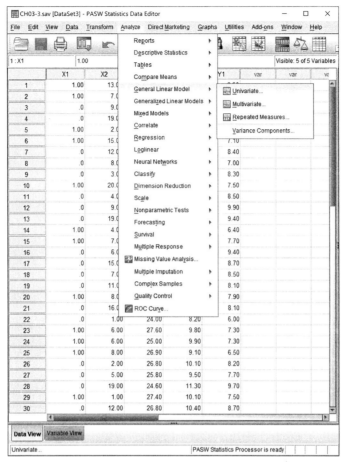

图 3-21　协方差分析选项

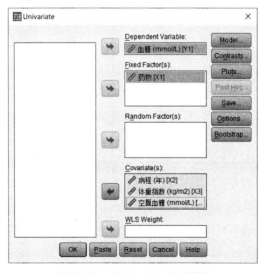

图 3-22　"Univariate"对话框

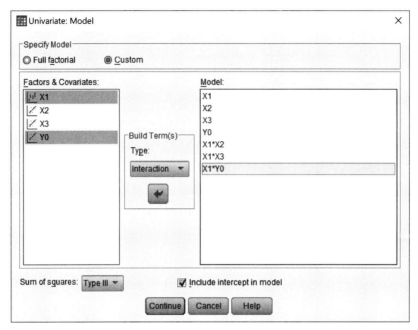

图 3-23 "Univariate：Model"对话框

Tests of Between-Subjects Effects

Dependent Variable:血糖 (mmol/L)

Source	Type III Sum of Squares	df	Mean Square	F	Sig.
Corrected Model	49.544ᵃ	7	7.078	605.247	.000
Intercept	.490	1	.490	41.890	.000
X1	.005	1	.005	.448	.508
X2	1.454	1	1.454	124.310	.000
X3	.083	1	.083	7.137	.012
Y0	29.137	1	29.137	2491.689	.000
X1 * X2	.039	1	.039	3.374	.076
X1 * X3	.003	1	.003	.291	.593
X1 * Y0	.006	1	.006	.508	.481
Error	.374	32	.012		
Total	2535.270	40			
Corrected Total	49.918	39			

a. R Squared = .993 (Adjusted R Squared = .991)

图 3-24 协方差分析交互效应检验

话框,如图 3-23 所示,将"$X_1 * X_2$""$X_1 * X_3$""$X_1 * Y_0$"从右侧的模型框剔除。单击"Option…",系统会弹出"Univariate：Option"对话框,如图 3-25 所示,将"X_1"选入右侧的"Display Means for"(显示下列各项的平均值)框,并且选中下方的"Compare main effects"(比较主效应)复选框。

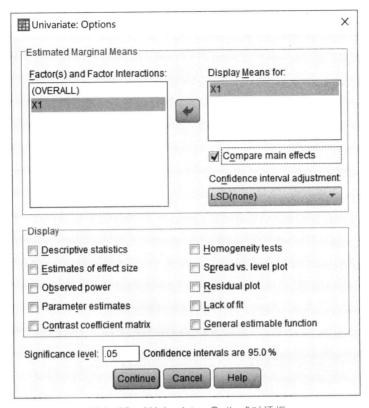

图 3-25　"Univariate：Option"对话框

单击"Continue"按钮,返回主对话框;然后单击"OK"按钮,提交系统运行。

(三)协方差分析的结果解释

从图 3-26 中可以得出,在相同的基线"空腹血糖 Y_0(mmol/L)、病程 X_2(年)、体重指数 X_3(kg/m^2)"情况下,新药比采用临床常规降糖药的差别有统计学意义,$P<0.001$。

Tests of Between-Subjects Effects

Dependent Variable:血糖 (mmol/L)

Source	Type III Sum of Squares	df	Mean Square	F	Sig.
Corrected Model	49.500[a]	4	12.375	1035.935	.000
Intercept	.499	1	.499	41.735	.000
X1	5.924	1	5.924	495.900	.000
X2	1.450	1	1.450	121.384	.000
X3	.084	1	.084	7.041	.012
Y0	31.423	1	31.423	2630.464	.000
Error	.418	35	.012		
Total	2535.270	40			
Corrected Total	49.918	39			

a. R Squared = .992 (Adjusted R Squared = .991)

图 3-26　协方差分析主效应检验

图 3-27 给出了两组修正平均值及置信区间,可以看出两组血糖水平的差异(8.285-7.480=0.805)小于原始观测值的差异(8.465-7.300=1.165)。

Estimates

Dependent Variable:血糖 (mmol/L)

药物	Mean	Std. Error	95% Confidence Interval	
			Lower Bound	Upper Bound
常规降糖药	8.285[a]	.025	8.234	8.337
试验组	7.482[a]	.025	7.430	7.533

a. Covariates appearing in the model are evaluated at the following values: 病程 (年) = 9.7000, 体重指数 (kg/m2) = 26.1300, 空腹血糖 (mmol/L) = 9.9875.

图 3-27　修正平均值

图 3-28 给出了两组血糖经基线校正后,不同组别血糖的修正平均值差异、标准误差及假设检验结果。由图可知,在扣除了基线"空腹血糖 Y_0(mmol/L)、病程 X_2(年)、体重指数 X_3(kg/m^2)"的情况下,新药与采用临床常规降糖药有统计学差异。

Pairwise Comparisons

Dependent Variable:血糖 (mmol/L)

(I) 药物	(J) 药物	Mean Difference (I-J)	Std. Error	Sig.[a]	95% Confidence Interval for Difference[a]	
					Lower Bound	Upper Bound
常规降糖药	试验组	.804*	.036	.000	.731	.876
试验组	常规降糖药	-.804*	.036	.000	-.876	-.731

Based on estimated marginal means

*. The mean difference is significant at the .05 level.

a. Adjustment for multiple comparisons: Least Significant Difference (equivalent to no adjustments).

图 3-28　修正平均数比较结果

图 3-29 给出了修正平均数后按照方差分析法进行的检验结果,结论同上。

Univariate Tests

Dependent Variable:血糖 (mmol/L)

	Sum of Squares	df	Mean Square	F	Sig.
Contrast	5.902	1	5.902	504.727	.000
Error	.374	32	.012		

The F tests the effect of 药物. This test is based on the linearly independent pairwise comparisons among the estimated marginal means.

图 3-29　修正平均值的方差分析

四、重复测量设计方差分析实例

例3-4 为研究国产某药物与同类型进口药物对慢性乙型肝炎患者谷丙转氨酶（ALT）水平的影响，将20名慢性乙型肝炎患者随机分为两组，一组服用国产药物作为试验组，另一组服用进口药物作为对照组。对每一患者在治疗前，以及治疗后的12周、24周、36周重复4次测量ALT水平，试验结果见表3-6。可用什么统计方法推论两种药物的治疗效果？

表3-6 两种药物治疗慢性乙型肝炎不同时间的谷丙转氨酶（ALT）水平（U/L）

分组	观察对象	观察时间（B）			
		治疗前	治疗后12周	治疗后24周	治疗后36周
试验组	1	160	105	147	135
	2	415	371	258	182
	3	327	94	36	51
	4	174	113	63	50
	5	201	26	55	20
	6	289	20	17	21
	7	85	44	56	62
	8	176	165	136	83
	9	76	215	34	81
	10	75	94	51	59
对照组	1	258	67	27	25
	2	271	495	29	27
	3	100	94	45	73
	4	164	44	116	82
	5	130	63	120	125
	6	109	133	142	45
	7	75	134	67	56
	8	85	118	31	20
	9	335	74	49	27
	10	176	84	128	97

（一）建立数据文件

建立文件CH03-4.sav。"Medicine=1"表示试验组，"Medicine=2"表示对照组，"T1"表示治疗前谷丙转氨酶（ALT）水平（U/L），"T2"表示治疗后12周谷丙转氨酶（ALT）水平（U/L），"T3"表示治疗后24周谷丙转氨酶（ALT）水平（U/L），"T4"表示治疗后36周谷丙转氨酶（ALT）水平（U/L）。具体数据信息如图3-30和图3-31所示。

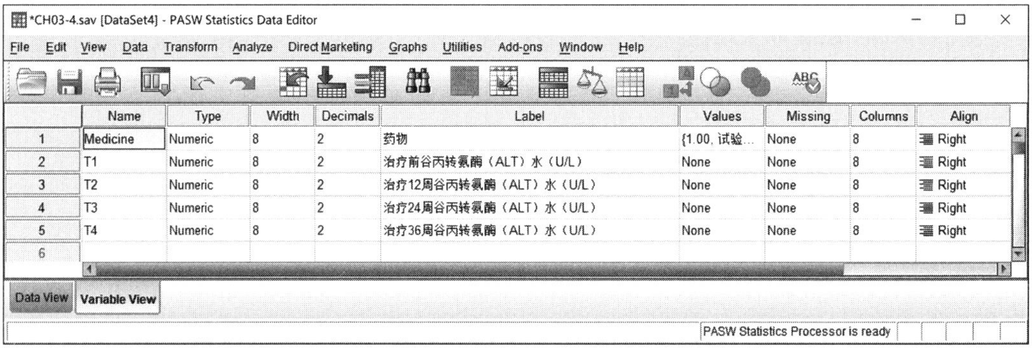

*CH03-4.sav [DataSet4] - PASW Statistics Data Editor

	Name	Type	Width	Decimals	Label	Values	Missing	Columns	Align
1	Medicine	Numeric	8	2	药物	{1.00, 试验…	None	8	Right
2	T1	Numeric	8	2	治疗前谷丙转氨酶（ALT）水（U/L）	None	None	8	Right
3	T2	Numeric	8	2	治疗12周谷丙转氨酶（ALT）水（U/L）	None	None	8	Right
4	T3	Numeric	8	2	治疗24周谷丙转氨酶（ALT）水（U/L）	None	None	8	Right
5	T4	Numeric	8	2	治疗36周谷丙转氨酶（ALT）水（U/L）	None	None	8	Right

图 3-30　重复测量方差分析变量视图

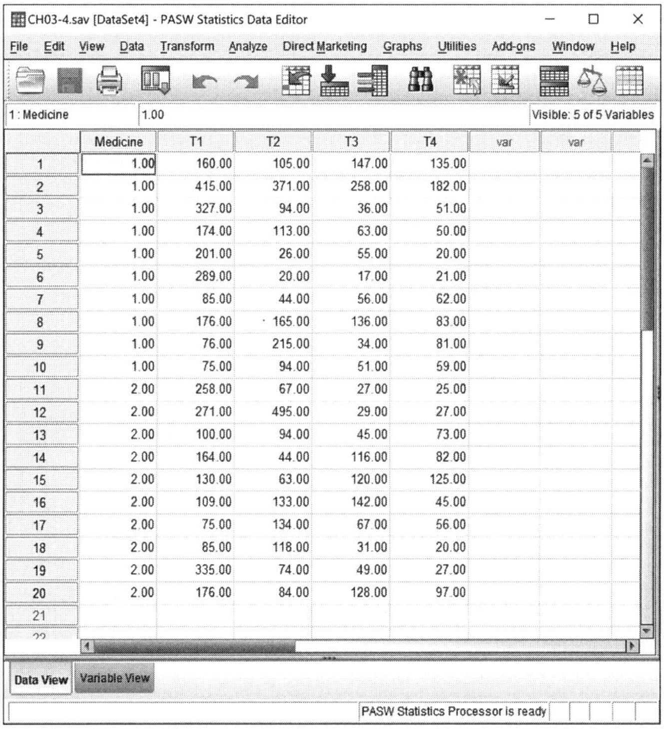

CH03-4.sav [DataSet4] - PASW Statistics Data Editor

	Medicine	T1	T2	T3	T4
1	1.00	160.00	105.00	147.00	135.00
2	1.00	415.00	371.00	258.00	182.00
3	1.00	327.00	94.00	36.00	51.00
4	1.00	174.00	113.00	63.00	50.00
5	1.00	201.00	26.00	55.00	20.00
6	1.00	289.00	20.00	17.00	21.00
7	1.00	85.00	44.00	56.00	62.00
8	1.00	176.00	165.00	136.00	83.00
9	1.00	76.00	215.00	34.00	81.00
10	1.00	75.00	94.00	51.00	59.00
11	2.00	258.00	67.00	27.00	25.00
12	2.00	271.00	495.00	29.00	27.00
13	2.00	100.00	94.00	45.00	73.00
14	2.00	164.00	44.00	116.00	82.00
15	2.00	130.00	63.00	120.00	125.00
16	2.00	109.00	133.00	142.00	45.00
17	2.00	75.00	134.00	67.00	56.00
18	2.00	85.00	118.00	31.00	20.00
19	2.00	335.00	74.00	49.00	27.00
20	2.00	176.00	84.00	128.00	97.00

图 3-31　重复测量方差分析数据视图

(二)重复测量设计方差分析的步骤

1. 执行“Analyze”—“General Linear Model”—“Repeated Measures... ”(统计分析——一般线性模型—重复测量)命令,如图 3-32 所示,系统会弹出“Repeated Measures Define Factors”(重复测量定义因素)对话框,如图 3-33 所示。此对话框可用来定义组内因素。

(1)在“Within-Subject Factor Name”(组内因子名称)框内输入组内因素(重复因素)名称,系统默认为“factor1”(因子 1),本例输入测定时间“Time”。

(2)在“Number of Levels”(水平数)框中输入重复数,本例输入“4”,表示 4 次测定时间。

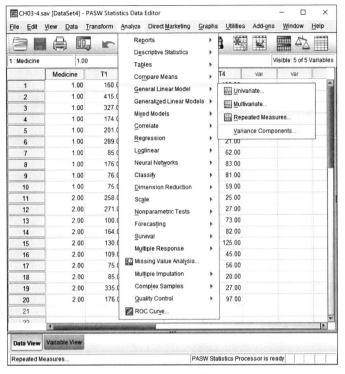

图 3-32　重复测量方差分析选项

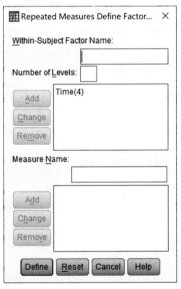

图 3-33　"Repeated Measures Define Factors"对话框

（3）单击"Add"按钮，组内因素和水平数测定时间（4）进入待定义框内，此时"Define"（定义）框被激活。

如果对每个组内因素所代表的变量的测量仍有重复，可以单击"Measure"（测量）按钮，展开"Repeated Measures Define Factors"对话框的下半部分，定义表示重复测试的变量,本例无须进行定义。

2. 单击"Define"按钮,系统会弹出"Repeated Measures"对话框,如图3-34所示。

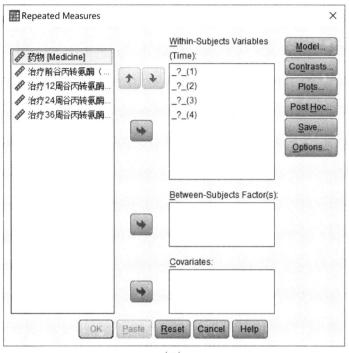

（a）

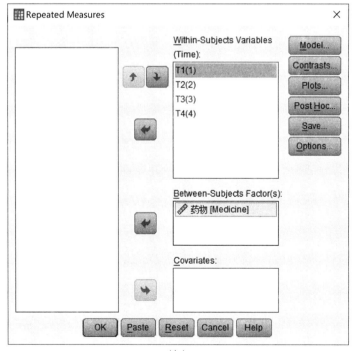

（b）

图3-34 "Repeated Measures"对话框

因为本例组内因素测量时间的测量有 4 次，所以在"Within-Subjects Variables"（组内变量，这里即测定时间）框内选择"T1""T2""T3""T4"变量进入该框；在"Between-Subjects Factor(s)"（组间因子）框内键入"药物（Medicine）"，指以不同药物组作为组间因素变量；"Covariates"（协变量）框是用来定义协变量的，本例无协变量，故无须定义；其他"Model..."（模型）、"Contrasts..."（对比）、"Plots..."（作图）、"Post Hoc..."（事后比较）、"Save..."（保存）及"Options..."（选项）按钮的选项及意义与单因变量方差分析一致。

（1）单击"Model..."（模型）按钮，系统会弹出"Repeated Measures：Model"对话框，如图 3-35 所示。本例"Specify Model"项选择"Full factorial"（全因子模型），分析所有主效应及交互效应，为系统默认选项。"Custom"（自定义模型）项可供用户自己定义分析哪些主效应及交互效应。

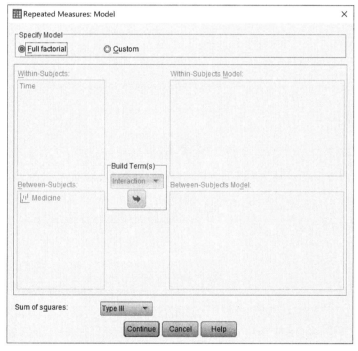

图 3-35　"Repeated Measures：Model"对话框

（2）单击"Post Hoc..."按钮，系统会弹出多重比较对话框，用于分组因素的多重比较。本例选择的因子"Medicine"只有 2 组，因此不需要进行多重检验。

（3）单击"Options..."按钮，系统会弹出"Repeated Measures：Options"对话框，如图 3-36 所示。本例选择因子"Time"（测定时间），利用"LSD"法比较不同时间点主效应的差异。

（4）单击"Continue"按钮，返回主对话框。

其他选项采用系统默认选项即可。

3. 单击"OK"按钮，提交系统运行。

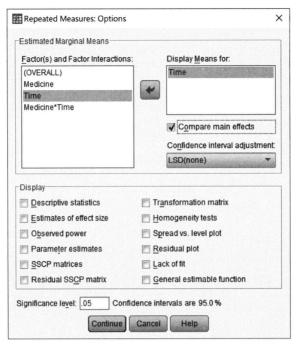

图 3-36 "Repeated Measures：Options"对话框

（三）重复测量设计方差分析的结果解释

1. 对组内因素"测定时间"的效应进行检验，并对组间与组内因素的交互效应进行多元方差分析检验，分别采取了 4 种不同算法，从图 3-37 中可以看出，测定时间 P <0.002，而交互效应 $P = 0.915$，说明不同测定时间有统计学意义，而交互效应没有统计学意义。

Multivariate Tests[b]

Effect		Value	F	Hypothesis df	Error df	Sig.
Time	Pillai's Trace	.584	7.502[a]	3.000	16.000	.002
	Wilks' Lambda	.416	7.502[a]	3.000	16.000	.002
	Hotelling's Trace	1.407	7.502[a]	3.000	16.000	.002
	Roy's Largest Root	1.407	7.502[a]	3.000	16.000	.002
Time * Medicine	Pillai's Trace	.031	.170[a]	3.000	16.000	.915
	Wilks' Lambda	.969	.170[a]	3.000	16.000	.915
	Hotelling's Trace	.032	.170[a]	3.000	16.000	.915
	Roy's Largest Root	.032	.170[a]	3.000	16.000	.915

a. Exact statistic

b. Design: Intercept + Medicine
Within Subjects Design: Time

图 3-37 多变量检验结果

2. 图 3-38 给出了球形检验统计量（Mauchly）W = 0.212，$P < 0.001$，拒绝球形假设。应用单变量检验方法时需要采用 ε 校正。SPSS 默认给出了 3 种 ε 校正系数，分别是

"Greenhouse-Geisser""Huynh-Feldt"和"Lower-bound"ε校正系数。当资料不满足球形假设时,需用ε校正来校正自由度(自由度=球形假设满足时的自由度×ε校正系数)。

Mauchly's Test of Sphericity[b]

Measure:MEASURE_1

Within Subjects Effect	Mauchly's W	Approx. Chi-Square	df	Sig.	Epsilon[a]		
					Greenhouse-Geisser	Huynh-Feldt	Lower-bound
Time	.212	25.910	5	.000	.707	.849	.333

Tests the null hypothesis that the error covariance matrix of the orthonormalized transformed dependent variables is proportional to an identity matrix.

a. May be used to adjust the degrees of freedom for the averaged tests of significance. Corrected tests are displayed in the Tests of Within-Subjects Effects table.

b. Design: Intercept + Medicine
Within Subjects Design: Time

图 3-38　Mauchly 球形检验结果

3. 图 3-39 列出了 4 种不同的检验方法。当资料满足球形假设时,以"Sphericity Assumed"一行结果为准。本例不满足球形假设,应以第 2 行"Greenhouse-Geisser"(自由度"df"$=3×0.707=2.121$)结果为准。重复因素测定时间 4 个不同水平间差异有统计学意义($F=9.835,P<0.001$),测定时间与药物间无交互作用($F=0.169,P=0.857$)。

Tests of Within-Subjects Effects

Measure:MEASURE_1

Source		Type III Sum of Squares	df	Mean Square	F	Sig.
Time	Sphericity Assumed	170474.950	3	56824.983	9.835	.000
	Greenhouse-Geisser	170474.950	2.121	80365.798	9.835	.000
	Huynh-Feldt	170474.950	2.546	66962.224	9.835	.000
	Lower-bound	170474.950	1.000	170474.950	9.835	.006
Time * Medicine	Sphericity Assumed	2935.750	3	978.583	.169	.917
	Greenhouse-Geisser	2935.750	2.121	1383.980	.169	.857
	Huynh-Feldt	2935.750	2.546	1153.157	.169	.890
	Lower-bound	2935.750	1.000	2935.750	.169	.686
Error(Time)	Sphericity Assumed	312010.300	54	5777.969		
	Greenhouse-Geisser	312010.300	38.182	8171.600		
	Huynh-Feldt	312010.300	45.825	6808.724		
	Lower-bound	312010.300	18.000	17333.906		

图 3-39　组内效应及交互效应的比较

4. 图 3-40 给出了重复测量值随测量次数变化趋势的检验结果。对于有 n 次测量的数据,SPSS 会依次对"Linear"(线性)、"Quadratic"(二次)、"Cubic"(三次)直至 $n-1$ 次曲线系数进行检验。从检验结果可见,谷丙转氨酶(ALT)水平随治疗时间虽存在线性趋势($P<0.001$),但并未发现二次曲线变化趋势。

5. 图 3-41 输出的是将每一次的重复测量结果相加,并除以重复测量次数的平方根,作为因变量的一元方差分析的检验结果。可以看出,不同药物组的谷丙转氨酶(ALT)水平不存在统计学差异。

Tests of Within-Subjects Contrasts

Measure:MEASURE_1

Source	Time	Type III Sum of Squares	df	Mean Square	F	Sig.
Time	Linear	161041.690	1	161041.690	22.760	.000
	Quadratic	8862.050	1	8862.050	2.041	.170
	Cubic	571.210	1	571.210	.097	.760
Time * Medicine	Linear	68.890	1	68.890	.010	.922
	Quadratic	2020.050	1	2020.050	.465	.504
	Cubic	846.810	1	846.810	.143	.710
Error(Time)	Linear	127360.020	18	7075.557		
	Quadratic	78172.900	18	4342.939		
	Cubic	106477.380	18	5915.410		

图 3-40　主体内对比检验

Tests of Between-Subjects Effects

Measure:MEASURE_1
Transformed Variable:Average

Source	Type III Sum of Squares	df	Mean Square	F	Sig.
Intercept	1049278.050	1	1049278.050	80.235	.000
Medicine	2904.050	1	2904.050	.222	.643
Error	235396.900	18	13077.606		

图 3-41　主体间效应检验

6. 图 3-42 列出了不同测定时间谷丙转氨酶（ALT）水平的"LSD"法比较结果。可以看出,除第 1 组与第 3 组、第 4 组,以及第 2 组与第 4 组有统计学意义（$P<0.05$）外,其他各组均无统计学意义（$P>0.05$）。

Pairwise Comparisons

Measure:MEASURE_1

(I) Time	(J) Time	Mean Difference (I-J)	Std. Error	Sig.ᵃ	95% Confidence Interval for Differenceᵃ	
					Lower Bound	Upper Bound
1	2	56.400	29.134	.069	-4.808	117.608
	3	103.700*	24.198	.000	52.861	154.539
	4	118.000*	24.298	.000	66.952	169.048
2	1	-56.400	29.134	.069	-117.608	4.808
	3	47.300	26.622	.093	-8.630	103.230
	4	61.600*	25.959	.029	7.063	116.137
3	1	-103.700*	24.198	.000	-154.539	-52.861
	2	-47.300	26.622	.093	-103.230	8.630
	4	14.300	7.714	.080	-1.906	30.506
4	1	-118.000*	24.298	.000	-169.048	-66.952
	2	-61.600*	25.959	.029	-116.137	-7.063
	3	-14.300	7.714	.080	-30.506	1.906

Based on estimated marginal means

a. Adjustment for multiple comparisons: Least Significant Difference (equivalent to no adjustments).

*. The mean difference is significant at the .05 level.

图 3-42　多重比较结果

小结

多因素方差分析仍然遵循方差分析的基本思想,在设计指导下分解变异,即总变异=处理因素导致的变异+随机变异。在不同的多因素模型中,具体变异分解方式根据设计不同而有所变化。

析因设计主要分析各因素的主效应、因素间的交互效应以及因素的单独效应,并有助于筛选最佳因素组合方案。析因设计最好选用平衡设计,其效率较高,但非平衡设计也是可行的。析因设计的因素数不宜安排太多,最好不超过4个。

正交设计适用于因素间部分交互效应的分析,当因素和水平数较多时进行最佳因素和水平组合筛选的研究,通常不适合实验数据变异较大的研究。

重复测量设计是指在给予一种或多种处理后,同一个受试对象在多个时间点上重复获得指标的观察值,可以探讨同一研究对象在不同时间点上某指标的变化情况,数据的特点是不同时点的数据存在相关性而不独立。

重复测量数据在实践应用时存在较多误用,如重复进行各时间点的 t 检验,而忽视数据的不独立性。

协方差分析是将线性回归分析与方差分析结合起来的一种统计分析方法,用以消除混杂因素(协变量)对结局指标的影响。理论上,协变量是连续变量。

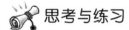思考与练习

一、思考题

1. 正交设计与析因设计有何不同?

2. 协方差分析的基本思想是什么?它与方差分析有何区别与联系?

3. 重复测量设计、随机区组设计、析因设计有何联系与区别?

二、计算分析题

1. 为了研究铁补充剂治疗孕期贫血的效果,安排2个组:试验组使用铁补充剂,对照组仅使用食物干预,每组分别于给药后15天和60天检测血红蛋白浓度(g/L)。采用2×2析因设计,将24位孕妇随机分配到2个处理组,试验结果见表3-7,试做析因分析。

表3-7 孕妇孕期血红蛋白浓度(g/L)检测结果

试验组(A₁)		对照组(A₂)	
15天后(B₁)	60天后(B₂)	15天后(B₁)	60天后(B₂)
9.61	11.56	8.66	10.62
8.63	12.52	9.63	11.55
9.06	13.71	9.26	11.07
10.78	11.06	9.83	11.64
9.22	12.55	10.36	12.59
7.84	11.45	8.82	10.51

2. 研究某新型血细胞分析仪 A、B、C、D、E 5 个参数对血红蛋白(Hb,g/L)测定结果的影响,每个参数有高、低两个水平,试按正交设计安排试验。试验的具体安排和试验结果见表 3-8。

表 3-8　新型血细胞分析仪 5 个参数选择的正交设计与试验结果

试验序号	A (1)	B (2)	C (4)	D (8)	E (15)	Hb /(g/L)
1	1	1	1	1	1	8.26
2	1	1	1	2	2	10.38
3	1	1	2	1	2	11.60
4	1	1	2	2	1	12.43
5	1	2	1	1	2	10.28
6	1	2	1	2	1	11.88
7	1	2	2	1	1	13.10
8	1	2	2	2	2	13.44
9	2	1	1	1	2	8.32
10	2	1	1	2	1	8.85
11	2	1	2	1	1	9.45
12	2	1	2	2	2	9.08
13	2	2	1	1	1	10.50
14	2	2	1	2	2	10.30
15	2	2	2	1	2	15.26
16	2	2	2	2	1	16.64

注:表中(1),(2),(4),(8),(15)为 $L_{16}(2^{15})$ 正交表的列号。

3. 某地方病研究所测定 8 名正常儿童和 12 名大骨节病患儿的年龄与其尿肌酐含量的结果(表 3-9),现欲比较这两种儿童人群的尿肌酐含量是否不同,需同时排除年龄的影响,试采用适当的统计分析方法进行分析。

表 3-9　8 名正常儿童和 12 名大骨节病患儿的年龄(X)与尿肌酐含量(Y)

正常儿童		大骨节病患儿	
X/岁	Y/(mmol/24h)	X/岁	Y/(mmol/24h)
13	3.54	10	3.01
11	3.01	9	2.83
9	3.09	11	2.92
6	2.48	12	3.09
8	2.56	15	3.98

正常儿童		大骨节病患儿	
X/岁	Y/(mmol/24h)	X/岁	Y/(mmol/24h)
10	3. 36	16	3. 89
12	3. 18	8	2. 21
7	2. 65	7	2. 39
		10	2. 74
		15	3. 36
		13	3. 54
		11	3. 01

4. 在某临床试验中,欲比较伊塔普伦治疗抑郁症的疗效:将23名患者随机分为治疗组和对照组,治疗组采用伊塔普伦治疗,对照组采用安慰剂治疗,分别以"group=1"和"group=2"表示。在治疗前和治疗后2周、4周、6周、8周分别采用汉密尔顿抑郁量表测定治疗结果,其结果见表3-10,试分析比较伊塔普伦治疗对抑郁得分的影响。

表3-10 两组患者治疗前、后抑郁得分

组别	治疗前	治疗后2周	治疗后4周	治疗后6周	治疗后8周
1	26	20	23	16	12
1	28	28	25	24	25
1	29	26	23	25	18
1	24	25	26	20	25
1	29	26	24	21	20
1	28	20	22	18	14
1	25	20	21	16	11
1	27	22	23	19	16
1	26	26	19	23	25
1	24	20	23	22	18
1	26	24	20	20	17
2	24	22	24	25	19
2	26	28	22	24	24
2	25	18	21	16	10
2	22	19	16	20	18
2	24	23	24	20	21
2	23	25	25	17	20

组别	治疗前	治疗后 2 周	治疗后 4 周	治疗后 6 周	治疗后 8 周
2	22	19	12	17	20
2	28	24	18	13	12
2	26	24	26	19	21
2	26	23	20	19	24
2	27	23	22	19	21
2	26	25	21	24	25

（裴磊磊　曹红艳）

第四章 多重线性回归分析

线性回归(linear regression)是常用的分析两个或多个变量之间的数量依存关系的一类统计分析方法。只有一个自变量和一个因变量的线性回归分析称为简单线性回归(simple linear regression)。自然界中的事物往往受多种因素的影响,生物医学研究中的结果指标也常受多种因素的共同影响,所以更常见、应用更广泛的是多重线性回归(multiple linear regression,又称多因素线性回归)。比如,人们的收缩压不仅与年龄有关,还可能受性别、是否有高血压家族史和体重指数(BMI)等的影响,可以通过多重线性回归分析收缩压与这些自变量之间是否存在线性关系并定量刻画线性关系的大小和方向。

在生物医学研究中,还会遇到需要探索多个因变量与一个或多个自变量之间的线性回归关系的情形,需采用多元线性回归(multivariate linear regression)。本章主要介绍研究一个因变量与多个自变量之间的线性回归关系的多重线性回归分析的基本理论和SPSS 软件操作。多元线性回归分析的问题可参考第二章内容和其他统计学专著。

第一节 多重线性回归理论回顾

一、模型简介

线性回归方程的基本表达形式为 $Y = \alpha + \beta X + \varepsilon$。其中,$Y$ 表示因变量(dependent variable),也称为反应变量(response variable)、结局变量(outcome variable)、预报量(predicted value);X 表示自变量(independent variable),也称作解释变量(explanatory variable)或预报因子(predictor)。多重线性回归方程中 m 个自变量(也称协变量,covariate)$X_1, X_2, \cdots, X_m$ 与因变量 Y 的总体均数 μ_Y 之间的关系可用式(4-1)所示的回归方程描述:

$$\mu_Y = \beta_0 + \beta_1 X_1 + \beta_2 X_2 + \cdots + \beta_m X_m \tag{4-1}$$

实际研究中,通常采用样本数据进行回归方程的估计,式(4-1)对应的由样本数据估计的多因素线性回归方程可用式(4-2)表示:

$$\hat{Y} = b_0 + b_1 X_1 + b_2 X_2 + \cdots + b_m X_m \tag{4-2}$$

其中,$\hat{Y}$ 是给定各自变量 $X_1, X_2, \cdots, X_m$ 的取值时因变量 Y 的总体均数 μ_Y 的样本估计值,称为回归方程的预测值(predictive value);b_0 是 β_0(也写作 α)的样本估计值,为常数项(constant term),是回归直线在 Y 轴上的截距,即所有自变量取值均为 0 时因变量 Y 的估计值;$b_1, b_2, \cdots, b_m$ 依次为自变量 $X_1, X_2, \cdots, X_m$ 的偏回归系数 $\beta_1, \beta_2, \cdots, \beta_m$ 的样本估计值,称为样本偏回归系数,简称偏回归系数。偏回归系数 b_i 的统计学意义是当方程中其他自变量固定不变时,自变量 X_i 每变化 1 个单位,因变量 Y 平均改变 b_i 个单位。例如,本章第二节例 4-1 建立的多因素线性回归方程中自变量"age"的偏回归系数为 0.747,表示当模型中的其他自变量(如"sex""HBP_family_history""BMI"等)固定不变时,农村成年人的年龄每增加 1 岁,其收缩压平均增加 0.747mmHg。

二、回归方程的估计和假设检验

(一)回归方程的估计

回归方程的估计即求解常数项 β_0 和偏回归系数 $\beta_1, \beta_2, \cdots, \beta_m$ 的估计值 b_0 以及 b_1, $b_2, \cdots, b_m$ 的过程。多因素线性回归和简单线性回归一样,是基于最小二乘法原理来进行参数估计的。有多个自变量的线性回归方程的最小二乘法计算过程繁琐,通常需借助统计软件完成。对于最小二乘法的基本原理和具体计算过程,本书不予详述,用户可参阅相关统计学专著和 SPSS 软件操作说明。本章第二节将通过实例介绍多因素回归分析的基本步骤、分析策略和结果解读。

(二)回归模型和回归系数的假设检验

和简单线性回归分析一样,多因素线性回归分析求得样本回归方程后,需要对回归方程是否成立进行假设检验,可以分为对整个模型是否成立的假设检验和对每个回归系数的假设检验。

1. 回归模型的假设检验:采用方差分析,检验总体回归系数 β 是否为 0,即所有自变量的回归系数是否均为 0。检验假设如下:

$$H_0: \beta_1 = \beta_2 = \cdots = \beta_m = 0$$

$$H_1: \beta_1, \beta_2, \cdots, \beta_m \text{ 不全为 } 0$$

如果自变量的偏回归系数 $\beta_1, \beta_2, \cdots, \beta_m$ 全为 0,则回归方程为 $\mu_Y = \beta_0$,即 Y 的总体均数等于常数项,而与所有自变量均没有关系。假设检验的结果若不拒绝 H_0,则可以认为拟合的回归方程没有统计学意义;反之,若假设检验的结果拒绝 H_0(只要有一个偏回归系数不为 0,即偏回归系数的 t 检验 $P < \alpha$),则可认为拟合的回归方程有统计学意义。

2. 回归系数的假设检验:多重线性回归偏回归系数的假设检验采用 t 检验,在其他 $m-1$ 个自变量存在于当前回归方程中的条件下,对自变量 X_i 的偏回归系数 β_i 是否为 0 进行假设检验。检验假设如下:

$$H_0: \beta_i = 0$$

$$H_1: \beta_i \neq 0$$

β_i 的 t 检验结果若不拒绝 H_0,可认为自变量 X_i 的偏回归系数 β_i 没有统计学意义,该自变量与因变量 Y 之间无线性回归关系;反之,如果 t 检验的结果拒绝 H_0,则认为 β_i 有统计学意义,其对应的自变量 X_i 与因变量 Y 之间存在线性回归关系。

三、标准化偏回归系数

偏回归系数 b_i 的假设检验说明各自变量 X_i 与因变量 Y 之间是否存在线性回归关

系,b_i 的大小和方向可反映自变量 X_i 对因变量作用的大小和方向。但多因素分析时,各自变量的量纲不尽相同,无法直接采用偏回归系数比较各自变量对因变量作用的大小,需计算标准化偏回归系数(standardized coefficient)b_i',排除量纲影响后再进行比较。b_i' 的计算公式如式(4-3)所示:

$$b_i' = b_i S_{X_i} / S_Y \tag{4-3}$$

其中,b_i 是 X_i 的样本偏回归系数;S_{X_i} 和 S_Y 分别是自变量 X_i 和因变量 Y 的样本标准差;b_i' 的含义为当其他自变量取值不变时,自变量 X_i 每改变 1 个标准差 S_{X_i},因变量 Y 改变 b_i' 个标准差 S_Y。可以通过比较各自变量的 b_i' 的大小来比较各自变量对因变量作用的大小。

四、自变量的选择

在医学研究中,一个健康结局指标(因变量 Y)常受多个因素(自变量 X_i)的影响,研究者往往会根据专业知识和研究背景收集可能与因变量有关的多个自变量的信息。在数据分析阶段,需要考虑回归模型中如何纳入自变量、纳入哪些自变量,从而获得能最好地揭示自变量和因变量关系的最佳多因素回归模型。

多因素线性回归模型选择自变量的基本原则是判断和筛选对因变量的影响有统计学意义且影响较大的自变量纳入回归方程,将对因变量的影响无统计学意义或影响较小的自变量排除在回归方程外,从而使纳入回归方程的自变量能最大限度地反映因变量的变异,并尽可能使模型简洁易用。

SPSS 软件提供了 5 种将自变量引入模型的方法,介绍如下。

(一)进入法

进入法(enter)是指无论各自变量与因变量 Y 的单因素分析显示各自变量对因变量 Y 的影响是否有统计学意义,都将被选入"Independent(s)"(自变量)变量框的所有自变量纳入多因素回归模型中,计算每个自变量的偏回归系数和标准误,并进行 t 检验。例如,以人为研究对象的分析中,无论年龄、性别等变量是否有统计学意义,通常都将其纳入回归方程,在控制年龄和性别的基础上,分析其他自变量与因变量 Y 的关系。进入法为 SPSS 的默认选项。

(二)前进法

前进法(forward)是指从仅纳入常数项的空模型开始,按 $\alpha_{\text{入}} = 0.05$(系统默认)的入选水准,将有统计学意义($P < 0.05$)且对因变量 Y 的影响最大(P 值最小)的自变量逐个引入模型,直至有统计学意义的自变量全部引入回归模型而模型外的自变量均无统计学意义。前进法仅在将自变量 X_i 引入模型时考察其是否有统计学意义,而不考虑自变量 X_i 引入模型后模型中自变量的 P 值变化。

(三)后退法

后退法(backward)是指先将所有的 m 个自变量都纳入回归模型,然后按 $\alpha_{\text{出}} = 0.10$(系统默认)的剔除水准,逐个剔除没有统计学意义($P > 0.10$)且贡献最小(P 值最大)的自变量,直至模型中剩下的自变量均有统计学意义。后退法仅在从回归模型中剔除自变量时考察该自变量是否有统计学意义,而不考虑剔除了某个或某几个自变量后是否还有自变量可以再引入模型且有统计学意义。

(四)逐步法

逐步法(stepwise)结合了前进法和后退法,即在自变量选择时,每次向模型中引入1个有统计学意义且影响最大(P 值最小)的自变量,然后,对已经纳入模型的自变量进行检验,考察此前已纳入方程的自变量是否仍有统计学意义。如果引入新的自变量后,此前已纳入方程中的一个或几个自变量不再有统计学意义,则逐个剔除新模型中没有统计学意义且对因变量 Y 影响最小(P 值最大)的自变量。反复引入有统计学意义的自变量并剔除无统计学意义的自变量,直至模型中所有自变量均有统计学意义且没有自变量可以引入和剔除。

(五)剔除法

剔除法(remove)是指按 $\alpha_{出} = 0.10$(系统默认)的剔除水准,将选入"Independent(s)"变量框的所有自变量剔除出模型。SPSS 在结果输出时,先展示按进入法将选入"Independent(s)"变量框的所有自变量纳入模型的参数估计和假设检验结果,再展示剔除上述自变量的结果。剔除法需结合自变量分层(详见第二节介绍"Next"按钮处)或与其他方法联合使用。

上述 5 种自变量进入模型的方法侧重点不同,各有其优缺点。前进法的局限性是后续引入的自变量可能会使之前引入的自变量变得不重要,其优点是可以自动去掉高度相关的自变量。后退法选中的自变量数目一般会比前进法多,其缺点是不能有效避免某些高度相关的自变量。逐步法虽既有前进法的优点且可有效避免其缺点,可能会得到一个对于当前数据来说拟合效果较好的模型,但逐步法也有其局限性,比如采用变量相同的另一个数据集(样本不同),则不能保证可以得到同样的自变量子集,尤其是样本量较小的数据集结果更不稳定。当自变量间不存在相关关系时,前进法、后退法、逐步法的分析结果是一致的;如果自变量间存在相关关系,前进法侧重于向模型中引入单独作用较强的变量,后退法侧重于引入联合作用较强的变量,逐步法介于二者之间。因此,进行数据分析时不能单纯根据回归分析的结果选择变量和模型。借助变量选择原则和方法得到的所谓"最优"模型并不一定是最好的模型,而应该结合专业知识和研究目的以及软件提供的信息综合判断和选择模型。例如,若回归分析的主要目的是建立预测模型,则可适当多纳入一些自变量,通常不宜直接采用逐步回归法得到简化模型来进行预测。

五、模型拟合效果的评价指标

对于 m 个自变量和 1 个因变量,如果只考虑各自变量的主效应,可建立 2^m-1 个线性回归模型。实际数据分析中,如何确定哪个模型是展示所研究的自变量和因变量之间关系的最佳模型,就需要对建立的多因素回归方程的拟合效果进行评价。模型拟合效果的主要评价指标和评价标准如下。

（一）复相关系数

复相关系数（multiple correlation coefficient，R）是因变量 Y 的实测值与其估计值 $\hat{Y}$ 的简单线性相关系数（Pearson 相关系数），表示模型中所有自变量 $X_1, X_2, \cdots, X_m$ 和因变量 Y 之间线性回归关系的密切程度。R 的取值范围为 $[0, 1]$，越接近 1，说明线性回归关系越密切。R 受自变量个数影响，即使向模型中加入没有统计学意义的自变量，R 值也会增大，这是采用 R 评价多重线性回归模型优劣时需要注意的问题。

（二）决定系数

决定系数（coefficient of determination，R^2）是复相关系数 R 的平方。R^2 表示因变量 Y 的总变异可由回归模型中的自变量解释的比例，反映回归贡献的相对程度。其定义见式（4-4）：

$$R^2 = 1 - \frac{SS_{残差}}{SS_{总}} \tag{4-4}$$

由式（4-4）可知，R^2 的取值范围为 $[0, 1]$。回归方程的拟合程度越好，残差平方和越小，R^2 越接近 1；反之，R^2 越接近 0。

R^2 的概念简单明了，应用方便，但 $SS_{残差}$ 的大小随方程中自变量个数的增加而增加。当回归方程中增加一些对因变量贡献很小或者没有贡献的自变量时，R^2 的数值也是只增不减。因此，R^2 只适合于比较自变量个数相同的回归方程的拟合效果，不适合比较自变量个数不同的回归方程的拟合效果，这是 R^2 的缺点和应用中需要注意的问题。为了克服这一问题，统计学家构建了调整决定系数 R^2_{adj} 这一指标。

（三）调整决定系数

调整决定系数（adjusted coefficient of determination，adjusted R^2，R^2_{adj}，也称校正决定系数）的取值范围也为 $[0, 1]$，R^2_{adj} 越接近 1，方程的拟合效果越好。其计算公式见式（4-5）：

$$R^2_{adj} = 1 - \frac{MS_{残差}}{MS_{总}} \tag{4-5}$$

由式（4-5）可知，不同于 R^2 的计算，R^2_{adj} 是采用残差均方（$MS_{残差} = \frac{SS_{残差}}{n-m-1}$）和因变量 Y 的均方（$MS_{总} = \frac{SS_{总}}{n-1}$）计算而来（$n$ 为样本量，m 为自变量个数）。从 $MS_{残差}$ 的计算公式可知，若引入方程的自变量对因变量的贡献（残差平方和减小的幅度称为自变量对因变量的贡献）较大且大于自由度 $n-m-1$ 减小的幅度，则 $MS_{残差}$ 相应减小，引入该自变量会增加方程的 R^2_{adj}；若引入模型的自变量与因变量没有关系或贡献很小，$SS_{残差}$ 几乎没有减小或减小的幅度小于自由度 $n-m-1$ 的改变量，则 $MS_{残差}$ 不仅不会减小，反而可能增大。如果在回归方程中增加一些对因变量贡献很小或者没有贡献的自变量，R^2_{adj} 不会增大，反而可能减小。因此，R^2_{adj} 可用于比较自变量个数不同的回归方程的拟合效果，常用于多重线性回归方程的效果评价。

（四）剩余标准差

剩余标准差 $S_{Y,X_1,X_2,\cdots,X_m}$ 是误差均方 $MS_{残差}$ 的算术平方根，即残差的标准差，表示扣除 X 对 Y 的影响后，Y 对于回归直线的离散程度，反映模型预测因变量的精度。$S_{Y,X_1,X_2,\cdots,X_m}$ 越小，说明模型的预测效果越好。当模型中增加无统计学意义的自变量时，$S_{Y,X_1,X_2,\cdots,X_m}$ 会增大。

SPSS 进行多重线性回归分析时默认直接输出上述四个指标。此外，多重线性回归模型拟合效果的优劣还可以采用赤池信息准则（Akaike's information criterion，AIC）、贝叶斯信息准则（Bayesian information criterion，BIC）和 C_p 统计量等进行评价。因 SPSS 不直接提供 AIC、BIC 和 C_p 统计量，故本书不做详细介绍，用户可参阅相关统计学专著并采用 SPSS 提供的残差平方和、残差均方等数据自行计算。

六、多重线性回归的应用

（一）影响因素判断

对于因变量为连续变量的资料，可以采用多因素线性回归分析，通过对纳入回归方程的自变量的偏回归系数的 t 检验判断自变量对因变量的影响有无统计学意义。对于有统计学意义的自变量，继而通过偏回归系数的大小和方向定量评价自变量和因变量之间线性关系的大小和方向，并采用标准化回归系数比较各自变量对因变量影响的大小。

（二）预测

利用建立的回归方程进行预测（prediction）是多重线性回归的一个重要用途。通过多重线性回归分析建立回归方程后，可将新的观测记录的预报因子（自变量 X）代入回归方程对预报量（因变量 Y）进行估计，并估计 Y 的均数的置信区间（confidence interval，CI）和个体值的波动范围（容许范围）。通常采用较易测量的变量估计不易测量的变量。例如，通过研究收集的样本数据，建立婴儿体表面积（因变量 Y）与婴儿身长、体重、月龄等（自变量 X）的多重线性回归方程，然后可以用此方程进行预测，将某婴儿的身长、体重、月龄等自变量值代入回归方程，估计其体表面积。

虽然从理论上来说，只要拟合出有统计学意义的回归方程，就可以用方程中有统计学意义的自变量来预测因变量，但如果回归方程的拟合优度很低，则用该回归方程进行预测的实际价值不大。根据实际应用经验，当多因素回归方程的 R^2 或 R_{adj}^2 小于 0.5 时，通常不宜用此方程进行预测。除根据 R^2 或 R_{adj}^2 大小判断回归方程是否具有预测价值外，研究中也可以采用因变量的预测值 $\hat{Y}$ 和实测值 Y 的散点图或标准化残差图评价回归方程的预测效果。若预测值和实测值的散点图中各散点接近 45°对角线并呈直线分布，或标准化残差图中的所有散点均围绕 $Y=0$ 这条直线均分分布，则提示回归方程具有良好的预测能力。

（三）统计控制

建立了多因素线性回归方程后，可以利用回归方程进行统计控制（statistical control）。

如要求因变量 Y 在一定范围内波动,可以利用回归方程进行逆估计,通过控制自变量 X 的取值而将因变量 Y 控制在一定范围内。例如,为了控制城市空气中的一氧化氮浓度,可以收集空气中一氧化氮浓度(因变量 Y)以及气温、风速、汽车流量等(自变量 X)的数据进行多因素线性回归分析。建立回归方程后,如拟通过控制汽车流量将空气中的一氧化氮浓度控制在一定水平之下,可计算在不同的气温、风速条件下的汽车流量。

七、多重线性回归的应用条件

多重线性回归的应用条件与简单线性回归相同,即要求资料满足线性(linear)、独立(independent)、正态性(normal distribution)和等方差性(equal variance)四个假定。四个假定的英文首字母缩写为"LINE"。

线性是指因变量 Y 与自变量 X 之间呈线性关系,这一条件可以通过绘制散点图矩阵予以考察。如果因变量 Y 与某个自变量 X_i 之间呈现曲线趋势,可以尝试对自变量 X_i 进行变量变换予以修正。常用的变量变换方法有对数变换、倒数变换、平方根变换、平方根反正弦变换等。独立是指样本中各个体之间是相互独立的,即任意两个观测残差的协方差为0。通常根据研究设计和专业知识判断数据的独立性,也可采用 Durbin-Watson 残差序列相关性检验进行判断。正态性是指在给定各自变量的取值时,因变量 Y 服从正态分布。等方差性也称方差齐性,是指其他自变量固定不变,自变量 X_i 取不同值时对应的因变量 Y 的方差相等。通常采用残差分析进行正态性和方差齐性的判断,即判断因变量 Y 的预测值和实测值的差值(残差 e_i)是否服从正态分布及 e_i 的离散程度是否随自变量取值的改变而改变。残差图是一种重要且直观的残差分析方法。

八、多重线性回归应用的注意事项

(一)强影响点的识别和处理

强影响点是指对多重线性回归模型的参数估计有强影响的数据点。回归分析时,如果数据中存在远离多维空间数据主体的观测值,将导致拟合的多重线性回归模型偏向该数据点。因此,识别强影响点是进行多重线性回归时需要注意的一个重要问题。

1. 强影响点的识别:回归分析时,可以通过残差值大小判断强影响点,最常用的是标准化残差。一般来说,标准化残差大于 3 时,就需高度警惕该观测值是否为强影响点。采用 SPSS 进行回归分析时,可通过回归分析主界面的"Statistics"(统计)对话框中的"Casewise diagnostics"(个案诊断)复选框选择输出标准化残差大于 3 的记录的残差、标准化残差、因变量的实测值和预测值等统计量,找出强影响点。

此外,点选回归分析主界面"Save"对话框中"Influence Statistics"(影响统计量)复选框和"Distances"(距离)复选框下的相关选项,SPSS 结果输出时将生成并在当前数据集中保存一系列用于识别强影响点的统计量。

(1)点选"Influence Statistics"复选框可生成和保存的统计量:①"DfBeta(s)"。其值越大,该记录越可能为强影响点。②"Standardized DfBeta(s)"。其为"DfBeta(s)"的标准

化值。"Standardized DfBeta(s)"值越大,该记录越可能为强影响点。一般认为,大于 $\frac{2}{\sqrt{n}}$(n 为样本量)的记录即为强影响点。③"DfFit"。其值越大,该记录越可能为强影响点。④ "Standardized DfFit"。其为"DfFit"的标准化值。"Standardized DfFit"值大于 2,即可怀疑该记录为强影响点。⑤"Covariance ratio"。$|Cov\ ratio-1| \geqslant 3\frac{p}{n}$($p$ 为模型中的参数个数, n 为样本量)的记录,可能为强影响点。

(2)点选"Distances"复选框可生成和保存的统计量:①马氏(Mahalanobis)距离,即某记录的自变量值与样本自变量平均值之间的距离。马氏距离越大,该记录的影响越大,越可能为强影响点。②Cook 距离。进行回归分析时,如果将某条记录排除后重新拟合的方程的回归系数变化很大,表明这条记录对回归系数的计算有明显影响,该记录就是强影响点,回归分析时需考察是否应保留这条记录。Cook 距离大于 0.5 时,一般认为这条记录是强影响点。③杠杆值(leverage values)。某记录的杠杆值越大,此记录对回归方程的影响越大;若中心杠杆值大于 $2\frac{p}{n}$,则可能为强影响点。点选"Distances"复选框后,SPSS 除可生成并在当前数据集中保存上述统计量外,还会在结果窗口的"Residuals Statistics"(残差统计量)表中展示上述 3 个统计量的最大值、最小值、均数、标准差等信息。

2. 强影响点的处理:识别出强影响点后,可以通过以下方法予以解决。

(1)核查数据:应该核查原始数据,明确该记录是否系数据测量或录入时的错误所致,如果是,应予以纠正。如果无法通过核查原始数据进行纠错,则应将该记录删除。

(2)同质性检查:考察该记录与数据库中其他记录的同质性(是否分属不同亚组)。如果该记录与其他记录明显不同,则它可能来自另一个总体,可考虑将其删除,或进一步针对该总体进行专门研究。例如,某成年男性的血红蛋白明显高于其他研究对象,经考察发现该男子常年居住在海拔 4000m 的高海拔地区,其他研究对象均来自海拔低于 500m 的低海拔地区,可见该男子和其他研究对象缺乏同质性(来自不同的总体),应删除该男子的数据后对低海拔地区的研究对象进行分析。

(3)重新拟合模型:如经过数据核查,发现强影响点并非上述两种情况所致,则不宜武断地删除记录,而应再次审核散点图矩阵,考察当前拟合的模型是否合适。若不合适,可考虑拟合其他形式的模型。

(4)采用稳健回归(robust regression)方法:如经考察,原先拟合的多重线性回归模型无须修正,可考虑采用稳健回归方法(如加权最小二乘法、最小一乘法、分位数回归、非参数回归等),以弱化强影响点的作用。

(5)增大样本量:实际情况允许时,可通过增加样本量来弱化强影响点的作用。

(6)采用非参数回归(nonparametric regression)方法进行数据分析。

(二)多重共线性的识别和处理

在多重线性回归分析中,如果自变量之间存在较强的线性相关关系,会引发共线性

(collinearity)，也称多重共线性(multicollinearity)。多重共线性会导致参数估计的方差增大，从而使模型的参数估计和假设检验失真，可能出现整个模型的方差分析结果虽有统计学意义但各自变量的偏回归系数均无统计学意义的情形，使专业上认为应该有统计学意义的重要自变量没有统计学意义而被排除在模型之外，从而导致自变量的偏回归系数大小甚或方向与实际情况相悖，或使得因参数估计的区间过大而引起回归模型失去预测功效和价值。

1. 多重共线性的识别：SPSS 进行多重线性回归分析时，可以通过"Statistics"对话框中的"Collinearity Diagnostics"（共线性诊断）复选框进行共线性判断。点选"Collinearity Diagnostics"后，SPSS 将在结果窗口提供以下统计量。

（1）容忍度(tolerance)：自变量 X_i 的容忍度为 $1 - R_i^2$（R_i^2 是以自变量 X_i 为因变量，以模型中其他自变量为自变量所得到的线性回归模型的决定系数 R^2）。容忍度越小，共线性越强。容忍度小于 0.1 时，存在严重的共线性。

（2）方差膨胀因子(variance inflation factor, VIF)：即容忍度的倒数 $\dfrac{1}{1 - R_i^2}$。VIF 越大，共线性越强。一般认为，VIF 大于 4，即可能存在共线性；VIF 大于 10，则存在严重的共线性。

（3）特征值(eigenvalue)：对模型中的常数项及所有自变量提取主成分，如果自变量间存在较强的线性相关关系，则前面的几个主成分数值较大，后面的几个主成分数值较小甚至接近于 0。

（4）条件指数(condition index)：为最大的主成分与当前主成分的比值的算术平方根。因此，第一个主成分对应的条件指数总为 1。如果有几个变量对应的条件指数较大（如大于 30），则提示存在共线性。

（5）方差贡献比例(variance proportion)：回归模型中包括常数项的各项的变异被各主成分解释的比例，或者说各主成分对模型中各项的贡献。如果某个主成分对两个或多个自变量的贡献均比较大（如大于 0.5），则说明这几个自变量间存在共线性。

除上述 5 个统计量外，还可以考察各自变量之间的线性相关系数，最终结合专业知识、自变量间的相关系数以及容忍度、VIF 等统计量，判断是否存在共线性，并识别可能存在共线性的自变量。

2. 多重共线性的处理：当发现自变量之间存在共线性时，可采取以下方法进行处理。

（1）根据专业知识进行自变量选择：根据专业知识对纳入方程的自变量进行选择，避免将存在共线性的自变量同时纳入方程。优先选择专业上认为重要的自变量进入模型，剔除存在共线性的相对次要的自变量。比如，糖尿病患者的空腹血糖、尿糖和糖化血红蛋白之间高度相关，同时纳入方程会导致共线性，可根据专业知识选择能较好代表长期血糖水平的糖化血红蛋白纳入方程，剔除空腹血糖和尿糖。

（2）采用逐步回归选择自变量：采用逐步法可以在一定程度上从存在多重共线性的自变量组合中筛选出对因变量变异解释较大的自变量纳入方程，而将解释较小的自变量排除在模型之外。当共线性比较严重时，逐步法自动筛选变量的功能不能完全解决共线性问题。

（3）采用岭回归或差分模型：岭回归和差分模型可以有效解决多重共线性问题。岭回归系有偏估计，其详细内容和具体操作请参阅相关统计学专著。

（4）主成分回归：对存在多重共线性的自变量组合提取主成分，先将较大的（如特征根大于1）几个主成分作为新的自变量与其他自变量一起进行多重线性回归，计算出主成分对应的偏回归系数，再根据主成分表达式反推原始自变量的统计量并进行参数估计。主成分回归在提取主成分时会丢失一些信息，但自变量间的共线性越强，提取主成分时丢失的信息越少。

（5）通径分析：如果对自变量间的联系有比较清楚的了解，则可以考虑采用通径分析对自变量和因变量间复杂的关系加以精细刻画。

（6）增大样本量：可以部分解决共线性问题。条件允许时，可考虑适当增加样本量。

（三）交互作用和分层分析

在医学研究中，有时自变量 X_i 和因变量 Y 之间的回归关系与另一个自变量的取值有关。比如，在儿童期，男童和女童的年龄和身高的关系不同，说明年龄和性别存在交互作用，在此情况下，可以根据研究目的，采用在回归方程中引入交互项或分层建立回归方程的方法分析和解释数据。

以一阶交互为例，如果拟验证 X_i 和 X_j 之间是否存在交互作用，可建立包括原有各个自变量及可能存在交互作用的自变量 X_i 和 X_j 的交互项（即乘积项）的回归模型 $\hat{Y} = b_0 + b_1 X_1 + b_2 X_2 \cdots + b_i X_i + b_j X_j + b_{ij} X_i X_j$ 进行多重线性回归。如果建立的回归模型及交互项 $X_i X_j$ 的偏回归系数 b_{ij} 有统计学意义，则说明这两个变量对因变量 Y 的影响存在交互作用，反之亦然。

如果研究目的不在于了解两个变量的交互作用的大小，而更关注 X_i 在不同取值的情况下其他自变量和因变量 Y 的关系并采用建立的最佳模型进行预测，则可以采用有交互作用的自变量及其交互项的回归模型进行预测，也可采用分层分析的思路，将研究对象按照 X_i 的不同类别分成若干层，各层分别拟合回归方程并进行假设检验。如对于儿童身高的预测，可采用包括"性别""年龄""性别和年龄"的交互项以及"体重""营养状况"等自变量的回归模型，也可以按性别变量 X_1 把研究对象分为"男童"（$X_1 = 1$）和"女童"（$X_1 = 2$）两层，然后在男童和女童中分别建立自变量"年龄""体重""营养状况"等与因变量"身高"的多重线性回归方程，通过变量筛选和模型评价确定各层的最优模型，分别用于男童和女童身高的预测。

（四）样本量

多重线性回归分析的样本量估计可借助专门的样本量计算公式和计算软件（可查阅相关统计学专著），通常研究者多采用经验估计，即样本量至少为拟纳入模型的自变量个数的10~20倍，以避免样本量太小导致的检验效能不足。应注意的是，采用经验方法估计样本量时如果自变量中有哑变量，应按照哑变量个数计算自变量数，而不能将一个自变量派生出的多个哑变量算作一个自变量。如果需考察自变量间的交互作用，一般按一个一阶交互项扩大 4~8 倍估计样本量。

（五）分析思路和步骤

随着多重线性回归分析的广泛应用,忽视其应用条件和注意事项导致的应用不当也屡有发生。为了避免方法使用不当造成的推断偏倚,应注意采用规范的数据分析思路和步骤。

1. 数据预处理和应用条件判断:通过绘制散点图矩阵、重叠散点图和 3-D 散点图,观察连续型自变量和因变量之间是否呈线性关系。如果从散点图发现自变量和因变量之间呈曲线关系,可尝试进行变量变换,对变换后的自变量与因变量重新绘制散点图,如果变换后的自变量和因变量呈线性趋势,可继续进行线性回归;如果依然呈曲线关系,则采用其他变量变换方法或考虑采用曲线回归。根据专业知识和散点图等,初步判断数据是否满足独立性、正态性和方差齐性。

2. 模型拟合和评价:根据专业背景和研究目的,选择适宜的变量筛选方法并进行回归分析。根据模型的假设检验和偏回归系数的假设检验结果,判断模型和各自变量有无统计学意义。采用 R^2 和 R^2_{adj} 等对初步拟合的回归模型进行效果评价,采用残差图、Durbin-Watson 检验等判断残差是否满足独立、正态、等方差,并进行强影响点的识别和共线性的判断。

3. 模型修正:根据模型和自变量的假设检验、模型拟合效果评价、残差分析、强影响点识别和共线性诊断等结果,结合专业知识,对纳入回归方程的自变量进行调整,重新拟合回归模型,并进一步评价和调整模型,直至得到统计上无误、专业上合理的最佳模型。

4. 合理解释结果,正确使用回归模型:通过前面几步得到最佳模型后,应结合专业知识和研究类型合理解释回归方程。采用回归方程进行预测和统计控制时,变量的取值范围应在拟合模型时所用样本的变量取值范围之内。

第二节 多因素线性回归分析实例与 SPSS 操作

一、多因素线性回归分析实例

例 4-1 研究人员在某地农村开展健康调查,了解农村人群的高血压等慢性病的流行现状和影响因素,为改善农村成年人的健康水平提供依据,收集了农村成年人的性别（sex）、年龄（age）、民族（nationality）、文化程度（education）、婚姻状况（marital）、家庭人均月收入（income）等社会人口学信息,以及吸烟（smoking）、饮酒（drinking）、高血压家族史（HBP_family_history）、体重指数（BMI）、收缩压（SBP）等人体测量指标,数据见表 4-1（CH04. sav）。请分析农村成年人收缩压的影响因素及不同因素对收缩压影响作用的大小。

表 4-1　某地农村成年人的基本健康数据

编号	性别	年龄/岁	民族	文化程度	婚姻状况	家庭人均月收入/元	吸烟	饮酒	高血压家族史	BMI	收缩压/mmHg
1	2	57.8	1	1	2	4000	0	0	1	18.5	144
2	2	38.7	1	3	2	3000	0	0	0	23.1	123
3	1	54.2	1	4	2	1000	1	1	0	24.7	115
4	1	51.9	1	4	1	4000	1	1	1	30.9	146
5	1	38.4	1	3	2	1800	0	0	0	25.8	105
…	…	…	…	…	…	…	…	…	…	…	…
396	1	47.2	1	2	2	1300	1	1	1	24.5	133
397	2	46.8	1	3	2	2500	0	0	0	23.2	122
398	1	43.3	1	3	2	1000	1	0	0	20.8	117
399	2	57.5	1	3	2	4800	0	0	1	28.0	158
400	1	56.5	1	3	2	2500	1	1	0	22.9	132

分类变量的赋值:性别("1"=男,"2"=女);民族("1"=汉族,"2"=其他民族);文化程度("1"=未上学,"2"=小学,"3"=初中,"4"=高中及以上);婚姻状况("1"=未婚,"2"=在婚,"3"=分居/离异/丧偶);吸烟("0"=不吸烟,"1"=吸烟);饮酒("0"=不饮酒,"1"=饮酒);高血压家族史("0"=无,"1"=有)。

表 4-1 中,因变量"收缩压"为连续变量,可考虑采用多因素线性回归进行数据分析。因为被诊断为高血压后,有些患者会服用降压药将收缩压和舒张压控制在正常范围内,其血压变化规律和影响因素与未服用降压药的高血压患者及一般人群不同,所以,例 4-1 的分析中以未患高血压(未被医疗机构诊断为高血压)、未服用过降压药的一般人群为研究对象。

(一)变量赋值

多因素线性回归的因变量 Y 是连续变量,而自变量 X 可以是连续变量,也可以是二分类变量、有序多分类变量和无序多分类变量。对于因变量 Y 和连续型自变量,可直接按连续变量录入数据并进行后续分析。对于二分类自变量(如性别变量),通常将自变量的两个类别赋值为差值为 1 的两个数字,如将自变量"性别"(sex)赋值为"男=1,女=2""男=0,女=1""女=1,男=2""女=0,男=1"都可以,只是在结果解释时需注意前两种赋值方法与后两种赋值方法的偏回归系数的方向相反。

例 4-1 的自变量"婚姻状况"(marital)为无序多分类变量(未婚=1,在婚=2,分居/离异/丧偶=3),如果不做预处理,软件会按照录入的变量值"1""2""3"默认三个类别之间存在大小关系,将"婚姻状况"变量作为连续变量处理,这显然是不合理的。"未婚""在婚""分居/离异/丧偶"之间是性质的差别,而不是 1、2、3 这种大小和顺序的差别。因此,对于无序多分类变量,应设置哑变量(dummy variable)。哑变量的个数=变量取值的类别数-1。比如,例 4-1 的"婚姻状况"有 3 个类别,需设置 2 个哑变量"marital 1"和"marital 2",并指定一个类别为参照组(如以"在婚"为参照组),则"婚姻状况"的哑变量赋值为:

未婚:marital 1 = 1,marital 2 = 0。

在婚:marital 1 = 0,marital 2 = 0。

分居/离异/丧偶:marital 1 = 0,marital 2 = 1。

回归分析结果可得到两个哑变量"marital 1"和"marital 2"的偏回归系数 $b_{marital1}$ 和 $b_{marital2}$,分别说明未婚者和分居/离异/丧偶者与在婚者相比,因变量收缩压平均高(或低) $b_{marital1}$ mmHg 和 $b_{marital2}$ mmHg。进行数据分析时,也可以指定"未婚"或"分居/离异/丧偶"为参照组。参照组各哑变量的取值均为 0,哑变量"$marital_i$"对应的偏回归系数 $b_{marital_i}$ 的含义为哑变量"$marital_i = 1$"的研究对象与参照组相比,因变量 Y 平均高(或低)$b_{marital_i}$ 个单位。通过各哑变量的偏回归系数,研究者可知晓该无序多分类变量的不同类别与参照类别间因变量 Y 的差异。如果研究者需了解其他类别之间的差异,可以将两个哑变量的偏回归系数相减,得到的差值即这两个类别之间因变量 Y 水平的平均差异。用户可自行练习以"未婚"或"分居/离异/丧偶"为参照组,进行数据分析和结果解释,并练习采用减法获得两个哑变量之间因变量 Y 水平的平均差异。

对于取值为等级资料的自变量(有序分类变量),一般将各分类依次赋值为 1、2、3、4 等。回归分析所得的偏回归系数 b 的含义为自变量每变化一个等级,因变量 Y 平均变化 b 个单位。如果根据专业知识尚无法确定自变量相邻的两个等级之间因变量 Y 的变化是一致的,则可以先将该自变量当作无序多分类变量,设置哑变量,进行多重线性回归分析。如果分析结果显示该自变量相邻的两个等级之间因变量 Y 的变化一致,再按照等级变量进行分析,以简化结果解释;如果分析结果显示该自变量相邻的两个等级之间因变量 Y 的变化不一致,则不宜将该自变量作为等级资料进行数据分析和结果解释,而应以将该变量当作无序多分类变量的数据分析结果为准。

(二)数据录入

按照上面的变量赋值原则,对例 4-1 的数据进行编码和赋值并录入 SPSS,保存为 SPSS 数据库文件(CH04. sav)。图 4-1 为 CH04. sav 的变量视图,图 4-2 为 CH04. sav 的数据视图,需注意数据库中对"婚姻状况"和"文化程度"两个变量的哑变量设置。

下面以例 4-1 的数据分析为例,介绍 SPSS 的多重线性回归分析过程和结果解读。

二、SPSS 多重线性回归分析的基本操作过程和结果

(一)回归分析的基本操作

SPSS 软件的多重线性回归分析模块为"Analysis"—"Regression"—"Linear…"(分析—回归—线性),如图 4-3 所示。打开"Linear"(线性)模块后,系统会弹出"Linear Regression"对话框,即线性回归分析的主对话框,如图 4-4 所示,将因变量"SBP"拖入"Dependent"(因变量)对话框中;将自变量"sex"(性别),"age"(年龄),"education 1""education 2""education 3"(文化程度的 3 个哑变量),"marital1""marital2"(婚姻状况的 2 个哑变量),"income"(家庭人均月收入),"smoking"(吸烟),"drinking"(饮酒),"HBP_family_history"(高血压家族史),"BMI"等依次拖入"Independent(s)"对话框中;在

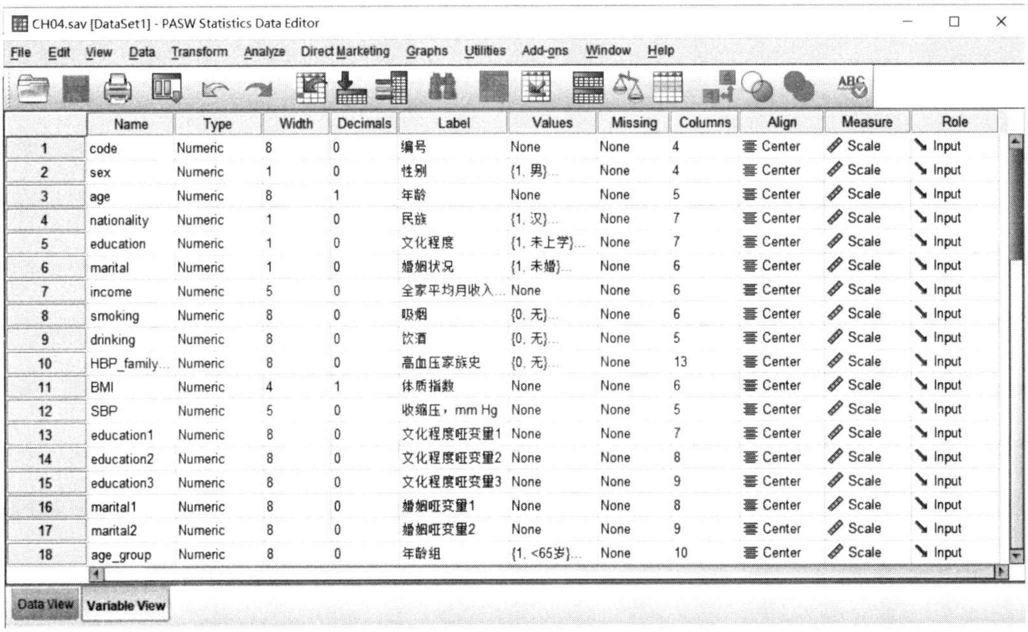

	Name	Type	Width	Decimals	Label	Values	Missing	Columns	Align	Measure	Role
1	code	Numeric	8	0	编号	None	None	4	Center	Scale	Input
2	sex	Numeric	1	0	性别	{1, 男}...	None	4	Center	Scale	Input
3	age	Numeric	8	1	年龄	None	None	5	Center	Scale	Input
4	nationality	Numeric	1	0	民族	{1, 汉}...	None	7	Center	Scale	Input
5	education	Numeric	1	0	文化程度	{1, 未上学}...	None	7	Center	Scale	Input
6	marital	Numeric	1	0	婚姻状况	{1, 未婚}...	None	6	Center	Scale	Input
7	income	Numeric	5	0	全家平均月收入...	None	None	6	Center	Scale	Input
8	smoking	Numeric	8	0	吸烟	{0, 无}...	None	6	Center	Scale	Input
9	drinking	Numeric	8	0	饮酒	{0, 无}...	None	5	Center	Scale	Input
10	HBP_family...	Numeric	8	0	高血压家族史	{0, 无}...	None	13	Center	Scale	Input
11	BMI	Numeric	4	1	体质指数	None	None	6	Center	Scale	Input
12	SBP	Numeric	5	0	收缩压，mm Hg	None	None	5	Center	Scale	Input
13	education1	Numeric	8	0	文化程度哑变量1	None	None	7	Center	Scale	Input
14	education2	Numeric	8	0	文化程度哑变量2	None	None	8	Center	Scale	Input
15	education3	Numeric	8	0	文化程度哑变量3	None	None	9	Center	Scale	Input
16	marital1	Numeric	8	0	婚姻哑变量1	None	None	8	Center	Scale	Input
17	marital2	Numeric	8	0	婚姻哑变量2	None	None	9	Center	Scale	Input
18	age_group	Numeric	8	0	年龄组	{1, <65岁}...	None	10	Center	Scale	Input

图 4-1　多重线性回归分析变量视图

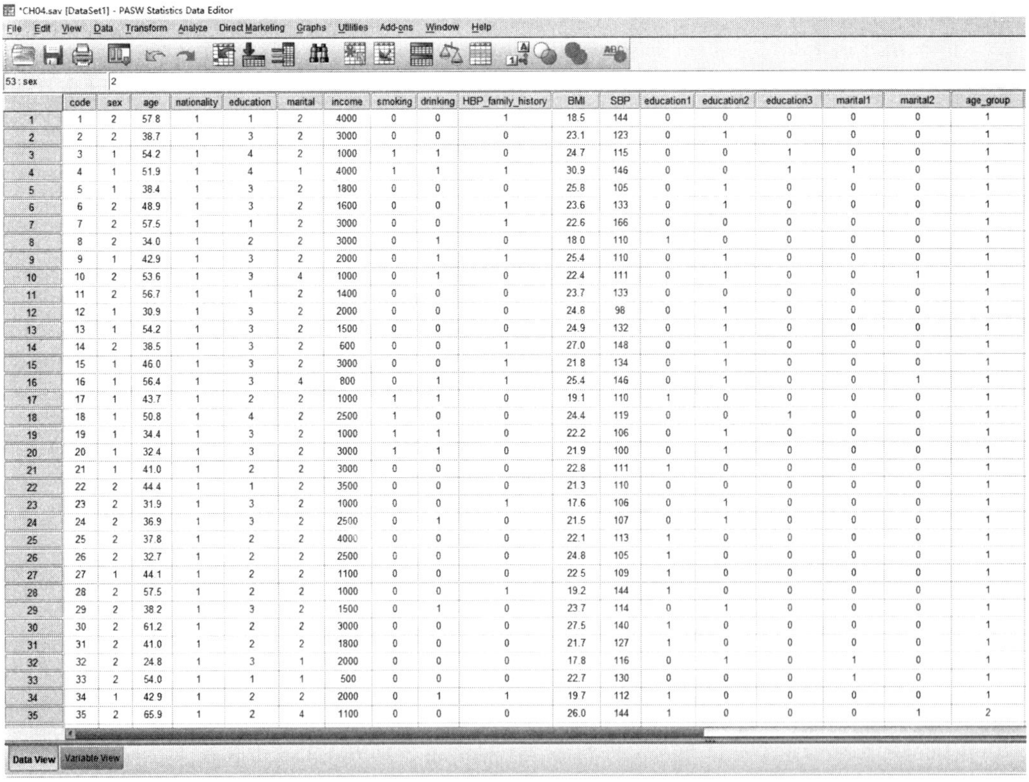

	code	sex	age	nationality	education	marital	income	smoking	drinking	HBP_family_history	BMI	SBP	education1	education2	education3	marital1	marital2	age_group
1	1	2	57.8	1	1	2	4000	0	0	1	18.5	144	0	0	0	0	0	1
2	2	2	38.7	1	3	2	3000	0	0	0	23.1	123	0	1	0	0	0	1
3	3	1	54.2	1	4	2	1000	1	1	0	24.7	115	0	0	1	0	0	1
4	4	1	51.9	1	4	1	4000	1	1	1	30.9	146	0	0	1	1	0	1
5	5	1	38.4	1	3	2	1800	0	0	0	25.8	105	0	1	0	0	0	1
6	6	2	48.9	1	3	2	1600	0	0	1	23.6	133	0	1	0	0	0	1
7	7	2	57.5	1	1	2	3000	0	0	1	22.6	166	0	0	0	0	0	1
8	8	2	34.0	1	2	2	3000	0	1	0	18.0	110	1	0	0	0	0	1
9	9	1	42.9	1	3	2	2000	0	1	1	25.4	110	0	1	0	0	0	1
10	10	2	53.6	1	3	4	1000	0	1	0	22.4	111	0	1	0	0	1	1
11	11	2	56.7	1	1	2	1400	0	0	0	23.7	133	0	0	0	0	0	1
12	12	1	30.9	1	3	2	2000	0	0	0	24.8	98	0	1	0	0	0	1
13	13	1	54.2	1	3	2	1500	0	0	0	24.9	132	0	1	0	0	0	1
14	14	2	38.5	1	3	2	600	0	0	1	27.0	148	0	1	0	0	0	1
15	15	1	46.0	1	3	2	3000	0	0	1	21.8	134	0	1	0	0	0	1
16	16	1	56.4	1	3	4	800	0	1	1	25.4	146	0	1	0	0	1	1
17	17	1	43.7	1	2	2	1000	1	1	0	19.1	110	1	0	0	0	0	1
18	18	1	50.8	1	4	2	2500	1	0	0	24.4	119	0	0	1	0	0	1
19	19	1	34.4	1	3	2	1000	1	1	0	22.2	106	0	1	0	0	0	1
20	20	1	32.4	1	3	2	3000	1	1	0	21.9	100	0	1	0	0	0	1
21	21	1	41.0	1	2	2	3000	0	0	0	22.8	111	1	0	0	0	0	1
22	22	2	44.4	1	1	2	3500	0	0	0	21.3	110	0	0	0	0	0	1
23	23	2	31.9	1	3	2	1000	0	0	1	17.6	106	0	1	0	0	0	1
24	24	2	36.9	1	3	2	2500	0	1	0	21.5	107	0	1	0	0	0	1
25	25	2	37.8	1	2	2	4000	0	0	0	22.1	113	1	0	0	0	0	1
26	26	2	32.7	1	2	2	2500	0	0	0	24.8	105	1	0	0	0	0	1
27	27	1	44.1	1	2	2	1100	0	0	0	22.5	109	1	0	0	0	0	1
28	28	2	57.5	1	2	2	1000	0	0	1	19.2	144	1	0	0	0	0	1
29	29	2	38.2	1	3	2	1500	0	1	0	23.7	114	0	1	0	0	0	1
30	30	2	61.2	1	2	2	3000	0	0	0	27.5	140	1	0	0	0	0	1
31	31	2	41.0	1	2	2	1800	0	0	0	21.7	127	1	0	0	0	0	1
32	32	2	24.8	1	3	1	2000	0	0	0	17.8	116	0	1	0	1	0	1
33	33	2	54.0	1	1	1	500	0	0	0	22.7	130	0	0	0	1	0	1
34	34	1	42.9	1	2	2	2000	0	1	1	19.7	112	1	0	0	0	0	1
35	35	2	65.9	1	2	4	1100	0	0	0	26.0	144	1	0	0	0	1	2

图 4-2　多重线性回归分析数据视图

“Method”下拉菜单中选择“Stepwise”；然后单击图 4-4 所示的线性回归分析对话框右上

角的"Statistics"选项,打开如图4-5所示的"Linear Regression:Statistics"对话框。SPSS在线性回归中默认输出"Estimates"(估计值)和"Model fit"(模型拟合)统计量,故已默认勾选了"Estimates"和"Model fit"两个命令(即在两个命令前的复选框中打了"√")。用户可以根据需要,自行选择是否勾选"Confidence intervals"等命令。勾选完成后,单击"Continue"按钮,返回主对话框;单击"OK"按钮,即可进行多因素线性回归分析。如果用户喜欢通过写语法来进行线性回归分析或希望保存图4-3~图4-5所示窗口操作的语法以备将来查询和再使用,可以直接在SPSS软件的"Syntax"(语法)窗口撰写语法,或者在勾选完图4-5中的命令后点击图4-4所示的线性回归分析对话框下方的"Paste"(粘贴)按钮,SPSS将自动打开"Syntax"窗口,并将前述窗口操作的后台语法自动粘贴到"Syntax"窗口中。用户可选择拟存放语法文件的电脑文件夹保存该Syntax文件,并按自己的习惯给该文件命名(如命名为"例4-1的语法"等)。

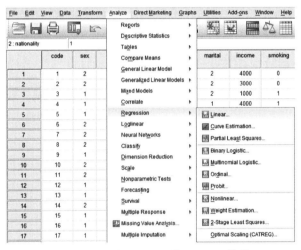

图4-3 线性回归分析的"Linear"模块

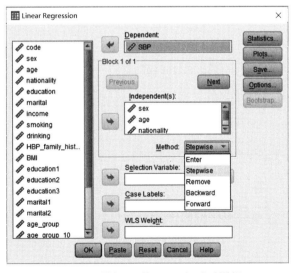

图4-4 "Linear Regression"对话框

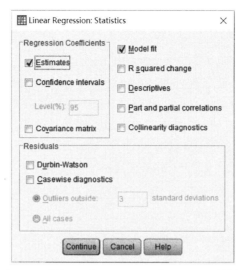

图4-5 "Linear Regression：Statistics"对话框

(二)回归分析的基本结果

图4-6～图4-10展示了SPSS多重线性回归分析输出的基本结果。图4-6为采用逐步回归法拟合模型的3个步骤中每一步引入和剔除的变量("Variables Entered"/"Removed")，如例4-1的分析中，第一步引入了"age"，第二步引入了"HBP_family_history"，第三步引入了"BMI"。每一步引入新变量后，原来模型中的变量均保持有统计学意义，所以从图4-6中可知，没有自变量被剔除出模型，引入和剔除自变量的P值标准为SPSS系统默认的"0.05"和"0.10"。

Variables Entered/Removed[a]

Model	Variables Entered	Variables Removed	Method
1	age	.	Stepwise (Criteria: Probability-of-F-to-enter <= .050, Probability-of-F-to-remove >= .100).
2	HBP_family_history	.	Stepwise (Criteria: Probability-of-F-to-enter <= .050, Probability-of-F-to-remove >= .100).
3	BMI	.	Stepwise (Criteria: Probability-of-F-to-enter <= .050, Probability-of-F-to-remove >= .100).

a. Dependent Variable: SBP

图4-6 引入和剔除的变量

图4-7为例4-1采用逐步回归法分析时的模型概要("Model Summary")，展示了第

1、2、3 步分别拟合的模型中自变量和因变量的复相关系数 R、决定系数 R^2、调整决定系数 R_{adj}^2 和剩余标准差 $S_{Y,X_1,X_2,\cdots,X_m}$（即误差均方 $MS_{误差}$ 的算术平方根）。3 个模型的 R_{adj}^2 分别为 0.292、0.381、0.417。可见,随着新自变量的纳入,模型的拟合效果不断提高。

Model Summary

Model	R	R Square	Adjusted R Square	Std. Error of the Estimate
1	.542[a]	.294	.292	12.823
2	.620[b]	.384	.381	11.991
3	.649[c]	.421	.417	11.643

a. Predictors: (Constant), age

b. Predictors: (Constant), age, HBP_family_history

c. Predictors: (Constant), age, HBP_family_history, BMI

图 4-7　模型概要

图 4-8 展示了第 1、2、3 步拟合的模型的假设检验结果。3 个模型的方差分析结果均 $P<0.001$,说明 3 个模型均有统计学意义。需要注意的是,SPSS 结果输出窗口默认保留三位小数,数值小于 0.001 时,SPSS 结果窗口中显示为".000",如图 4-8 中 P 值列的数据。在撰写统计分析报告时,应将该数据正确表述为"$P<0.001$",而不是照搬表述为"$P=0.000$"。

ANOVA[d]

Model		Sum of Squares	df	Mean Square	F	Sig.
1	Regression	27263.682	1	27263.682	165.798	.000[a]
	Residual	65446.793	398	164.439		
	Total	92710.474	399			
2	Regression	35632.691	2	17816.345	123.920	.000[b]
	Residual	57077.783	397	143.773		
	Total	92710.474	399			
3	Regression	39026.161	3	13008.720	95.958	.000[c]
	Residual	53684.313	396	135.566		
	Total	92710.474	399			

a. Predictors: (Constant), age

b. Predictors: (Constant), age, HBP_family_history

c. Predictors: (Constant), age, HBP_family_history, BMI

d. Dependent Variable: SBP

图 4-8　模型检验的方差分析结果

图 4-9 展示了拟合的 3 个模型的常数项和纳入方程的各个自变量的偏回归系数、标准化偏回归系数和偏回归系数的假设检验结果（t 值和 P 值）。以第三步的模型为例,自变量"age"（年龄）的偏回归系数为 0.747,$t=12.208$,$P<0.001$,说明在控制了高血压家族史和 BMI 后,年龄和收缩压的回归关系有统计学意义,年龄每增加 1 岁,收缩压平均增加 0.747mmHg;自变量"HBP_family_history"的偏回归系数为 9.876,$t=7.646$,$P<0.001$,说明在控制了年龄和 BMI 后,高血压家族史和收缩压的回归关系有统计学意义,有高血压家族史者比没有高血压家族史者的收缩压平均高 9.876mmHg。自变量"BMI"的结果解释同年龄,请用户自行练习。比较纳入方程的 3 个自变量的标准化偏回归系数,可发现年龄的标准化偏回归系数 0.482 大于高血压家族史和 BMI 的标准化偏回归系数 0.293

和0.198,说明年龄对收缩压的影响比高血压家族史和 BMI 大。

Coefficients[a]

Model		Unstandardized Coefficients		Standardized Coefficients	t	Sig.
		B	Std. Error	Beta		
1	(Constant)	88.424	3.118		28.360	.000
	age	.840	.065	.542	12.876	.000
2	(Constant)	86.409	2.927		29.518	.000
	age	.822	.061	.530	13.453	.000
	HBP_family_history	10.141	1.329	.301	7.630	.000
3	(Constant)	67.006	4.808		13.936	.000
	age	.747	.061	.482	12.208	.000
	HBP_family_history	9.876	1.292	.293	7.646	.000
	BMI	1.016	.203	.198	5.003	.000

a. Dependent Variable: SBP

图 4-9　偏回归系数及其假设检验结果

图 4-10 展示了逐步回归过程中每一步被排除在模型外的自变量的偏回归系数及其假设检验结果(t 值、P 值)和偏相关系数。此外,图 4-10 还展示了用于共线性诊断的统计量容忍度。

Excluded Variables[d]

Model		Beta In	t	Sig.	Partial Correlation	Collinearity Statistics Tolerance
1	sex	-.010[a]	-.229	.819	-.011	.999
	nationality	-.024[a]	-.580	.562	-.029	.997
	education1	-.030[a]	-.719	.473	-.036	.991
	education2	.021[a]	.498	.619	.025	.979
	education3	.035[a]	.834	.405	.042	.981
	marital1	.043[a]	.965	.335	.048	.899
	marital2	.031[a]	.739	.460	.037	.984
	income	.012[a]	.275	.784	.014	.996
	smoking	.055[a]	1.305	.193	.065	.999
	drinking	.009[a]	.212	.832	.011	.996
	HBP_family_history	.301[a]	7.630	.000	.358	.998
	BMI	.210[a]	4.973	.000	.242	.939
2	sex	-.019[b]	-.476	.635	-.024	.998
	nationality	-.023[b]	-.577	.564	-.029	.997
	education1	-.002[b]	-.061	.952	-.003	.983
	education2	-.016[b]	-.407	.684	-.020	.964
	education3	.031[b]	.790	.430	.040	.981
	marital1	.057[b]	1.361	.174	.069	.898
	marital2	.007[b]	.186	.853	.009	.977
	income	-.004[b]	-.112	.911	-.006	.993
	smoking	.057[b]	1.443	.150	.072	.999
	drinking	.001[b]	.023	.981	.001	.995
	BMI	.198[b]	5.003	.000	.244	.938
3	sex	-.015[c]	-.402	.688	-.020	.997
	nationality	-.029[c]	-.745	.457	-.037	.996
	education1	.027[c]	.679	.497	.034	.961
	education2	-.040[c]	-1.018	.309	-.051	.951
	education3	.011[c]	.275	.784	.014	.970
	marital1	.055[c]	1.377	.169	.069	.898
	marital2	.028[c]	.714	.476	.036	.967
	income	-.040[c]	-1.029	.304	-.052	.961
	smoking	.059[c]	1.544	.123	.077	.999
	drinking	.002[c]	.049	.961	.002	.995

a. Predictors in the Model: (Constant), age

b. Predictors in the Model: (Constant), age, HBP_family_history

c. Predictors in the Model: (Constant), age, HBP_family_history, BMI

d. Dependent Variable: SBP

图 4-10　剔除的自变量

三、SPSS 多重线性回归分析的选择性操作过程和结果

进行多重线性回归分析时,SPSS 除默认提供图 4-6 ~ 图 4-10 的基本分析结果外,分析时如果点选了一些非默认选项,结果输出时会提供相应的统计量。

(一)"Statistics"对话框

1. 偏回归系数的置信区间和协方差矩阵:进行多重线性回归分析时,如果勾选了"Statistics"对话框中的"Confidence intervals"复选框,并在"level(%):"对话框中填了"95"(图 4-5)。SPSS 结果窗口除输出偏回归系数及其假设检验结果(t 值、P 值)和标准化偏回归系数外,还提供偏回归系数置信区间的上、下限,如"Model 3"中自变量"age"的回归系数 0.747 对应的"95.0% Confidence Interval for B"的上、下限分别为 0.626 和 0.867,见图 4-11。

Coefficients^a

Model		Unstandardized Coefficients		Standardized Coefficients	t	Sig.	95.0% Confidence Interval for B	
		B	Std. Error	Beta			Lower Bound	Upper Bound
1	(Constant)	88.424	3.118		28.360	.000	82.295	94.554
	age	.840	.065	.542	12.876	.000	.712	.969
2	(Constant)	86.409	2.927		29.518	.000	80.654	92.164
	age	.822	.061	.530	13.453	.000	.702	.942
	HBP_family_history	10.141	1.329	.301	7.630	.000	7.528	12.754
3	(Constant)	67.006	4.808		13.936	.000	57.553	76.460
	age	.747	.061	.482	12.208	.000	.626	.867
	HBP_family_history	9.876	1.292	.293	7.646	.000	7.337	12.416
	BMI	1.016	.203	.198	5.003	.000	.616	1.415

a. Dependent Variable: SBP

图 4-11 偏回归系数及其置信区间

如果勾选了"Statistics"对话框中的"Covariance matrix"(协方差矩阵)复选框(图 4-5),SPSS 结果窗口将输出如图 4-12 所示的模型中各自变量的偏相关系数和协方差矩阵。

Coefficient Correlations^a

Model			age	HBP_family_history	BMI
1	Correlations	age	1.000		
	Covariances	age	.004		
2	Correlations	age	1.000	-.040	
		HBP_family_history	-.040	1.000	
	Covariances	age	.004	-.003	
		HBP_family_history	-.003	1.767	
3	Correlations	age	1.000	-.029	-.245
		HBP_family_history	-.029	1.000	-.041
		BMI	-.245	-.041	1.000
	Covariances	age	.004	-.002	-.003
		HBP_family_history	-.002	1.669	-.011
		BMI	-.003	-.011	.041

a. Dependent Variable: SBP

图 4-12 偏相关系数和协方差矩阵

2. 决定系数变化量、统计描述、偏相关系数和部分相关系数：进行回归分析时，如果勾选了"Statistics"对话框中的"R square change"（R^2 变化量）复选框（图 4-5），SPSS 输出结果时，将在图 4-7 所示的"Model Summary"中增加几列，输出逐步回归分析各步拟合的模型较前一步拟合的模型的决定系数的变化和相应的 F 值、自由度和 P 值；如果勾选了"Statistics"对话框中的"Descriptives"（描述性统计分析）复选框（图 4-5），SPSS 输出结果时将增加"Descriptive Statistics"和"Correlations"（相关）两个统计表，分别展示因变量和拟分析的所有自变量（包括哑变量）的均数、标准差、样本量及相关系数矩阵；如果勾选了"Statistics"对话框中的"Part and partial correlations"（部分相关和偏相关）复选框（图 4-5），SPSS 输出结果时将在"Coefficients"（系数）表的右侧增加 3 列，展示"Zero-order""Partial"和"Part"3 种相关系数。"Zero-order"相关系数为零阶相关系数、Pearson 相关系数，即各自变量与因变量间的简单相关系数；"Partial"相关系数为偏相关系数，反映控制模型中其他自变量后，自变量 X_i 与因变量间的相关关系；"Part"相关系数即部分相关系数，也称半相关（semipartial）系数，反映因变量与自变量回归残差（自变量 X_i 的实测值与通过以自变量 X_i 为因变量和其他自变量建立回归方程而求得的自变量 X_i 的回归方程预测值的差值）的相关关系，也就是自变量 X_i 不能用其他自变量解释的部分（剔除其他自变量的影响后）与因变量的相关关系。为节约篇幅，此处不展示 SPSS 结果输出的决定系数变化量、统计描述指标、偏相关系数和部分相关系数等统计表和统计量，用户可自行在软件中进行练习。

3. 共线性诊断：进行多重线性回归时，如果勾选了"Statistics"对话框中的"Collinearity diagnostics"（共线性诊断）复选框（图 4-5），SPSS 的结果输出窗口将提供如图 4-13 所示的共线性诊断结果，展示逐步回归各步建立的模型中各自变量的特征根、条件指数和变异构成 3 个统计量，同时在"Coefficients"和"Excluded Variables"（排除的变量）2 个统计表的右侧增加数列，展示逐步回归各步纳入和剔除模型的各自变量的容忍度、VIF 和最小容忍度统计量（此处不再展示相关表格，用户可自行练习）。根据前述的多重共线性诊断标准，可得出例 4-1 的数据不存在共线性。

Collinearity Diagnostics^a

Model	Dimension	Eigenvalue	Condition Index	Variance Proportions			
				(Constant)	age	HBP_family_history	BMI
1	1	1.979	1.000	.01	.01		
	2	.021	9.622	.99	.99		
2	1	2.386	1.000	.01	.01	.07	
	2	.592	2.007	.01	.01	.93	
	3	.021	10.570	.99	.98	.00	
3	1	3.330	1.000	.00	.00	.03	.00
	2	.635	2.291	.00	.00	.97	.00
	3	.027	11.138	.07	.98	.00	.12
	4	.008	19.908	.92	.01	.00	.88

a. Dependent Variable: SBP

图 4-13 共线性诊断结果

4. Durbin-Watson 检验：如果勾选了"Statistics"对话框中"Residuals"（残差）下的

"Durbin-Watson"复选框(图4-5),SPSS输出结果时将在"Model Summary"表最右侧增加一列展示逐步回归最终确定的"Model 3"的"Durbin-Watson"统计量,如图4-14所示,例4-1第三步建立的回归模型的"Durbin-Watson"统计量为1.742。将该统计量与"Durbin-Watson"统计量界值表(见相关统计学专著)中的相应界值相比较,判断数据是否满足独立性。一般来说,若自变量少于4个,"Durbin-Watson"值接近2,则基本可以判定该数据的残差独立。据此,可得出例4-1的数据满足独立性。

Model Summary^d

Model	R	R Square	Adjusted R Square	Std. Error of the Estimate	Durbin-Watson
1	.542^a	.294	.292	12.823	
2	.620^b	.384	.381	11.991	
3	.649^c	.421	.417	11.643	1.742

a. Predictors: (Constant), age

b. Predictors: (Constant), age, HBP_family_history

c. Predictors: (Constant), age, HBP_family_history, BMI

d. Dependent Variable: SBP

图4-14 残差独立性判断的"Durbin-Watson"统计量

5. 强影响点的识别:如果勾选了"Statistics"对话框中"Residual"下的"Casewise diagnostics"复选框(图4-5),SPSS结果输出时,将提供如图4-15所示的"Casewise diagnostics"统计表,列出残差大于3倍(SPSS默认为3倍,用户可以根据需要修改为2倍或其他倍数)标准差的异常值的序号、标准化残差、因变量实测值、预测值和残差值。例4-1的分析结果显示没有残差大于3倍标准差的异常值。为了示例,特将"Casewise diagnostics"复选框下"Outliers outside: 3 standard deviations"(大于3倍标准差的异常值)中系统默认的"3"改为"2",故图4-15中展示的为例4-1中残差大于2倍标准差的15个记录的相关信息。

Casewise Diagnostics^a

Case Number	Std. Residual	SBP	Predicted Value	Residual
9	-2.121	110	134.70	-24.697
48	-2.100	107	131.45	-24.450
65	-2.273	110	136.46	-26.462
93	2.344	174	146.71	27.294
99	-2.077	111	135.19	-24.187
142	2.145	160	135.02	24.979
148	2.167	166	140.77	25.234
180	2.006	158	134.65	23.354
182	2.671	162	130.90	31.101
195	2.587	167	136.88	30.119
268	2.427	168	139.74	28.263
284	2.196	145	119.43	25.574
314	2.034	160	136.32	23.677
315	2.106	154	129.48	24.524
339	2.423	152	123.78	28.215

a. Dependent Variable: SBP

图4-15 强影响点的诊断结果

用户还可以结合点选"Linear Regression：Save"对话框中的"Distances"复选框和"Influence Statistics"复选框下的相关选项（图 4 - 16），SPSS 结果输出时将生成"Mahalanobis""Cook's""Leverage values"以及"DfBeta（s）""Standardized DfBeta（s）""DfFit""Standardized DfFit""Covariance ratio"等一系列用于识别强影响点的统计量，并将其保存到当前数据集文件中，以综合判断和识别强影响点。

（二）"Linear Regression：Save"对话框和"Linear Regression：Plots"对话框

单击图 4-4 所示的线性回归分析主对话框右侧的"Save…"模块，可打开"Linear Regression：Save"对话框，如图 4-16 所示。此对话框提供了将"Predicted Values"（预测值）、"Residuals"（残差）、"Distances"（距离）、"Influence Statistics"（影响点判断）和"Prediction Intervals"（预测区间）等分析结果保存为新变量或新文件的功能。

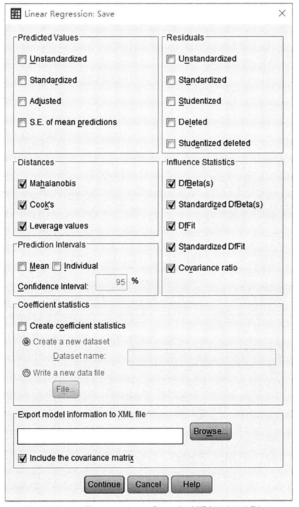

图 4-16 "Linear Regression：Save"对话框以及"Distances"
复选框和"Influence Statistics"复选框

1. 保存预测值："Linear Regression：Save"对话框中的"Predicted Values"下包括 4 个

选项,如图 4-16 所示。

(1)"Unstandardized"(非标准化预测值):即采用回归模型计算的因变量 Y 的预测值 $\hat{Y}$。比如,例 4-1 采用逐步法得到回归方程 $\hat{Y} = 67.006 + 0.747\text{age} + 9.876\text{HBP\_family\_history} + 1.016\text{BMI}$,将 1 号研究对象的自变量"age"(57.7 岁)、"HBP_family_history"(有 = 1)、"BMI"(18.5)的取值代入,计算得到 1 号研究对象的收缩压预测值 $\hat{Y}$ 为 138.8mmHg,此即 1 号研究对象的非标准化预测值。

(2)"Standardized"(标准化预测值):将所有因变量的预测值 $\hat{Y}$ 按其算术均数和标准差进行标准化后的结果。标准化预测值的均数为 0,标准差为 1。

(3)"Adjusted"(调整预测值):指从数据库中剔除当前记录,采用剔除后的数据重新拟合回归模型,将被剔除的当前记录的自变量代入重新拟合的回归方程后计算所得的该记录的因变量预测值。

(4)"S. E. of mean predictions"(预测值均数的标准误):为各自变量$(X_1, X_2, \cdots, X_m)$的某种组合对应的因变量预测值的标准误,主要用于计算该自变量组合下因变量预测值的总体均数的置信区间。比如,例 4-1 中 1 号记录的预测值均数的标准误为 1.624,据此可以计算 1 号记录的预测值 $\hat{Y}$ 的总体均数的 95% CI 为 $138.841 \pm t_{(0.05, 399)} 1.624 = (135.6, 142.0)\text{mmHg}$。

研究者可根据分析需要,在上述 4 个预测值前的"□"里打"√"。SPSS 将会把相应的预测值作为新变量保存到当前分析所用的数据集中,分别命名为"PRE_1""ZPR_1""ADJ_1"和"SEP_1"。比如,例 4-1 的 1 号研究对象上述 4 个预测值依次为 138.841、1.125、138.739 和 1.624。

2. 回归分析的区间估计:"Linear Regression:Save"对话框中的"Prediction Intervals"处提供了可保存因变量预测值 $\hat{Y}$ 的总体均数的置信区间和 $\hat{Y}$ 的个体值波动范围(也称参考值范围或容许范围)的两个复选框"Mean"(均数)和"Individual"(个体值),以及可填写置信水平的空格"Confidence Interval %"(图 4-16)。如拟获得预测值 $\hat{Y}$ 的总体均数的 95% 置信区间或 $\hat{Y}$ 的 95% 容许范围,则在此处填写"95"。当然,也可以根据需要填写 99、90、80 等。下面以最常用的"Confidence Interval 95 %"为例,介绍 SPSS 对预测值均数的置信区间和个体值容许范围的估计。

(1)因变量 Y 的总体均数的置信区间:如勾选"Mean"复选框,SPSS 将计算回归方程中各自变量的不同取值组合下对应的因变量预测值的总体均数的置信区间,并在当前数据集中存入两个新变量"LMCI_1"和"UMCI_1",保存当前数据集中各自变量组合(各样本记录)对应的 $\hat{Y}$ 的总体均数的置信区间的上、下限。比如,例 4-1 的 1 号记录的 $\hat{Y}$ 的总体均数的 95% 置信区间的上、下限分别为 135.648 和 142.035,说明该区间(135.648,142.035)有 95% 的可能性包含了 1 号记录这种自变量取值组合所对应的因变量 Y 的总体均数。

(2)个体 Y 值的容许范围:如勾选"Individual"复选框,SPSS 将计算回归方程中各自变量的某种取值组合下对应的因变量预测值的波动范围,并在当前数据集中存入两个新变量"LICI_1"和"UICI_1",保存当前数据集中各自变量组合(各样本记录)对应的 $\hat{Y}$ 的个体值容许范围的上、下限。比如,例 4-1 的 1 号记录 $\hat{Y}$ 的个体值的 95% 容许范围的上、下限分别为 115.729 和 161.954,说明 1 号记录这种自变量取值组合对应的因变量 Y 的预测值 95% 分布在(115.729, 161.954)范围内。

3. 残差分析与模型适用条件的判断:具体如下。

(1)SPSS 中可保存的 5 种残差:"Linear Regression:Save"对话框中的"Residuals"处提供了 5 种残差的复选框(图 4-16)。①"Unstandardized"(非标准化残差):即原始残差,系因变量实测值与模型估计的预测值之差,即 $Y-\hat{Y}$。②"Standardized"(标准化残差):也称 Pearson 残差或半学生化残差(semi-studentized residuals),对非标准化残差进行均数为 0、标准差为 1 的标准化变换而来。③"Studentized"(学生化残差):系将非标准化残差进行 t 转换而来,学生化残差服从自由度为 $n-m-1$ 的 t 分布。④"Deleted"(剔除残差):是当前记录的因变量取值与将该记录的自变量取值代入剔除该记录后重新拟合的模型中所求得的因变量预测值的差值。⑤"Studentized deleted"(学生化剔除残差):与学生化残差相似,系将剔除残差进行 t 转换而来。

进行数据分析时,如果勾选了上述 5 种残差,SPSS 将会在当前数据集中存入"RES_1""ZRE_1""SRE_1""DRE_1""SDR_1"5 个变量,保存相应的残差值。

(2)残差分析:如第一节所述,多因素线性回归分析要求资料满足线性、独立、正态和等方差 4 个假定,残差分析是进行线性回归分析条件判断的一个重要手段。用上述 5 种残差绘制的残差图进行残差分析的效果基本相同,下面以标准化残差为例进行介绍。

首先,在数据分析时勾选"Save"对话框中的"Standardized",计算并保存各数据点的标准化残差值,然后分别以各自变量 X_i 的取值为横坐标,以标准化残差为纵坐标,绘制散点图(图 4-17)。由图 4-17 可知,a 图的残差分布比较理想,残差不随自变量取值的变化而变化;b 图的因变量 Y 和自变量 X_i 的关系不呈线性,需考虑引入自变量的二次项或进行其他形式的曲线拟合;c 图残差的变异程度随着 X_i 的变化而变化,说明方差不齐,需对 X_i 进行变量变换;d 图的残差随自变量(如时间或其他某种序列)或未引入模型的其他变量的变化而变化,应考虑还有变量需要引入模型。

下面简要介绍如何应用残差分析进行线性回归模型应用条件的判断。

1)自变量和因变量之间线性关系的判断:对于"线性"条件的判断,除了可以直接绘制各自变量 X_i 与因变量 Y 的散点图矩阵外,还可以通过绘制各自变量 X_i 与残差的散点图进行判断。图 4-18 和图 4-19 分别为例 4-1 中自变量"age"和"BMI"与标准化残差的散点图。两图中的散点基本上都均匀地分布在 $Y=0$ 这条水平线上下,没有明显的聚集现象,说明年龄和 BMI 与因变量收缩压呈线性趋势。

2)观测数据独立性的判断:如果各观测值之间不独立,则观测值残差的协方差不为 0,残差值的大小会呈现某种随自变量的变化而变化的规律。如图 4-17d 所示,随着 X_i 的变化(如时间的推进),残差由负至正并逐渐增大,提示在数据分析时应该引入时间因素。从图 4-20 中可以看出,残差随着时间的变化呈周期性变化,提示可能需要考虑更换分析模型,比如采用时间序列模型来分析此数据。

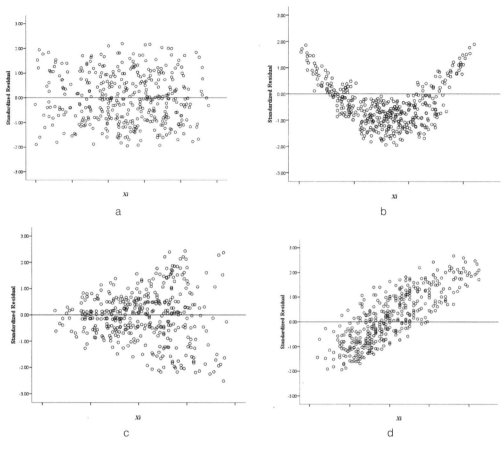

图 4-17　常见残差分布类型示意图

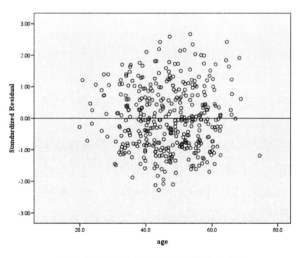

图 4-18　年龄与标准化残差的散点图

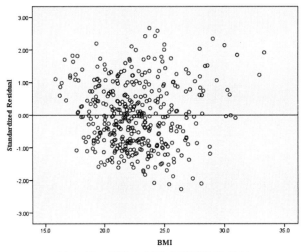

图 4-19　BMI 与标准化残差的散点图

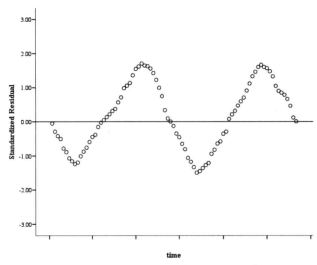

图 4-20　残差随时间周期性变化示意图

在实际分析中,主要根据研究设计来判断数据是否满足独立性,残差图和 Durbin-Watson 检验也可以提供一些统计依据。例 4-1 的残差图(图 4-18、图 4-19)和 Durbin-Watson 检验结果均显示该研究数据满足独立性。

3)正态性的判断:线性回归的"正态性"条件可以通过绘制标准化残差的直方图、茎叶图和正态概率分布图(P-P 图)来判断。单击图 4-4 所示的 SPSS 线性回归分析主对话框右侧的"Plots…"模块,打开"Linear Regression:Plots"对话框,如图 4-21 所示。该对话框的左下侧可见"Histogram"(直方图)和"Normal probability plot"(正态概率图)复选框,勾选后,SPSS 分析结果将提供残差的直方图和 P-P 图。图 4-22 和图 4-23 分别为例 4-1 的残差直方图和 P-P 图。由图可知,例 4-1 的数据满足正态性。

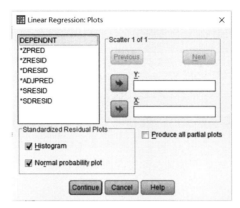

图 4-21 "Plots" 对话框

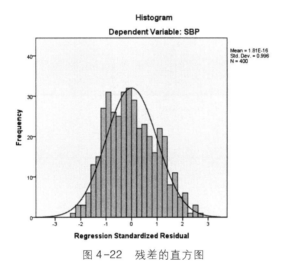

图 4-22 残差的直方图

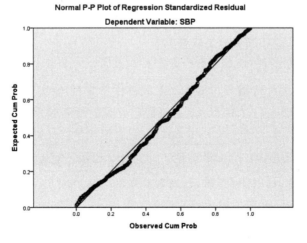

图 4-23 残差的 P-P 图

需要注意的是,如果数据不满足多重线性回归的线性、独立、等方差这 3 个条件,也会导致残差的直方图和 P-P 图呈现出非正态性。因此,建议在数据分析时先确认数据满足其他 3 个条件,再判断残差是否满足正态性。

4)方差齐性:图 4-21 所示的 SPSS 的"Linear Regression:Plots"对话框中部提供了绘制因变量和各种残差的散点图的功能。如果以因变量的标准化预测值"ZPRED"为横坐标,以标准化残差"ZRESID"为纵坐标,绘制散点图,则可得到如图 4-24 所示的标准化残差图。从图 4-24 可以看出,无论因变量 Y 的标准化预测值如何变化,标准化残差的取值基本在 ±2 之间且围绕 $Y=0$ 上下随机分布,说明数据服从方差齐性。

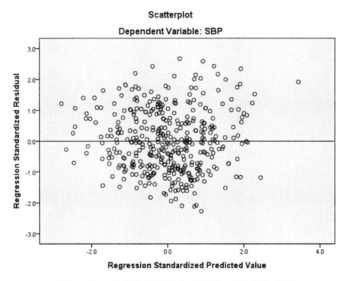

图 4-24 标准化预测值和标准化残差的散点图

此外,在"Linear Regression:Plots"对话框的右下方还有一个"Produce all partial plots"(生成所有偏相关图)对话框。如勾选了此对话框,SPSS 的分析结果中将提供以因变量 Y 为纵坐标,依次以各自变量为横坐标绘制的散点图(作用同散点图矩阵),可据此考察各自变量和因变量之间是否呈线性关系。

4. 模型预测效果的评价:如果研究者需要在该研究的基础上进行农村成年人的收缩压预测,可以根据上述分析结果写出多因素线性回归方程收缩压 $\hat{Y}=67.006+0.747\text{age}+9.876\ \text{HBP\_family\_history}+1.016\text{BMI}$,并对回归方程的预测效果进行评价。该回归方程的模型检验结果显示,$F=95.958$,$P<0.001$,方程有统计学意义。采用根据回归方程计算的 400 名研究对象的收缩压预测值 $\hat{Y}$ 和其收缩压实测值 Y 绘制因变量的预测值和实测值之间关系的散点图,如图 4-25 所示,可看到 400 名研究对象的散点基本分布在 45° 对角线周围,呈直线趋势,说明回归方程的预测结果尚可。但需注意的是,该方程的 R^2_{adj} 为 0.417,小于 0.5,使得该回归方程的实际预测价值不是很大,可能还有其他影响收缩压的重要变量未纳入方程。因此,尚不宜采用该回归方程预测农村成年人的收缩压水平,而只可用于该人群收缩压影响因素的筛选和评价。

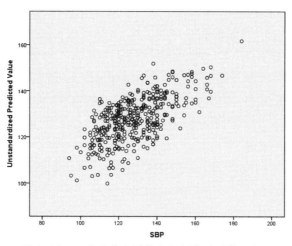

图 4-25　因变量的实测值和预测值关系的散点图

(三)其他

1. "Linear Regression：Options"对话框：如图 4-4 所示，SPSS 回归分析主对话框右侧有一个"Options…"(选择)模块，单击此模块可打开"Linear regression：Options"对话框(图 4-26)，在此处可以定义变量筛选时将自变量纳入和剔出模型的 F 值概率或偏 F 统计量标准。以常用的 F 值概率(即 P 值)标准为例，选择自变量时，P 值小于规定的"Entry"(纳入)标准的自变量被引入模型，大于"Removal"(剔除)标准的自变量被剔除出模型。SPSS 默认的纳入自变量的 P 值标准为 0.05，剔除自变量的 P 值标准为 0.10。研究人员可以根据数据特点和研究目的调整纳入和剔除变量的 P 值和 F 值标准。依据"Use probability of F"(P 值)选择自变量时，纳入自变量的 P 值标准应小于剔除自变量的标准；依据"Use F value"(偏 F 统计量)选择自变量时，纳入自变量的偏 F 统计量标准应大于剔除自变量的标准，否则将可能导致某个自变量刚被剔除出模型又被选择纳入模型，使得自变量筛选进入没有意义的往复循环。

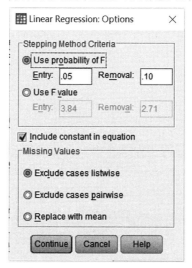

图 4-26　"Linear Regression：Options"对话框

2. "Next"对话框：如图 4 - 4 所示，SPSS 回归分析主对话框的"Dependent"和"Independent(s)"模块之间有"Previous"和"Next"两个按钮。将自变量拖选到"Independent(s)"模块中后，点击"Next"，这些被拖选的自变量将被定义为一个层（block）。重复上述操作，可以将自变量分为不同的层。点击"Previous"按钮，可以查看和修改前面定义的层。配合使用"Next"和"Method"部分的 5 种自变量选择方法（同一层中的自变量进入模型的方法相同，不同层的自变量可以选择不同方法进入模型），可以探索和确定自变量筛选的策略。

3. 自变量转换：例 4-1 中将自变量"年龄"作为连续变量进行分析，结果显示年龄的偏回归系数为 0.747，$t = 12.208$，$P<0.001$，说明年龄和收缩压的回归关系有统计学意义，年龄每增加 1 岁，农村成年人的收缩压平均增加 0.747mmHg。在进行数据分析时，可以根据研究目的和专业知识把"年龄"作为连续变量纳入方程，也可以将"年龄"转换为二分类或多分类变量进行分析。比如，以 65 岁为界，将连续变量"年龄"转换为二分类变量"年龄组"（变量名为"age_group"，年龄<65.0 岁为"中青年"，age_group = 1；年龄≥65.0 岁为"老年"，age_group = 2）进行线性回归分析。例 4-1 将"年龄"转换为二分类变量"年龄组"（其他自变量的设置保持不变）进行多因素线性回归分析的结果显示，"年龄组"自变量的偏回归系数 $b = 18.767$，$t = 4.029$，$P<0.001$，说明 65 岁及以上的老年人的收缩压比 65 岁以下的中青年人平均高 18.767mmHg。当然，也可以按照每 10 岁一组，将"年龄"转换为有序多分类变量"年龄 10 岁组"（变量名为"age_group_10"，赋值为：<25.0 岁 = 1，≥25.0 ~ 34.9 岁 = 2，35.0 ~ 44.9 岁 = 3，45.0 ~ 54.9 岁 = 4，55.0 ~ 64.9 岁 = 5，≥65.0 岁 = 6）进行多因素线性回归分析。分析结果显示，年龄 10 岁组变量有统计学意义（$P<0.001$），偏回归系数为 6.595，说明农村成年人年龄每增加 10 岁，收缩压平均增加 6.595mmHg。用户还可以尝试将"年龄"转换为无序多分类变量（<35.0 岁为"青年"，35.0 ~ 64.9 岁为"中年"，≥65.0 岁为"老年"），设置哑变量进行分析，并与前述分析结果进行比较。

连续型自变量究竟应该作为连续变量、二分类变量、有序多分类变量还是无序多分类变量纳入回归方程，用户可根据研究目的和专业背景知识进行判断，也可以进行不同的尝试，以尽量揭示和阐释清楚自变量和因变量之间的关系并为疾病预防和控制工作提供科学可行的参考依据为准。

小结

多重线性回归分析主要用于分析连续型因变量 Y 与多个自变量 X（可以是连续变量、二分类变量、无序多分类变量和有序多分类变量）间的数量依存关系。多重线性回归分析的主要作用为探索因变量的影响因素，进行预测和统计控制。

多重线性回归分析要求资料服从线性、独立、正态和等方差。但在医学研究中，有时候获得的研究数据并不能完全满足以上 4 个条件，此时可以采用变量变换使数据满足多重线性回归分析的条件，或者采用在线性模型的基础上发展起来的线性混合模型、广义估计方程、广义线性混合模型等进行数据分析。例如，进行农村居民健康状况调查时，若抽样时未能做到随机抽样而使抽得的研究对象村民嵌套于户,户嵌套于村,村嵌套于乡,乡嵌套于县,这种具有县-乡-村-户四级结构的调查数据中,从同一户或同一村、同一乡、同一县抽取的研究对象比从总体中随机抽取的个体更趋于相似,也就是具有相关性。这种具有层次(hierarchical)或嵌套(nested)结构的数据不满足最小二乘法原则对数据独立性的要求,进行数据分析时不可以直接采用多重线性回归,而应采用线性混合模型等适合非独立数据的统计分析方法,以便正确揭示调查数据的规律并发现不同层级的变量对研究结果的影响。对于不满足线性或方差不齐的数据,可以考虑采用曲线直线化和加权最小二乘法等统计分析方法。

对于线性回归分析的衍生模型、线性混合模型、广义估计方程、广义线性混合模型等,本书不做介绍,用户可参阅相关统计学专著和SPSS的"Help"菜单自行学习。

思考与练习

一、思考题

1. 多因素方差分析和多因素线性回归分析的区别与联系是什么?

2. 多因素线性回归分析的适用条件以及对因变量 Y 和自变量 X 的要求是什么?

二、计算分析题

请采用例 4-1 的数据(见 CH04-1. sav)完成下面的计算分析,思考和总结自变量赋值不同对数据分析和结果解释的影响。

1. 请用户练习将自变量"性别"变量分别赋值为"男 = 1,女 = 2""女 = 1,男 = 2""男 = 0,女 = 1""男 = 0,女 = 2"和"男 = 10,女 = 20",并进行多重线性回归分析(其他自变量的赋值同表 4-1),观察分析结果有何异同并解释分析结果。

2. 分别将"BMI"作为连续变量、有序分类变量(BMI<18.5 为体型偏瘦,赋值为 1;18.5≤BMI<24.0 为体型正常,赋值为 2;24.0≤BMI<28.0 为超重,赋值为 3;BMI≥28.0 为肥胖,赋值为 4)、无序分类变量(以"18.5≤BMI<24.0 属体型正常"为参照组,将"BMI<18.5 为体型偏瘦""24.0≤BMI<28.0 为超重"和"BMI≥28.0 为肥胖"设置为 3 个哑变量),其他变量的赋值同表 4-1,进行数据分析和结果解释,总结变量赋值对数据分析和结果解释的影响。

3. 思考和总结对于原本为计量资料的自变量进行多因素分析时,如何决定将其作为连续变量、二分类变量、有序多分类变量还是无序多分类变量纳入回归方程。

(赵亚玲　秦雪英)

第五章 Logistic 回归分析

在医学资料的研究中,经常需要对疾病及其危险因素之间的关系进行阐述,如高血压的发生与吸烟、饮酒、不健康的饮食习惯等危险因素的关系。像疾病发生与否这样的二分类因变量资料,在考虑影响因素较少且影响因素也为分类变量时,常用列联表整理数据,并且用 χ^2 检验进行统计分析。在说明这些危险因素关系的同时,还需要考虑到对一些混杂因素进行控制(排除)。当混杂因素很少且也为分类变量时,传统上使用 Mantel-Haenszel 分层 χ^2(M-H χ^2 检验)来检验变量之间的关联。这些方法能在一定程度上说明因素间的关系并控制混杂,但对因素间的交互以及各因素影响的大小和方向不能明确考察,同时分层因素较多时,有更大的样本量才能满足 χ^2 检验的适用条件。

第四章介绍的多重线性回归理论上要求其因变量为连续变量且服从线性、正态性、独立性、等方差性的假定条件。当因变量 Y 是二分类变量(如疾病的发生与否)时,其取值通常为"1(发生)"或"0(不发生)",而线性模型进行预报的范围为整个实数集$(-\infty, +\infty)$,预测值往往超出 $[0,1]$ 这一范围,出现不合逻辑的现象。同时,根据大量的观察,二分类的因变量与自变量的关系通常不是直线关系,而是 S 型曲线关系。由此,统计学家们开始探寻新的思路。在曲线回归中,往往先采用变量变换,使得曲线直线化,再进行直线回归方程的拟合。因此,进行曲线回归分析时需要寻找合适的变换函数对所预测的因变量加以变换,以便解决上述矛盾。logit 变换(logit transformation)的建立使得以上问题得以解决,形成了 Logistic 回归分析。

第一节 Logistic 回归理论回顾

Logistic 回归属于概率性非线性回归,目前常用于数据挖掘、疾病诊断、疾病预测等领域,如可以用于探讨引发疾病的危险因素,并根据危险因素预测疾病发生的概率;还可以用于实验研究中药物或毒物的剂量-效应分析、临床试验评价等。Logistic 回归的因变量可以是二分类的,也可以是多分类的,但是二分类的更为常用,更加容易解释。本节将重点介绍 Logistic 回归的基本模型、参数解释、模型拟合效果评价等方法。

一、方法模型

(一)回归模型

Logistic 回归是一种广义线性模型(generalized linear model),与多重线性回归分析有很多相同之处。它们的模型在形式上基本相同,都具有 $\beta_0 + \beta x$,其中 β_0 和 βx 是待求参数;其区别在于它们的因变量不同。多重线性回归直接将 $\beta_0 + \beta x$ 作为因变量,即 $\hat{Y} = \beta_0 +$

βx,而 Logistic 回归则通过函数 L 将 $\beta_0 + \beta x$ 对应一个状态 P,$P = L(\beta_0 + \beta x)$,然后根据 P 与 $1-P$ 的大小决定因变量的值。如果 L 是 Logistic 函数,就是 Logistic 回归;如果 L 是多项式函数,就是多项式回归。

如果直接将线性回归的模型应用到二分类变量的回归中,会造成方程两边取值区间不同以及普遍的非直线关系。若以因变量某个取值的概率作为方程的因变量,其估计值取值范围为 $[0,1]$,而方程右边取值范围是无穷小到无穷大,因此需引入 Logistic 回归。

若令因变量 Y 服从二项分布,其二分类取值为 $(0,1)$,即:

当 $Y = \begin{cases} 1 & \text{第 } i \text{ 个研究对象出现阳性结果（如发病、有效、阳性、死亡等）} \\ 0 & \text{第 } i \text{ 个研究对象出现阴性结果（如未发病、无效、阴性、生存等）} \end{cases}$

$Y = 1$ 的总体概率为 $P(Y = 1)$,对因变量 Y 有影响的因素有 m 个,称为自变量（independent variable）或解释变量（explanatory variable）,记为 $X_1, X_2, \cdots, X_m$,则 m 个自变量对应的 Logistic 回归模型见式（5-1）:

$$P = \frac{\exp(\beta_0 + \beta_1 X_1 + \beta_2 X_2 + \cdots + \beta_m X_m)}{1 + \exp(\beta_0 + \beta_1 X_1 + \beta_2 X_2 + \cdots + \beta_m X_m)} \tag{5-1}$$

其中,β_0 称为常数项或截距,$\beta_1, \beta_2, \cdots, \beta_m$ 称为 Logistic 回归模型的回归系数。

同理可知,阴性结果的概率为 $1 - P = \dfrac{1}{1 + \exp(\beta_0 + \beta_1 x_1 + \beta_2 x_2 + \cdots + \beta_m x_m)}$。

若用 Y 表示 m 个自变量的线性组合,则有 $Y = \beta_0 + \beta_1 x_1 + \beta_2 x_2 + \cdots + \beta_m x_m$

Y 与 P 之间的关系如图 5-1 所示:当 Y 趋近于 $+\infty$ 时,P 值接近于 1;当 Y 趋近于 $-\infty$ 时,P 值接近于 0,Y 值的增减呈对称的 S 型。Logistic 回归模型是一个概率型非线性回归模型,并且意味着自变量 $X_j (j = 1, 2, \cdots, m)$ 可任意取值,自变量的类型可以是计量资料,也可以是计数资料,或经赋值后的哑变量（dummy variable）。Logistic 回归模型的这一特点,很好地满足了生物学资料中不同变量的取值要求。

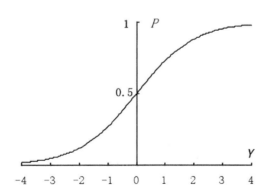

图 5-1　因变量与自变量的 S 型曲线关系示意图

对式（5-1）做 logit 变换,Logistic 回归模型可以变换成下列线性形式,见式（5-2）:

$$\text{logit}(P) = \ln\left(\frac{P}{1-P}\right) = \beta_0 + \beta_1 X_1 + \beta_2 X_2 + \cdots + \beta_m X_m \tag{5-2}$$

根据样本数据,就可以估计出 Logistic 回归模型的回归系数 $(b_0, b_1, b_2, \cdots, b_m)$,进而描述和分析反因变量与自变量之间的关系,并可计算在特定条件下阳性结果发生的概率。通过 logit 变换,logit(P)的取值范围就被扩展为以 0 为对称点的整个实数区间$(-\infty,+\infty)$,继而在自变量任何取值下,对 P 值的预测均有实际意义。同时,经实践证明,logit(P)往往和自变量呈线性关系,这样概率和自变量之间关系的 S 型曲线基本符合 logit 函数关系,实现了曲线的直线化。

Logistic 回归实质可以看作阳性结果的发生概率除以没有发生的概率,再取对数。就是这个不太繁琐的变换,改变了取值区间的矛盾以及因变量与自变量之间的曲线关系。所以,Logistic 回归从根本上解决了因变量不是连续变量怎么办的问题,而 Logistic 应用广泛的原因是许多现实问题跟它的模型吻合。

(二)Logistic 回归模型参数

Logistic 模型的线性化表达形式称为 logit 模型(式 5-2),其模型参数包括以下内容。

1. 常数项:β_0 表示所有自变量 X_j 均为 0 时个体发病与不发病概率之比的自然对数。常数项的具体含义在不同的研究设计中不完全相同,如基线状态下个体患病率、基线个体发病率等。对于这些数值的大小,研究者一般并不关心。

2. 回归系数:$\beta_j(j=1,2,\cdots,m)$ 表示自变量 X_j 改变一个单位时 logit(P)的改变量。

对比某一危险因素两个不同暴露水平 $x_j=e_1$ 与 $x_j=e_0$ 的发病情况(假定其他因素的水平相同),其比数比(odds ratio,OR)或优势比的自然对数见式(5-3)。

$$\ln OR_j = \ln\left[\frac{P_1/(1-P_1)}{P_0/(1-P_0)}\right] = (\beta_0+\beta_j e_1+\sum_{t\neq j}^m \beta_t X_t)-(\beta_0+\beta_j e_0+\sum_{t\neq j}^m \beta_t X_t) = \beta_j(e_1-e_0)$$

(5-3)

β_j 表示 OR_j 的自然对数值,即 $OR_j=\exp[\beta_j(e_1-e_0)]$。

β_j 表示在控制的其他变量条件下,自变量 X_j 与因变量 Y 调整的 OR_j 的自然对数值。设当 $X_j=\begin{cases}1 & 暴露\\0 & 非暴露\end{cases}$,$e_1-e_0=1$;当 $\beta_j>0$,即 β_j 为正值时,$OR_j=\exp(\beta_j)>1$,那么该因素为因变量的危险因素;当 $\beta_j<0$,即 β_j 为负值时,$OR_j=\exp(\beta_j)<1$,那么该因素为因变量的保护因素;当 $\beta_j=0$,$OR_j=\exp(\beta_j)=1$,那么该因素与因变量没有统计学关联。

由于 OR_j 值与模型中的常数项 β_0 无关,因此 β_0 在危险因素分析中通常视其为无效参数。

二、估计方法

(一)参数估计

通常,对观察资料的 Logistic 回归模型的参数进行估计时采用最大似然估计(maximum likelihood estimate,MLE)法,即对 n 例观察样本建立似然函数,见式(5-4):

$$L=\prod_{i=1}^n P_i^{Y_i}(1-P_i)^{1-Y_i} \quad (i=1,2,\cdots,n)$$

(5-4)

式中,$\prod_{i=1}^n$ 表示观察个体 1 到 n 的连乘积,$P_i=P(Y_i=1|X_1,X_2,\cdots,X_m)$ 表示第 i 例观

察对象在暴露条件的作用下阳性结果发生的概率,如果实际出现的是阳性结果,则取 $Y_i = 1$;否则取 $Y_i = 0$。

根据最大似然原理,选择参数的取值使得在一次抽样中得到现有样本的概率为最大,即似然函数 L 应该达到最大值。由于似然函数取对数后与原函数相同的最大值,为了简化计算,通常以对数似然函数 $\ln L = \sum_{i=1}^{n} [Y_i \ln P_i + (1 - Y_i) \ln(1 - P_i)]$ 计算最大值,计分法采用 Newton-Raphson 迭代法计算(通常需要借助软件进行)使对数似然函数达到极大值,此时参数的取值 b_0、b_1、b_2、$\cdots$、b_m 即为 β_0、β_1、β_2、$\cdots$、β_m 的最大似然估计,同时可以得到参数估计值的方差-协方差矩阵(对角线元素开平方为标准误 $S_{b_0}, S_{b_1}, S_{b_2}, \cdots, S_{b_m}$)。

(二)优势比估计

从式(5-3)中可知,某一因素 X_j 在两个不同水平上的优势比估计值为 $OR_j = \exp[\beta_j(e_1 - e_0)]$。$OR_j$ 的置信区间可以利用 b_j 的抽样分布来估计。在样本量较大的情况下,Logistic 回归模型参数的最大似然估计具有渐近正态性。可以利用正态近似法计算总体回归系数的 $100(1-\alpha)\%$ 置信区间,计算公式为 $b_j \pm U_{\alpha/2} SE(b_j)$。这样,$OR_j$ 的 $100(1-\alpha)\%$ 置信区间就可以用式(5-5)进行估计。

$$\exp[b_j \pm U_{\alpha/2} SE(b_j)] \tag{5-5}$$

三、假设检验

建立 Logistic 回归模型以后,仍需要对拟合的 Logistic 回归模型进行检验,即对整个模型的拟合情况进行全局检验、单个自变量即回归系数的检验以及对 Logistic 回归模型的拟合优度检验。不同的统计分析软件在对 Logistic 回归模型进行检验时所选择的方法及统计量的表达方式会有所不同。Logistic 回归模型要求进入模型的自变量必须对因变量有显著的解释能力,包含自变量的模型应比只包含常数项的零假设模型要好,这一点可通过对回归系数做检验进行判断。

(一)全局性的假设检验

回归模型建立后,需要对整个模型的拟合进行检验,从整体角度检验模型中的所有自变量是否与所研究事件的对数优势比存在线性关系。为此,需要对模型中的回归系数是否"全为0"进行假设检验。其假设为:

$$H_0: \beta_1 = \beta_2 = \cdots = \beta_m = 0$$

$$H_1: \beta_1, \beta_2, \cdots, \beta_m \ 不全为 0$$

进行全局检验的方法有似然比检验(likelihood ratio test)、计分检验(score test)和 Wald 检验(Wald test),其中以似然比检验最为常用。

1. 似然比检验:似然比统计量是两个模型的最大对数似然比之差的 -2 倍,假定引入变量较少的模型 I 的最大对数似然值为 $\ln L_0$,引入变量较多的模型 II 最大对数似然值为 $\ln L_1$,则似然比检验统计量为 $\chi^2 = -2\ln \dfrac{L_0}{L_1} = -2\ln L_0 - (-2\ln L_1)$。当无效假设 H_0 成立时,似然比统计量近似服从 χ^2 分布,自由度为自变量个数的改变量。在 Logistic 回归模型的全局检验中,模型 I 没有自变量,只有常数项。

这里还有一个似然(likelihood)的概念。似然即可能性或者概率,和其他的概率一样,其取值范围为[0,1]。Logistic 回归的似然函数 L 是每个样本数据的似然函数贡献量的乘积,因此有式(5-6):

$$L = \prod_{i=1}^{n} P_i^{Y_i} (1 - P_i)^{1-Y_i} \tag{5-6}$$

其中,Y_i 表示因变量,取值为 0 或 1;i 为观察个体的编号;P_i 是预测概率,根据对应观测个体的自变量 $(X_{i1}, X_{i2}, \cdots, X_{im})$ 和相应参数的估计值 $b_j(j=1,2,\cdots,m)$ 由式(5-1)计算获得。将以上似然函数 L 两边取对数,则有式(5-7):

$$\ln L = \sum_{i=1}^{n} \left[Y_i \ln P_i + (1 - Y_i) \ln(1 - P_i) \right] \tag{5-7}$$

式(5-7)中,$\ln L$ 为对数似然(log likelihood,LL)函数,其取值为 $(-\infty, 0)$。

由于似然函数 L 与对数似然函数 $\ln L$ 有相同的极值,因此应用中一般使用对数似然函数 $\ln L$ 进行估计。参数的最大似然估计值常采用 Newton-Raphson 迭代法计算,这一计算过程需要借助统计软件来完成。

2. 计分检验(score test):以包含某个或几个变量的模型为基础,保留模型中参数的估计值,并假设新增加的参数为零,计算似然函数的一阶偏导数(也称有效比分)及信息矩阵,两者相乘,便可得到计分检验的统计量 S。计分检验虽然不需要进行迭代,但需要进行矩阵计算,因此本节未给出具体的计算公式。计分检验的统计量亦近似服从 χ^2 分布,在样本量较小时,其结果较似然比检验更接近 χ^2 分布,其 I 类错误的可能性更小。

(二)单个自变量的假设检验

进行单个自变量的假设检验时,除需对模型的回归系数整体进行检验外,还需对模型中的每一个自变量的回归系数进行检验,判断其是否对模型有贡献。假设 $H_0: \beta_j = 0$ 时,其计算公式见式(5-8):

$$\chi_w^2 = \left(\frac{b_j}{SE(b_j)} \right)^2,\text{自由度为 1} \tag{5-8}$$

如果拒绝 $H_0: \beta_j = 0$,则表明该自变量 X_j 对模型的作用有统计学意义。

此外,也可以采用添加或删除某一自变量 X_j 的 $-2LL$ 改变量作为 χ^2 统计量来检验变量 X_j 对模型的贡献是否有统计学意义。需要注意的是,当回归系数的绝对值很大时,系数的估计标准误就会膨胀,导致统计量值变小,II 类错误发生概率增加。所以,在分析中,如果发现回归系数的绝对值很大,则似然比检验更为有用。

(三)模型拟合优度检验

在一般线性回归模型中,对模型拟合优度检验使用决定系数 R^2 来进行模型拟合的评价。R^2 反映了模型中所有自变量解释的因变量 Y 产生变异的百分比,其数值越接近 1,模型中自变量预测因变量 Y 的效果越好。因此,回归模型中通常用决定系数 R^2 或调整决定系数 R_{adj}^2 来评价模型拟合的效果。

在 SPSS 中可以用类似的广义决定系数（generalized coefficient of determination）R^2（Cox-Snell 广义决定系数 R_{CS}^2 和 Nagelkerke 广义决定系数 R_N^2）以及 Hosmer-Lemeshow 拟合优度检验。此外，ROC 曲线分析也可用来评价 Logistic 回归模型。

1. 广义决定系数：与线性模型中的决定系数相似，针对 Logistic 回归模型，结合模型似然对数值建立了类似于线性回归模型中的 R^2，由它来评价模型拟合优度的一种综合性指标。其中，Cox-Snell 广义决定系数 R_{CS}^2 于 1989 年由 Cox 和 Snell 两位学者提出，其计算公式见式（5-9）：

$$R_{CS}^2 = 1 - \left[\frac{L(0)}{L(\hat{\beta})} \right]^{2/n} \tag{5-9}$$

其中，$L(0)$ 为模型中只有常数项的对数似然值，$L(\hat{\beta})$ 为包含模型中所有自变量的模型对数似然值，n 是观察个体数量。R_{CS}^2 的取值亦与线性回归分析中的决定系数 R^2 相似，决定系数越大，说明变异中被模型解释的比例越大，模型预测的准确性越高。然而，Cox-Snell 广义决定系数最大值为 $R_{\max}^2 = 1 - f(x) = [L(0)]^{2/n}$，因此 $0 \leqslant R_{CS}^2 < 1$，这也是 Cox-Snell 广义决定系数的缺点之一，使得其解释变得困难。

为了让决定系数理论上能够等于 1，Nagelkerke 进一步修改了 Cox-Snell 广义决定系数，于 1991 年提出了最大调整决定系数 R_N^2（max-rescaled R-square），使得其 R_N^2 的取值在 $[0,1]$。Nagelkerke 决定系数的计算公式见式（5-10）。

$$R_N^2 = \frac{1 - [L(0)/L(\hat{\beta})]^{2/n}}{1 - [L(0)]^{2/n}}, \text{也就是 } R_N^2 = \frac{R^2}{R_{\max}^2} \tag{5-10}$$

这里值得注意的是，因为 Logistic 回归模型成功事件的概率越接近 0.5 方差越大，越远离 0.5 方差越小，所以 SPSS 软件中给出的决定系数与一般回归模型不完全相同，也被称为伪决定系数（pseudo-R-square），只能作为模型拟合优度的参考。

2. Hosmer-Lemeshow 拟合优度检验：当自变量数量增加时，尤其是将连续型自变量纳入模型之后，变量间不同取值的组合数量会很大。各组合下只有很少的观测例数，拟合优度的偏差检验和 χ^2 检验的自由度较大，结果会变得不可靠，有时二者的检验结果会出现不一致的现象，这时可以考虑使用 Hosmer-Lemeshow 拟合优度检验。此检验将观察对象分成 g 组（通常 $g \leqslant 10$），同时将数据整理成为 $g \times 2$ 列联表，采用 Pearson χ^2 检验获得 Hosmer-Lemeshow 统计量，比较每组不同因变量分类（$Y=0,1$）的实际观察频数与预测期望频数（由 Logistic 回归模型预测而来）。本检验的 H_0：模型拟合优良，若 H_0 成立时，检验统计量服从 $g-2$ 的 χ^2 分布。假设检验结果无统计学意义时（$P>0.05$），模型的预测值与观察值之间的差异无统计学意义，模型拟合较好。

Hosmer-Lemeshow（记为 H-L）统计量是一种类似于皮尔逊 χ_P^2 的统计量，记为 χ_{HL}^2，其计算公式如式（5-11）所示：

$$\chi_{HL}^2 = \sum_{g=1}^{G} \frac{(O_g - n_g \hat{p}_g)^2}{n_g \hat{p}_g (1 - \hat{p}_g)} \tag{5-11}$$

其中，G 代表分组数，且 $G \leqslant 10$；O_g 为第 g 组事件的实际数；n_g 为第 g 组中的样本例数;$\hat{p}_g$ 为第 g 组的预测事件概率;$n_g\hat{p}_g$ 为事件的预测数。在 H_0 成立时,χ^2_{HL} 统计量渐进服从自由度为 $g-2$ 的 χ^2 分布。

3. ROC 曲线评价模型的拟合优度:由式(5-1)获得预测概率后,可将预测概率 $\hat{p}$ 作为检验变量,因变量 Y 作为"金标准",按照 ROC 曲线分析方法,可以获得 ROC 曲线下的面积、ROC 曲线图等。曲线下面积越大,拟合效果越好。

除了以上几种方法外,偏差(deviance)检验、皮尔逊(Pearson)χ^2 检验、AIC 准则、SC 准则也可以用于模型拟合优度的评价。

四、其他有关问题

(一)变量的取值形式

1. Logistic 回归模型的自变量可以是无序分类变量、有序分类变量和数值变量。在回归模型中,回归系数 β 表示其他自变量不变,X 每改变一个单位时,所预测的 Y 的平均变化量。当 X 为连续变量时,这样解释没有问题;当 X 为二分类变量时,由于只存在两个类别间的比较,也可以对系数得到很好的解释;但是当 X 为多分类变量时,只拟合一个回归系数就不太合适了,此时需要使用哑变量方式对模型加以定义。另外,对同一资料进行分析时,变量的取值形式不同,参数的含义、量值甚至符号都可能发生变化。例如,年龄若以数值变量的形式作为自变量,则 $\exp(\beta)$ 的含义为每增加或减少 1 岁(或月,依照年龄取值单位)时的优势比,其实际意义不大。若自变量为生化指标,如血红蛋白,其结果更缺乏实际意义。因此,当自变量是数值变量时,可以将自变量按照大小分成若干组,记为 $1,2,\cdots,n$,这样在分析时可以得到不同水平的优势比,或根据分析中对差别不大的水平间进行合并处理,分析方式上更为灵活。无序分类变量常用(类别数-1)个哑变量来表示。对于有序分类变量,如果各等级间程度相同或相近,可赋值为"1""2""3""4"等按等级变量;若各等级间程度相差较大,可按无序多分类变量处理。

例如,SPSS 中对多分类变量的哑变量编码如下。假如年龄分为 4 组,其赋值方法见表 5-1。

表 5-1　以"$X \leqslant 35$"组为对照的年龄哑变量化赋值表

年龄(岁,X)	水平	J_1	J_2	J_3
$\leqslant 35$	1	0	0	0
$>35 \sim 40$	2	1	0	0
$>40 \sim 45$	3	0	1	0
>45	4	0	0	1

其中,$X \leqslant 35$ 的 3 个哑变量 $J_1 \sim J_3$ 赋值为 0,其他各水平对应的 $\exp(b_j)$ 为相对水平 1 的优势比。例如,水平 3 中 $>40 \sim 45$ 岁组相对水平 1($X \leqslant 35$ 岁)的优势比为 $\exp(b_2)$,而水平 4 与水平 2 的优势比为 $\exp(b_3 - b_1)$。

在哑变量分析结果中,会对分类变量先进行一个总体的检验,若 P 值为大于 0.05,表明从总体上讲,该自变量应当对因变量的影响无统计学意义,此时所有的哑变量都不用再纳入分析了,总的检验比分项的检验更有权威性;如果总的检验有差异,而有些哑变量无统计学意义,由于哑变量应当同进同出,原则上仍然应当在模型中纳入所有的哑变量,以保证哑变量所代表含义的正确性。否则,剔除部分哑变量将会导致参照水平的变化,从而使哑变量的具体含义也会发生改变。

2. 设置哑变量时要注意的问题:具体如下。

(1)参照水平的选择应从实际意义出发,否则在结果解释中将失去比较的意义。在有些分析中,会将一些难以分类的个体放进一类,归属为"其他",然后以哑变量的形式进行自变量的分析,由于研究者往往并不能明确与已知分类进行比较的"其他"的明确含义,从而使回归系数的解释无法说明实际含义。同时,也因为不同研究样本中的"其他"往往是不同的,这样研究结果之间难以相互进行比较。因此,不推荐选用"其他"作为参照水平。

(2)保证参照水平组应有一定的观测数量。一般认为,参照水平组的频数应不少于30或50例。参照水平频数过少,将导致其他与之相对比的水平参数估计的标准误增大,进而使置信区间扩大,精确度降低。

(3)如果不通过 Categorical 模型对分类自变量产生哑变量,而是自己通过计算过程产生,需要注意在逐步回归筛选自变量时,哑变量应该同时进入模型或者同时退出模型。而且,当分类自变量某一个或某几个取值水平存在缺失值时,SPSS 在进行统计分析时会将变量取值存在缺失值的记录删除,从而导致每次分析的数据集不同。

(4)自变量是有序资料时,可以考虑将自变量当作连续变量进行处理。这样考虑的前提是假定不同等级对于因变量的影响程度是一致的。例如,文化程度每增加一个等级,患孕期糖尿病的比数($\frac{P}{1-P}$)的自然对数增加幅度是相同的,这时可以将"文化程度"当作连续变量进行处理,得到的模型也更简洁,结果的解释也更方便。若自变量的不同等级对因变量的影响一致这一假设并不确认时,可以尝试将有序变量以哑变量或连续变量的方式分别引入模型,对模型中不同引入方式后的哑变量的回归系数间的等级关系进一步观察,并比较对两个模型的似然比检验,似然比正值等于两个模型的$-2LL$之差,自由度为两个模型中自变量个数之差;如果似然比检验无统计学意义,且各哑变量的回归系数间存在等级关系,可以将该自变量作为连续变量引入模型,否则推荐将等级资料以哑变量的方式引入模型。

(二)其他需要注意的问题

Logistic 回归克服了多重线性回归中的很多限制条件,尤其是回归系数所具有的流行病学意义,因此使用非常广泛。它不假定自变量与因变量之间是线性关系,也不假定残差服从正态分布,因此它可以处理非线性效应的问题,同时也能增加交互项或者乘幂项等。在实际工作中,Logistic 回归仍需注意以下几点。

1. 赋值:在因变量的赋值过程中,为了回归系数解释的方便,通常研究者将更感兴趣的结局赋值为1,而将另一类结局赋值为0。例如,研究吸烟、饮酒对低出生体重发生是否有影响,则将低出生体重赋值为1,正常体重赋值为0,若获得的回归系数为正(自变量与因变量为正相关关系),说明自变量为低出生体重的危险因素;若回归系数为负(自变量与因变量为负相关关系),则说明自变量为低出生体重的保护因素。

2. 多重共线性:与多元线性回归一样,若自变量间本身存在较强的线性关系,在 Logistic 回归中也会出现多重共线性(multicollinearity)的影响。随着自变量彼此关联性的增加,Logistic 回归系数的标准误将过度增加,检验效能降低。

3. 离群值(outliers):其存在亦会影响回归的结果,可以通过 SPSS 中的标化残差(standardized residuals)找到离群值(在检验水准为 0.01 时,标化残差若大于 2.58,即可以认为是离群值),进而剔除离群值或单独分析离群值的影响。

4. 样本量:由于 Logistic 回归采用最大似然估计(maximum likelihood estimate,MLE)获得参数的估计值,而最大似然估计又基于大样本近似正态分布的特点进行估计,因此样本量充足是保证估计可靠性的条件。当样本量过小时,估计值的可靠程度降低,甚至出现参数估计不收敛的状况。一般认为,每个自变量至少需要 15~20 例及以上的观察个体。也有分析中指出,每个自变量分类的最小样本量满足自变量个数的 10 倍才适宜进行估计。

第二节　Logistic 回归分析实例与 SPSS 操作

本节将通过实例来介绍非条件 Logistic 回归和条件 Logistic 回归分析的 SPSS 操作及结果的解释。

一、非条件 Logistic 回归案例

例 5-1　为探讨妊娠期糖尿病(GDM)与血压、血脂等因素的关系,某研究者对 912 名产妇进行病例对照研究。研究收集了文化程度、饮用咖啡、饮茶、孕前体重指数、糖尿病家族史、糖化血红蛋白、年龄、胎次等 10 个因素的资料,数据格式见表 5-2,各因素赋值见表 5-3(具体数据见数据文件 CH05-1.sav)。

表 5-2　孕期糖尿病危险因素研究数据格式

ID	a2	a3	a4	a5	a6	a7	a8	GDM
119126	2	0	0	3.00	0	5.10	4	0
119171	2	0	0	2.00	1	4.11	4	0
121417	2	0	1	3.00	0	4.78	3	0
124166	2	1	1	3.00	0	4.14	4	0
124748	2	1	0	3.00	0	4.63	3	0
125426	2	1	1	4.00	1	4.42	4	1
126271	2	0	0	4.00	0	4.51	3	0
126494	1	1	0	3.00	0	4.90	4	1

续表

ID	a2	a3	a4	a5	a6	a7	a8	GDM
126726	2	1	1	1.00	0	5.20	2	1
133100	3	0	1	4.00	0	4.42	1	0
133101	2	0	1	3.00	0	5.20	1	0
133535	2	0	0	1.00	0	4.32	4	0
...	...	...	...	...	...	...	...	...
134675	2	0	1	4.00	1	5.00	4	0

表 5-3　孕期糖尿病危险因素赋值表

变量名	变量名标签	变量赋值
ID	住院号	字符变量
a2	文化程度	1=硕博研究生;2=大专及本科;3=高中及以下
a3	孕前是否喝咖啡	0=不饮用;1=饮用
a4	孕前是否喝茶	0=不饮用;1=饮用
a5	孕前 BMI 等级	1=消瘦;2=正常;3=超重;4=肥胖
a6	糖尿病家族史	0=无家族史;1=有家族史
a7	糖化血红蛋白	连续变量
a8	孕妇年龄胎次分类	1=适龄初产妇;2=高龄初产妇;3=适龄二胎产妇;4=高龄二胎产妇
GDM	孕期并发糖尿病	0=未患糖尿病;1=患糖尿病

二、非条件 Logistic 回归的 SPSS 操作

(一)在 SPSS 数据窗口中建立变量

在 SPSS 数据窗口中建立"住院号""文化程度""孕前是否喝咖啡""孕前是否喝茶" "孕前 BMI 等级""糖尿病家族史""糖化血红蛋白""孕妇年龄胎次分类"等 10 个因素的 资料,数据格式见图 5-2。

(二)非条件 Logistic 回归分析的步骤

1. 调用 SPSS 中的"Binary Logistic"模块(图 5-3):"Analyze"—"Regression"—"Binary Logistic..."(统计分析—回归—二分类 Logistic 回归)。

2. 定义"Logistic Regression"对话框:如图 5-4 所示。

(1)"Dependent"(因变量):GDM。

(2)"Covariates"(自变量):a2、a3、a4、a5、a6、a7、a8。

(3)"Method"(方法):Enter。

"Logistic Regression"对话框具体选项的说明见表 5-4。

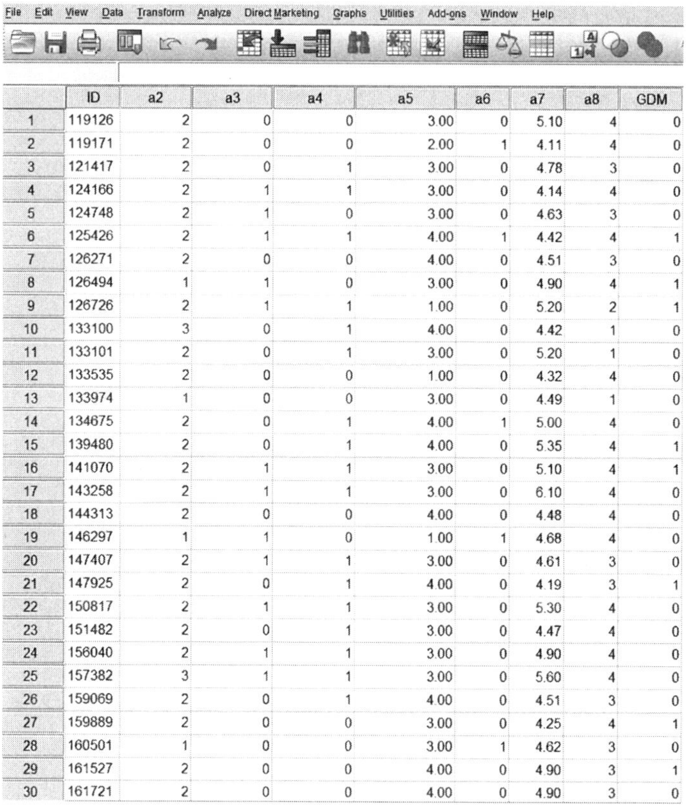

图5-2 例5-1中妊娠期糖尿病危险因素研究数据视图

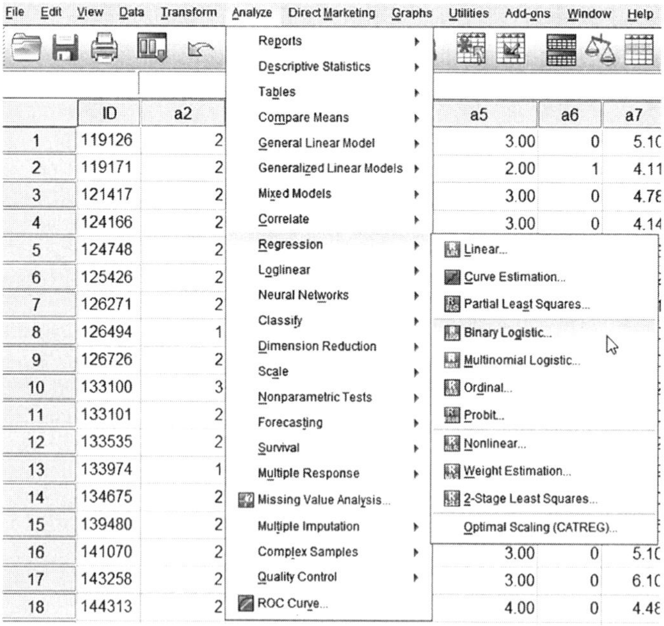

	ID	a2	a3	a4	a5	a6	a7	a8	GDM
1	119126	2	0	0	3.00	0	5.10	4	0
2	119171	2	0	0	2.00	1	4.11	4	0
3	121417	2	0	1	3.00	0	4.78	3	0
4	124166	2	1	1	3.00	0	4.14	4	0
5	124748	2	1	0	3.00	0	4.63	3	0
6	125426	2	1	1	4.00	1	4.42	4	1
7	126271	2	0	0	4.00	0	4.51	3	0
8	126494	1	1	0	3.00	0	4.90	4	0
9	126726	2	1	1	1.00	0	5.20	2	1
10	133100	3	0	1	4.00	0	4.42	1	0
11	133101	2	0	1	3.00	0	5.20	1	0
12	133535	2	0	0	4.00	0	4.32	4	0
13	133974	1	0	0	3.00	0	4.49	1	0
14	134675	2	0	1	4.00	1	5.00	4	0
15	139480	2	0	1	4.00	0	5.35	4	1
16	141070	2	1	1	3.00	0	5.10	4	1
17	143258	2	1	1	3.00	0	6.10	4	0
18	144313	2	0	0	4.00	0	4.48	4	0
19	146297	1	1	1	1.00	0	4.68	4	0
20	147407	2	1	1	3.00	0	4.61	3	0
21	147925	2	0	0	4.00	0	4.19	3	1
22	150817	2	1	1	3.00	0	5.30	4	0
23	151482	2	0	1	3.00	0	4.47	4	0
24	156040	2	1	1	3.00	0	4.90	4	0
25	157382	3	1	1	3.00	0	5.60	4	0
26	159069	2	0	1	4.00	0	4.51	3	0
27	159889	2	0	0	3.00	0	4.25	4	1
28	160501	1	0	0	3.00	1	4.62	3	0
29	161527	2	0	0	4.00	0	4.90	3	1
30	161721	2	0	0	4.00	0	4.90	3	0

图5-3 调用"Binary Logistic"模块

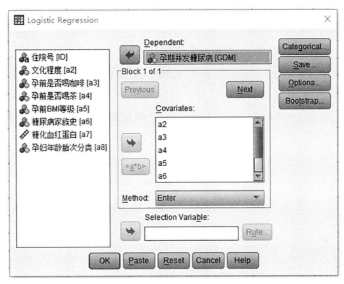

图 5-4 "Logistic Regression"对话框

表 5-4 "Logistic Regression"对话框相关操作选项说明

操作选项	说明
"Dependent"：GDM	选入因变量 GDM
"Covariates"：a2，a3，a4，a5，a6，a7，a8	选入自变量 a2、a3、a4、a5、a6、a7、a8，在这里有一个">a * b>"按钮,用于纳入交互作用,只要先将相应变量选中,然后单击此按钮,相应的交互项就会被纳入模型
"Method"下拉列表	自变量进入模型的筛选方法 "Enter"：强制进入法,SPSS 的默认选项,将所有的自变量全部放入模型之中 "Forward：Conditional"：条件似然比向前逐步法 "Forward：LR"：似然比向前逐步法 "Forward：Wald"：Wald 向前逐步法 "Back：Conditional"：条件似然比向后逐步法 "Back：LR"：似然比向后逐步法 "Back：Wald"：Wald 向后逐步法
"Selection Variable"	选入一个变量,并根据变量取值,通过"Rule"按钮进行筛选条件的限定。与"Data：Select cases"不同的是,这个操作只对本次操作进行个案的筛选

SPSS 提供了不同的筛选自变量的方法。

"Forward"(向前法):有 3 种,其原理与统计学理论中的逐步回归类似。SPSS 根据所选用方法(以 Conditional 法为例)中规定的检验水准(P 值)对所有的变量进行筛选,先将

P 值最小且小于检验水准(如检验水准为 0.05 时,$P<0.05$)的变量纳入模型,然后再计算剩余变量的统计量及 P 值,将剩余变量中 P 值满足条件且最小的变量纳入模型。此时,先前纳入模型的变量有可能受后面进入模型变量的影响而变得无统计学意义。因此,在每一步模型中纳入新变量后,SPSS 会对模型内的变量逐个筛选,确认是否有变量(一个或多个)可以剔除。这样"一进一出",直至模型外无新的变量可以纳入模型,模型中也无可以剔除的变量,此时 SPSS 将得到最终结果。3 种向前法选入自变量时均采用 Score 检验,而剔除自变量的标准不同,以下分别进行介绍。

1)"Forward:Conditional"(基于条件参数估计的向前逐步回归法):纳入自变量采用 Score 统计检验结果,剔除自变量采用条件参数估计似然比检验结果。

2)"Forward:LR"(基于最大似然估计的向前逐步回归法):纳入自变量采用 Score 检验统计量,剔除自变量采用最大偏似然估计的似然比检验结果。

3)"Forward:Wald"(基于 Wald 统计量的向前逐步回归法):纳入自变量采用 Score 检验统计量,剔除自变量采用 Wald χ^2 检验结果。

"Backward"(向后法):先把所有变量放入模型,然后按照相应的标准一个接一个地剔除,对于被剔除的变量,不再考虑其是否可能被再引入模型。SPSS 提供了 3 种向后法,分别如下。

1)"Backward:Conditional"(基于条件参数估计的向后逐步回归法):剔除变量采用条件参数估计的似然比检验结果。

2)"Backward:LR"(基于最大似然估计的向后逐步回归法):剔除变量采用最大偏似然估计的似然比检验结果。

3)"Backward:Wald"(基于 Wald 统计量的向后逐步回归法):剔除变量采用 Wald χ^2 检验结果。

在筛选方法中,基于条件参数估计和偏最大似然估计的方法都比较可靠,有些学者认为以后者为佳。基于 Wald 统计量的检验在进行估计(包括基于 Wald 统计量估计的参数的置信区间)时未考虑各因素的综合作用,若因素间存在共线性,则结果不可靠,请在使用时谨慎考量。还需要注意的是,逐步回归所获得的结果是保证此时获得的模型最大似然函数值最大,并不能保证此时的模型预测精度最高。最终模型的选择仍需要获得专业理论的支持。后面我们将演示不同自变量筛选方法对同一数据进行拟合的结果。

3. 定义 Logistic 回归"Categorical"对话框:如图 5-5 所示。

(1)"Categorical Covariates"(分类变量):a2,a8。

(2)"Change Contrast"—"Reference Category"—"First"(改变对照—参照分类—第一分类)—"Change"—"Continue"。

图 5-5 显示的是为"Categorical"按钮进行哑变量设定,当自变量是无序分类变量或连续变量时,在自然单位改变且实际解释意义不大时,都可以选用这一按钮进行哑变量的设定。在输出结果中会给出每个变量的哑变量的具体编码结果。在进行结果解释时,请注意对"Reference Category"的设定。具体解释请参照案例中的详解。

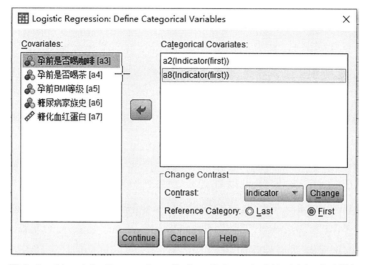

图 5-5　"Logistic Regression：Define Categorical Variables"对话框

"Logistic Regression：Define Categorical Variables"对话框中具体操作的解释见表 5-5。

表 5-5　"Logistic Regression：Define Categorical Variables"对话框相关操作选项说明

操作选项	说明
"Covariates"	列出所有入选的自变量
"Categorical Covariates"	选入需要进行哑变量设置的自变量
"Contrast"下拉列表	列表中给出了各种哑变量的编码方法："Indicator"是 SPSS 的默认方法，可以将"Last"（最后一个分类）或"First"（第一个分类）作为参照，其他分类与该分类进行比较；此外，还有"Simple""Difference""Helmert""Repeated""Polynominal"和"Deviation"等设定哑变量的方法

SPSS 的"Categorical"子对话框中提供了以下几种对比方式。

"Indicator"（指示对比）：用于指定某一分类变量的参照水平，这时计算出来的参数 β_j 是以该变量的最后一个水平（在"Reference Category"中选择"Last"）或第一个水平（在"Reference Category"中选择"First"）作为参照水平。在例 5-1 中，"Reference Category"均为"First"，"孕妇年龄胎次分类"（a8）以"适龄初产"作为参照水平。

"Simple"（简单对比）：可以计算该分类变量的各水平与参照水平相比的 β_j 值。对于例 5-1 而言，当"Reference Category"中所选择的所有哑变量的参照水平都是"Last"或"First"时，"Simple"与"Indicator"的选项是一样的。

"Difference"（差别对比）：分类变量某个水平与其前面的所有水平平均值进行比较。此法与 Helmert 法相反，因此也叫反 Helmert 法。例如，水平 2 与水平 1 相比；水平 3 与水平 1、2 的平均值相比，以此类推。如果在某水平系数变小且无统计学意义（$P>0.05$）时，说明该分类变量对风险率产生的影响在该水平处达到"停滞"状态。此选项常用于有序的分类变量(如药物剂量,假设研究者将其作为无序多分类的自变量进行分析),对于无序分类变量则无实际意义。

"Helmert"(赫尔默特对比):分类变量某水平与其后面各水平平均值进行比较。如果在某水平系数增大且有统计学意义时,说明该分类变量自该水平起开始对风险率产生影响。此对比方式同样也适用于有序的分类变量。

"Repeated"(重复对比):分类变量的各水平与其前面相邻的水平相比较(第一水平除外),此时以"前一水平"为参照水平。

"Polynomial"(多项式对比):仅用于数字型的分类变量。无效假设是假设各水平是等距离的(可以是线性的关系,也可以是立方、四次方的关系)。例如,年龄每增加10岁,分娩低出生体重儿的危险增加幅度是一样的,但实际情况常常与此相反,如在20岁年龄段和30岁年龄段,年龄都增加10岁,所增加的娩出低出生体重儿的危险肯定是不一样的,具体情况需根据具体的研究课题进行分析。

"Deviation"(离差对比):除了所规定的参照水平外,其余每个水平均与总体水平相比,此时每个水平的回归系数都是相对于总体水平而言的改变量。对于那个参照水平而言,它的回归系数可以通过其他$n-1$个回归系数算出来,等于0减去其他几个水平回归系数的代数和,即此时n个水平的回归系数的代数和为0。

4. 定义 Logistic 回归"Save"对话框:如图5-6所示。

√ "Probabilities"(预测概率)。

√ "Group membership"(按照预测概率判断分类)。

√ "Standardized"(标准化残差)。

"Continue"。

图5-6 为"Logistic Regression:Save"对话框的示意图。在回归分析中,有很多分析过程数据对结果的解释也非常重要,如每个观测个体的预测值和残差等。

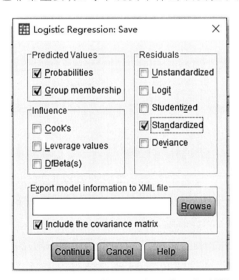

图5-6 "Logistic Regression:Save"对话框

"Logistic Regression：Save"对话框具体操作的解释见表5-6。

表5-6 "Logistic Regression：Save"对话框相关操作选项说明

操作选项	说明
"Predicted Values"复选框	
"Probabilities"	保存每一个体的预测概率
"Group membership"	保存每一个体根据预测概率判断的归类
"Influence"复选框	
"Cook's"	保存每一个体的 Cook's 值
"Leverage values"	保存每一个体的杠杆值
"DfBeta(s)"	保存剔除了该观察个体后回归系数 β 值的变化
"Residuals"复选框	
"Unstandardized"	保存每一个体的非标准化残差
"Logit"	保存每一个体的 Logit 残差
"Studentized"	保存每一个体的学生化残差
"Standardized"	保存每一个体的标准化残差
"Deviance"	保存每一个体的 deviance 残差
"Export model information to XML file"	将模型信息存储为 .xml 网页文件
"Include the covariance metrix"	将其方差矩阵信息保存在 .xml 网页文件中

5. 定义 Logistic 回归"Option"对话框：如图5-7所示。

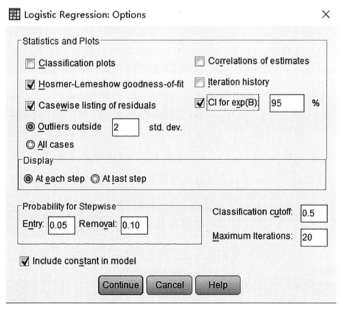

图5-7 "Logistic Regression：Option"对话框

　　√ "Hosmer-Lemeshow goodness-of-fit"（Hosmer-Lemeshow 拟合优度检验）。

　　√ "Casewise listing of residuls"（观察个体或标化残差大于某值的个体）。

　　√ "CI for exp(β)：95%"（OR 值的置信度。此处由于软件设置问题,图上显示的 "B"即为β,后述内容亦有此情况,不再做相应说明）。

　　"Continue"。

　　"OK"。

　　图5-7 为"Logistic Regression：Option"对话框,弹出对话框后,可以得到关于模型的拟合优度检验以及 OR 值及其置信区间等。

　　"Logistic Regression：Option"对话框具体操作的解释见表5-7。

表5-7 "Logistic Regression：Option"对话框相关操作选项说明

操作选项	说明
"Statistics and Plots"复选框	
"Classification plots"	显示因变量的预测模型分类与实际分类之间关系的分类图
"Hosmer-Lemeshow goodness-of-fit"	显示模型拟合优度检验的结果
"Casewise listing of residuals"	显示每一观察个体或标准化残差大于某个值的个体（在检验水准为 0.05 时,通常设定超过 2 倍标准差的观察个体为离群值）,在结果中输出预测概率值、因变量模型预测分类与实际分类结果、非标准化残差及标准化残差
"Correlation of estimates"	输出参数估计值之间的相关系数矩阵,包括常数项
"Iteration history"	迭代过程中每一步的参数估计值和负二倍对数似然值（$-2LL$）
"CI for exp(β)"	输出优势比 OR 的置信区间,默认置信度为95%
"Display"单选按钮	
"At each step"	输出迭代过程中每一个模型的详细信息
"At last step"	输出迭代过程中最后一个模型的详细信息
"Possibility for Stepwise"选项	
"Entry"	设定引入变量,进入模型的检验水准,默认为 $\alpha = 0.05$
"Removal"	设定将变量从模型中剔除的检验水准,默认为 $\alpha = 0.10$
"Classification cutoff"	设定产生分类表的预测概率判定值,一般默认为 0.5,小于 0.5 分为一类,其他为另一类
"Maximum Iterations"	设定最大允许迭代次数,默认为 20 次
"Include constant in model"	说明模型是否包含常数项,默认为包含常数项;如果模型中不需要包含常数项,可以将其前面复选框中的"√"去掉

（三）SPSS 输出结果及其解释

图 5-8 中给出了纳入分析的观察个体数、缺失观察个体数、未纳入分析的观察个体数及其所占比例等信息。

Case Processing Summary

Unweighted Cases[a]		N	Percent
Selected Cases	Included in Analysis	912	100.0
	Missing Cases	0	.0
	Total	912	100.0
Unselected Cases		0	.0
Total		912	100.0

a. If weight is in effect, see classification table for the total number of cases.

图 5-8 输出的基本信息

图 5-9 中给出了因变量的原数据编码和计算分析时的编码。

Dependent Variable Encoding

Original Value	Internal Value
未患糖尿病	0
患糖尿病	1

图 5-9 编码信息

图 5-10 中给出了哑变量设置的编码方法。对于有四分类的"孕妇年龄胎次分类"变量，计算机自动产生了 3 个哑变量；对于三分类的"文化程度"变量，计算机则产生了 2 个哑变量。

Categorical Variables Codings

		Frequency	Parameter coding (1)	(2)	(3)
孕妇年龄胎次分类	适龄初产妇	539	.000	.000	.000
	高龄初产妇	26	1.000	.000	.000
	适龄二胎产妇	206	.000	1.000	.000
	高龄二胎产妇	141	.000	.000	1.000
文化程度	硕博	131	.000	.000	
	大学大专	652	1.000	.000	
	高中及以下	129	.000	1.000	

图 5-10 哑变量的编码信息

图 5-11 给出了模型中只有常数项而没有自变量时，SPSS 根据 P 值是否大于 0.5，将观察对象判断为是否出现阳性结果，即是否患妊娠期糖尿病。首先给出的模型不含任何

自变量,而只有常数项(即无效模型)时的输出结果,这时的模型是 $logit(P)=\beta_0=-1.17$,

$P=\dfrac{\exp(\beta_0)}{1+\exp(\beta_0)}=\dfrac{\exp(-1.17)}{1+\exp(-1.17)}=0.2368$。因此,所有人的预测概率均为样本率估计值 $P=$

0.2368,将所有观察对象均判定为未患孕期糖尿病,正确预测的比例为76.3%,实际上就是 $696/912=0.7631$。这也意味着,原来912名观察个体中未患妊娠期糖尿病的有696人,患有妊娠期糖尿病的有216人,如果每个个体都分类到未患妊娠期糖尿病时,可以得到正确预测比例为76.3%。

Block 0: Beginning Block

Classification Table[a,b]

Observed			Predicted		
			孕期并发糖尿病		Percentage Correct
			未患糖尿病	患糖尿病	
Step 0	孕期并发糖尿病	未患糖尿病	696	0	100.0
		患糖尿病	216	0	.0
	Overall Percentage				76.3

a. Constant is included in the model.

b. The cut value is .500

图5-11 预测分类结果

图5-12给出了模型中只有常数项而没有自变量时的回归系数及其检验结果。这里的"B"实际上等于 $logit(P)=\ln(\dfrac{P}{1-P})=\ln(\dfrac{216/912}{1-216/912})=-1.17$。"S.E."是参数的渐进标准误,由Newton-Raphson迭代产生的信息矩阵值逆矩阵的对角元素开方获得。Wald $\chi^2=\left(-\dfrac{1.17}{0.078}\right)^2=225.68$,$P<0.001$,即 χ^2 值在225.68时自由度为1所对应的 P 值。

Variables in the Equation

		B	S.E.	Wald	df	Sig.	Exp(B)
Step 0	Constant	-1.170	.078	225.680	1	.000	.310

图5-12 模型中只有常数项而没有自变量时的回归参数结果

图5-13中输出了当前未引入模型的变量的计分检验(score test)结果,其意义为向当前模型中引入某变量(如a3)时,该变量回归系数是否等于0的计分检验假设。对于取值水平为二分类的自变量来说,计分检验的 χ^2 值等于由该自变量与因变量构成的四格表的Pearson χ^2 单变量分析的结果。在将每个自变量放入模型之前,应采用计分检验方法,检验某一自变量与因变量之间的关联。结果显示,在0.05的检验水准下,a5、a6、a7、a8与因变量间的关联均有统计学意义,而a2、a3、a4则与因变量间的关联没有统计学意义。在"Overall Statistic"的结果中也给出了所有的自变量都进入方程后的计分检验结果,得

到 Score χ^2 值为 90.375，$P<0.001$，说明模型的全局检验有统计学意义。

Variables not in the Equation

			Score	df	Sig.
Step 0	Variables	a2	5.102	2	.078
		a2(1)	.010	1	.920
		a2(2)	2.771	1	.096
		a3	.338	1	.561
		a4	.423	1	.515
		a5	24.750	1	.000
		a6	9.308	1	.002
		a7	31.667	1	.000
		a8	27.181	3	.000
		a8(1)	21.217	1	.000
		a8(2)	.615	1	.433
		a8(3)	2.025	1	.155
	Overall Statistics		90.375	10	.000

图 5-13　单变量分析的结果

图 5-14 中基于无效模型，开始分析引入的自变量。由于本例未进行变量筛选，因此标题为"Block 1：Method ＝ Enter"。模型同时引入 10 个自变量（包含哑变量），自由度 ＝ 10。图中显示了模型系数的全局性检验（omnibus test）结果。自变量筛选的方法是 Enter 法，所有自变量纳入模型拟合。"Step"表示每一步与之前一步比较的似然比检验结果；"Block"表示"Block 1"和"Block 0"比较的似然比检验结果；"Model"表示前一个模型与当前模型的似然比检验结果。对于 Enter 法，这三种检验结果是一致的，似然比卡方值为 90.787，自由度（df）＝ 10，$P<0.001$，说明在自变量中至少有一个与因变量的关联有统计学意义。

Block 1：Method ＝ Enter

Omnibus Tests of Model Coefficients

		Chi-square	df	Sig.
Step 1	Step	90.787	10	.000
	Block	90.787	10	.000
	Model	90.787	10	.000

图 5-14　模型系数的全局性检验

图 5-15 中显示了 Cox-Snell 广义决定系数（$R^2_{CS}=0.095$）和 Nagelkerke 广义决定系数（$R^2_N=0.142$）。$-2\ln L_1 = 907.693$。

Model Summary

Step	-2 Log likelihood	Cox & Snell R Square	Nagelkerke R Square
1	907.693[a]	.095	.142

a. Estimation terminated at iteration number 5 because parameter estimates changed by less than .001.

图 5-15　"Model Summary"结果

图 5-16 给出了 Hosmer-Lemeshow 拟合优度检验的结果,其 P 值为 0.981,无统计学意义,说明基于模型预测概率得到的预测频数分布与实际观测频数分布之间的差异没有统计学意义,可以理解为模型拟合较好。图中的 χ^2 值由图 5-17 中预测概率分组后整理数据计算得到的 χ^2 值获得,自由度(df)为 8。

Hosmer and Lemeshow Test

Step	Chi-square	df	Sig.
1	2.003	8	.981

图 5-16　Hosmer-Lemeshow 拟合优度检验

Contingency Table for Hosmer and Lemeshow Test

		孕期并发糖尿病 = 未患糖尿病		孕期并发糖尿病 = 患糖尿病		Total
		Observed	Expected	Observed	Expected	
Step 1	1	84	84.797	7	6.203	91
	2	82	81.050	9	9.950	91
	3	79	78.450	12	12.550	91
	4	77	75.904	14	15.096	91
	5	74	73.208	17	17.792	91
	6	67	70.194	24	20.806	91
	7	71	67.372	20	23.628	91
	8	63	63.778	28	27.222	91
	9	56	58.064	35	32.936	91
	10	43	43.184	50	49.816	93

图 5-17　预测概率分组

图 5-18 中给出了模型中引入的 7 个自变量,由 7 个自变量获得预测概率大于等于 0.5 时,观测个体被"预测"到或"判定"到患病组(预测分类为 1);反之,如果预测概率小于 0.5,观测个体被"预测"到或"判定"到未患病组(预测分类为 0)。此处的 912 例研究对象中,共有 704(676+28)例判断正确,由此可以计算出总正确率为 704/912 = 77.2%。灵敏度和特异度也可以由图中数据计算得到。

图 5-19 中输出了模型中各自变量的偏回归系数及其标准误、Wald χ^2、自由度、P 值以及 OR 值〔即表格最右侧的 exp(β)〕。在检验水准为 0.05 水平时,a5、a6、a7、a8 与

Classification Table[a]

Observed			Predicted		
			孕期并发糖尿病		Percentage Correct
			未患糖尿病	患糖尿病	
Step 1	孕期并发糖尿病	未患糖尿病	676	20	97.1
		患糖尿病	188	28	13.0
	Overall Percentage				77.2

图 5-18　预测分类结果

GDM 的关联有统计学意义,而 a2、a3、a4 与 GDM 的关联没有统计学意义,说明在妊娠期糖尿病的影响因素中,孕前 BMI 等级、糖尿病家族史、糖化血红蛋白以及孕妇年龄胎次分类均对疾病的发生有统计学意义的影响,而文化程度、孕前是否喝咖啡、孕前是否喝茶则影响较小。同时,由每个自变量对应的 exp(β) 可获得每个自变量的优势比(OR)及其 95% 的置信区间。例如,a6(糖尿病家族史)可以这样解释:变量赋值由 0 变为 1,即在调整了其他因素后,由无糖尿病家族史变为有糖尿病家族史,其妊娠期糖尿病发生的自然对数值为 1.919,优势比改变了 1.919 倍,表示有糖尿病家族史会增加妊娠期糖尿病的患病风险,即糖尿病家族史是疾病的危险因素。而 a8 由于做了哑变量设置,其优势比改变的解释则为调整了其他因素后,高龄初产妇发生妊娠期糖尿病的风险增加,是适龄初产妇的 6.606 倍,适龄二胎和高龄二胎产妇的妊娠期糖尿病发病风险分别是适龄初产妇的 1.374 倍和 1.250 倍。

Variables in the Equation

		B	S.E.	Wald	df	Sig.	Exp(B)	95% C.I.for EXP(B)	
								Lower	Upper
Step 1[a]	a2			3.625	2	.163			
	a2(1)	.389	.262	2.209	1	.137	1.476	.883	2.466
	a2(2)	.608	.321	3.585	1	.058	1.837	.979	3.448
	a3	-.118	.208	.321	1	.571	.889	.592	1.336
	a4	.027	.180	.023	1	.879	1.028	.722	1.463
	a5	.488	.110	19.726	1	.000	1.630	1.314	2.022
	a6	.652	.212	9.446	1	.002	1.919	1.266	2.907
	a7	.721	.131	30.294	1	.000	2.057	1.591	2.660
	a8			19.905	3	.000			
	a8(1)	1.888	.433	18.987	1	.000	6.606	2.826	15.443
	a8(2)	.318	.204	2.437	1	.119	1.374	.922	2.047
	a8(3)	.223	.227	.965	1	.326	1.250	.801	1.951
	Constant	-6.815	.796	73.378	1	.000	.001		

a. Variable(s) entered on step 1: a2, a3, a4, a5, a6, a7, a8.

图 5-19　模型中的自变量信息

最后,在图5-20中可以看到对应编号的观察个体的标准化残差大于2,被定义为离群值。另外,在"Save"按钮中,我们选中了个体"PRE_1"(预测概率)、"PGR_1"(预测类别)和"ZRE_1"(标准化残差),这些数据都保存在原始数据中(图5-21),也可以根据这些具体的数据解读结果。

Casewise List[b]

Case	Selected Status[a]	Observed 孕期并发糖尿病	Predicted	Predicted Group	Temporary Variable Resid	ZResid
105	S	1**	.046	0	.954	4.533
121	S	1**	.130	0	.870	2.588
217	S	1**	.109	0	.891	2.857
289	S	1**	.117	0	.883	2.752
458	S	1**	.081	0	.919	3.364
494	S	1**	.089	0	.911	3.203
500	S	1**	.095	0	.905	3.082
505	S	1**	.130	0	.870	2.582
530	S	1**	.122	0	.878	2.683
563	S	1**	.117	0	.883	2.747
636	S	1**	.119	0	.881	2.722
679	S	1**	.129	0	.871	2.599
684	S	1**	.133	0	.867	2.555
689	S	1**	.114	0	.886	2.782
691	S	1**	.117	0	.883	2.744
705	S	1**	.041	0	.959	4.812
729	S	1**	.097	0	.903	3.047
762	S	1**	.068	0	.932	3.691
775	S	1**	.134	0	.866	2.547
805	S	1**	.067	0	.933	3.731
816	S	1**	.062	0	.938	3.895

a. S = Selected, U = Unselected cases, and ** = Misclassified cases.

b. Cases with studentized residuals greater than 2.000 are listed.

图5-20 离群值信息

三、频数表格式的非条件 Logistic 回归案例

在例5-1中,数据格式资料为原始数据,也是大多数 Logistic 回归模型分析的一般数据格式。如果自变量均为分类变量时,还可以将数据整理成为频数表格式,分析时注意加权即可。

PRE_1	PGR_1	ZRE_1
.25765	0	-.58914
.16670	0	-.44727
.23741	0	-.55796
.13694	0	-.39832
.19461	0	-.49156
.37781	0	1.28329
.28890	0	-.63740
.15323	0	2.35078
.40412	0	1.21430
.26174	0	-.59543
.23475	0	-.55387
.06928	0	-.27283
.10807	0	-.34808
.50931	1	-1.01881
.41050	0	1.19836
.24077	0	1.77574
.39483	0	-.80773
.26561	0	-.60140
.10034	0	-.33396
.19666	0	-.49478
.24897	0	1.73681
.26812	0	-.60527
.18464	0	-.47587
.21539	0	-.52395
.36151	0	-.75247
.29458	0	-.64621
.15824	0	2.30641
.25971	0	-.59230
.34992	0	1.36300
.34992	0	-.73367

图5-21 数据表中的预测值

（一）SPSS 的数据格式

例5-2 现进行一项新生儿出生结局与孕期行为及妊娠期糖尿病的关系研究,以早产作为出生结局指标,研究孕期并发糖尿病、孕期多维营养素补充与早产结局之间的关系。SPSS 数据格式见图5-22,各因素的赋值见表5-8(数据文件见 CH05-2. sav)。

（二）SPSS 的操作步骤

1. 定义频数资料并进行加权："Data"—"Weight Cases"（加权）—"Weight cases by"—"a4"。

a1	a2	a3	a4
1.00	1.00	.0	22.00
1.00	.0	.0	16.00
.0	1.00	.0	172.00
.0	.0	.0	98.00
1.00	1.00	1.00	45.00
1.00	.0	1.00	32.00
.0	1.00	1.00	142.00
.0	.0	1.00	100.00

图 5-22　新生儿出生结局研究的数据格式

表 5-8　新生儿出生结局危险因素研究赋值表

变量名	变量名标签	变量赋值
a1	孕期并发糖尿病	0 = 未患糖尿病；1 = 患糖尿病
a2	多维营养素补充	0 = 补充；1 = 未补充
a3	是否早产	0 = 足月产；1 = 早产
a4	人数	频数资料

2. 进入 Logistic 分析模块："Analysis"—"Regression"—"Binary Logistic..."。

3. 定义 Logistic 模块对话框："Dependent"—"a3"；"Covariates"—"a1，a2"；"Method"—"Enter"。

4. 定义 Logistic 回归"Save"对话框：具体如下。

√ "Probabilities"；

√ "Group membership"；

√ "Standardized"；

"Continue"。

5. 定义 Logistic 回归"Option"对话框：具体如下。

√ "Hosmer-Lemeshow goodness-of-fit"；

√ "Casewise listing of rediduls"；

√ "CI for exp(β)：95 %"；

"Continue"；

"OK"。

（三）SPSS 的输出结果及解释

分析内容与例 5-1 相似，因此仅选取主要结果进行解释，如图 5-23 所示。结果表明，a1（妊娠期糖尿病）与早产的关联有统计学意义，其 OR 值 = 2.252，意味着有妊娠期糖尿病孕妇的新生儿早产的风险是没有妊娠期糖尿病孕妇的新生儿早产风险的 2.252 倍，而孕期营养素的补充对早产影响不大。

Variables in the Equation

		B	S.E.	Wald	df	Sig.	Exp(B)	95% C.I.for EXP(B)	
								Lower	Upper
Step 1ª	a1	.812	.217	13.957	1	.000	2.252	1.471	3.448
	a2	-.172	.166	1.079	1	.299	.842	.608	1.165
	Constant	-.004	.135	.001	1	.976	.996		

a. Variable(s) entered on step 1: a1, a2.

图 5-23　模型中的自变量信息

四、自变量筛选实例

对于自变量纳入方程的方法,SPSS 提供了多种选项。仍以例 5-1 为例,我们对比一下不同自变量筛选的模型差别。SPSS 数据格式及哑变量设置不变,将自变量进行拟合的方式改为"Forward"。

(一)SPSS 的操作步骤

1. 调用 Logistic 分析模块:"Analysis"—"Regression"—"Binary Logistic…"。

2. 定义 Logistic 模块对话框:"Dependent"—"GDM";"Covariates"—"a2,a3,a4,a5,a6,a7,a8";"Method"—"Forward";"LR"。

3. 定义 Logistic 回归"Categorical"对话框:"Categorical Covariates"—"a2,a8";"Change Contrast"—"Reference Category"—"First"—"Change"—"Continue"。

4. 定义 Logistic 回归"Save"对话框:具体如下。

√ "Probabilities";

√ "Group membership";

√ "Standardized";

"Continue"。

5. 定义 Logistic 回归"Option"对话框:具体如下。

√ "Hosmer-Lemeshow goodness-of-fit";

√ "Casewise listing of rediduls";

√ "CI for exp(β):95 %";

"Continue";

"OK"。

(二)SPSS 的输出结果及解释

主要分析结果如下(与 Enter 法类似部分不再赘述):

图 5-24 中给出了只有常数项而没有自变量的模型。图 5-25 中采用计分法计算统计量、自由度(df)和 P 值(Sig.),a7 糖化血红蛋白的"Score"统计量最大,$P<0.001$,小于 SPSS 默认的变量纳入标准(0.05),因此下一步它将作为首选变量进入模型。

Variables in the Equation

		B	S.E.	Wald	df	Sig.	Exp(B)
Step 0	Constant	-1.170	.078	225.680	1	.000	.310

图5-24　模型中只有常数项而没有自变量时的回归参数结果

Variables not in the Equation

			Score	df	Sig.
Step 0	Variables	a2	5.102	2	.078
		a2(1)	.010	1	.920
		a2(2)	2.771	1	.096
		a3	.338	1	.561
		a4	.423	1	.515
		a5	24.750	1	.000
		a6	9.308	1	.002
		a7	31.667	1	.000
		a8	27.181	3	.000
		a8(1)	21.217	1	.000
		a8(2)	.615	1	.433
		a8(3)	2.025	1	.155
	Overall Statistics		90.375	10	.000

图5-25　单变量分析的结果

图5-26中是向前逐步分析的结果,结果中输出了对每一步引入变量后模型中是否所有参数均为 0 的似然比检验。

Block 1：Method = Forward Stepwise（Likelihood Ratio）

Omnibus Tests of Model Coefficients

		Chi-square	df	Sig.
Step 1	Step	30.335	1	.000
	Block	30.335	1	.000
	Model	30.335	1	.000
Step 2	Step	26.319	1	.000
	Block	56.654	2	.000
	Model	56.654	2	.000
Step 3	Step	21.326	3	.000
	Block	77.980	5	.000
	Model	77.980	5	.000
Step 4	Step	8.403	1	.004
	Block	86.383	6	.000
	Model	86.383	6	.000

图5-26　模型系数的全局性检验

图 5-27 输出了每一步拟合时的 $-2LL$，可用于进行似然比检验，还输出了两种广义决定系数，具体解释请参照理论部分以及例 5-1。

Model Summary

Step	-2 Log likelihood	Cox & Snell R Square	Nagelkerke R Square
1	968.145[a]	.033	.049
2	941.827[b]	.060	.091
3	920.500[b]	.082	.123
4	912.098[b]	.090	.136

a. Estimation terminated at iteration number 4 because parameter estimates changed by less than .001.

b. Estimation terminated at iteration number 5 because parameter estimates changed by less than .001.

图 5-27 "Model Summary"结果

图 5-28 输出了每一步逐步回归得到的模型中参数估计（β）及其标准误（SE）、Wald χ^2 值、自由度（df）、P 值（Sig. ）等；另外，还输出了 OR 值〔exp（β）〕。

Variables in the Equation

		B	S.E.	Wald	df	Sig.	Exp(B)	95% C.I.for EXP(B) Lower	Upper
Step 1[a]	a7	.681	.126	29.271	1	.000	1.977	1.544	2.530
	Constant	-4.541	.634	51.256	1	.000	.011		
Step 2[b]	a5	.515	.107	22.971	1	.000	1.673	1.356	2.065
	a7	.681	.127	28.665	1	.000	1.976	1.540	2.535
	Constant	-6.041	.727	69.131	1	.000	.002		
Step 3[c]	a5	.503	.110	21.014	1	.000	1.653	1.333	2.049
	a7	.699	.129	29.333	1	.000	2.011	1.562	2.590
	a8			20.817	3	.000			
	a8(1)	1.890	.431	19.231	1	.000	6.617	2.844	15.399
	a8(2)	.360	.200	3.232	1	.072	1.433	.968	2.121
	a8(3)	.293	.224	1.720	1	.190	1.341	.865	2.079
	Constant	-6.299	.744	71.638	1	.000	.002		
Step 4[d]	a5	.498	.110	20.512	1	.000	1.645	1.326	2.040
	a6	.622	.210	8.736	1	.003	1.862	1.233	2.813
	a7	.721	.130	30.723	1	.000	2.056	1.594	2.653
	a8			20.268	3	.000			
	a8(1)	1.880	.434	18.777	1	.000	6.552	2.800	15.332
	a8(2)	.365	.201	3.289	1	.070	1.440	.971	2.136
	a8(3)	.255	.225	1.287	1	.257	1.290	.831	2.005
	Constant	-6.496	.754	74.198	1	.000	.002		

a. Variable(s) entered on step 1: a7.

b. Variable(s) entered on step 2: a5.

c. Variable(s) entered on step 3: a8.

d. Variable(s) entered on step 4: a6.

图 5-28 模型中的自变量信息

图 5-29 给出了对于每一步已经被模型纳入的自变量是否需要被剔除出模型的似然比检验结果,结论是没有任何自变量需要被剔除。

Model if Term Removed

Variable		Model Log Likelihood	Change in -2 Log Likelihood	df	Sig. of the Change
Step 1	a7	-499.240	30.335	1	.000
Step 2	a5	-484.073	26.319	1	.000
	a7	-485.639	29.452	1	.000
Step 3	a5	-472.148	23.796	1	.000
	a7	-475.250	29.999	1	.000
	a8	-470.913	21.326	3	.000
Step 4	a5	-467.634	23.170	1	.000
	a6	-460.250	8.403	1	.004
	a7	-471.807	31.515	1	.000
	a8	-466.432	20.766	3	.000

图 5-29　剔除自变量后的模型信息

图 5-30 截取了一部分(限于篇幅原因,只列出第一步的结果)对尚未包含在模型中的自变量是否能被引入的"Score"检验结果,结论是在第二步纳入"孕前 BMI 等级"(a5)。

Variables not in the Equation

			Score	df	Sig.
Step 1	Variables	a2	4.439	2	.109
		a2(1)	.145	1	.704
		a2(2)	1.775	1	.183
		a3	.774	1	.379
		a4	.166	1	.683
		a5	24.036	1	.000
		a6	10.681	1	.001
		a8	26.930	3	.000
		a8(1)	20.150	1	.000
		a8(2)	1.674	1	.196
		a8(3)	1.330	1	.249
	Overall Statistics		60.773	9	.000

图 5-30　纳入 a7 后未包含在模型中的自变量

对于相同的研究分析,自变量采用不同的筛选方法纳入模型时不一定能得到同样的自变量子集,尤其是对于样本含量较小的数据库,结果更不稳定。若获得的模型主要用于预测时,可适当多一点自变量,而应用逐步回归得到的模型纳入的自变量进行预测可能偏少,研究人员可以根据分析的目的斟酌选择。

五、关于 ROC 曲线

在理论回顾部分,还提到过可以用 ROC 曲线评价模型的拟合优度,采用了不同方法进行拟合后,我们也可以对比一下两种模型在 ROC 曲线下的特点。关于 ROC 曲线的详细内容不在本章节展开,请参考对应章节的介绍,本章节仅介绍利用曲线对拟合效果的判断。

在"Binary Logistic"过程的"Save"对话框中可以输出模型对每个研究个体的预测概率,如图 5-18 所示,然后通过调用"ROC Curve"过程,就可以绘制出 ROC 曲线。同时,SPSS 还可以根据不同的预测概率界值(enter 法预测值为"PRE_1",Forward:LR 法预测值为"PRE_2")将研究对象判断为妊娠期糖尿病,并计算相应的"灵敏度""特异度""1-特异度"等指标。

(一)SPSS 的操作步骤

1. 调用 ROC 曲线分析模块:"Analysis"—"ROC Curve..."(ROC 曲线)。

2. 定义 ROC 模块对话框:具体如下。

"Test Variable"(检验变量)—"PRE_1,PRE_2";

"State Variable"(状态变量)—"GDM";

"Value of Stat Variable"(状态变量值)—"1";

√ "ROC Curve";

√ "With diagonal reference line"(ROC 曲线图带有对角参考线);

√ "Standard error and confidence interval"(ROC 曲线下面积对应的标准误和置信区间);

"OK"。

(二)SPSS 的输出结果及解释

主要输出结果如图 5-31 所示。预测效果最佳时,曲线应由左下角垂直上升至顶,然后水平方向向右延伸到右上角。如果 ROC 曲线沿着主对角线方向分布,表示分类是机遇造成的,正确分类和错分的概率各为 50%,证明用模型预测时结果是无效的。从图 5-31 可以看出,当前模型应当有一些预测效果。

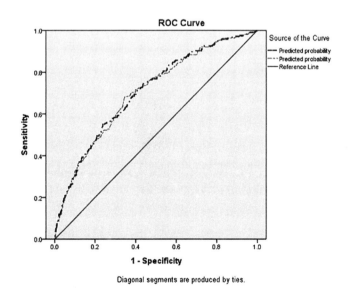

图 5-31 ROC 曲线用于模型拟合效果的判断

图 5-32 输出了对曲线下面积进行计算的结果,计算了曲线下面积的估计值和标准误,由图可知,如果根据 Enter 法进行模型预测概率,ROC 曲线下的面积为 0.707,其 95% 置信区间为(0.667,0.746);而采用 Forward LR 法进行模型预测概率时,ROC 曲线下的面积为 0.704,其 95% 置信区间为(0.665,0.744)。对面积是否为 0.5 的检验,输出了 P 值。脚注表明面积检验采用的是非参数假设,无效假设是面积为 0.5。可见,Enter 法和 Forward LR 法纳入自变量时模型的预测效果和无效模型比起来差异均有统计学意义,而两个模型预测效果的差异是没有统计学意义的。

Area Under the Curve

Test Result Variable(s)	Area	Std. Error[a]	Asymptotic Sig.[b]	Asymptotic 95% Confidence Interval	
				Lower Bound	Upper Bound
Predicted probability	.707	.020	.000	.667	.746
Predicted probability	.704	.020	.000	.665	.744

The test result variable(s): Predicted probability, Predicted probability has at least one tie between the positive actual state group and the negative actual state group. Statistics may be biased.

a. Under the nonparametric assumption

b. Null hypothesis: true area = 0.5

图 5-32　AUC 面积图

六、条件 Logistic 回归

配对设计资料可以有效控制影响实验效应的主要非处理因素,进而提高统计分析的效能,可分为 1:1、1:n、m:n 配对。以 1:m 病例对照研究为例,建立条件 Logistic 回归模型,有 n 个匹配组,每一组中有 1 个病例和 m 个对照,用 X_{itj} 表示第 i 组第 t 个观察对象的第 j 个研究因素的观察值。假定每个研究因素在不同匹配组中对因变量的作用是相同的,对 n 个匹配组的资料按独立事件的概率乘法原理,可得出模型的条件似然函数,见式(5-12)。

$$L = \prod_{i=1}^{n} \frac{1}{1 + \sum_{t=1}^{M} \exp\left[\sum_{j=1}^{m} \beta_j (X_{itj} - X_{i0j})\right]} \tag{5-12}$$

其中,$t = 1,2,\cdots,M$ 表示对照,$t=0$ 表示病例。此函数形式与非条件 Logistic 回归似然函数相似,不同点为没有截距 β_{i0};其协变量的值为病例和对照相应的研究变量的差值。对条件似然函数 L 取自然对数后,可用 Newton-Raphson 迭代方法求得参数的估计值 $b_j(j=1,2,\cdots,m)$ 及其标准误 $SE(b_j)$。具体分析方法与非条件 Logistic 回归相似。

对于配对设计资料,因变量为二分类变量,可采用条件 Logistic 回归方法进行数据分析。SPSS 中未提供专用的配对 Logistic 回归的功能,可以将配对看成层,产生虚拟的生存时间变量,采用的是带有分层的 Cox 回归模型进行分析。

(一)SPSS 的数据格式

例 5-3　某地在肿瘤防治的健康教育工作中对当地居民按性别 1:3 配对设计,调查了年龄、高血压、吸烟和吃腌制食物与胃癌发病的关联。从该研究中摘录的数据见表5-9,各因素赋值见表5-10(数据文件见 CH05-3. sav)。

表5-9 胃癌与生活因素研究的数据格式

a1	a2	a3	a4	a5	a6	outcome
1	1	59	0	0	0	1
1	0	51	0	0	0	2
1	0	61	1	0	0	2
1	0	77	0	0	0	2
2	1	50	0	0	0	1
2	0	47	0	0	0	2
2	0	51	0	0	0	2
2	0	64	0	1	0	2
3	1	50	0	0	0	1
3	0	45	0	0	0	2
3	0	54	0	0	0	2
3	0	52	0	0	0	2
4	1	46	0	0	0	1
4	0	83	0	0	1	2
4	0	68	0	0	0	2
4	0	76	0	0	0	2
5	1	57	0	0	1	1
5	0	54	0	0	1	2
5	0	77	0	0	1	2
5	0	72	0	0	0	2
6	1	51	0	0	1	1
6	0	49	1	0	1	2
6	0	84	1	0	0	2
6	0	50	1	0	1	2
...	...	...	...	...	...	...
15	0	68	1	0	0	2

表5-10 胃癌与生活因素研究的赋值表

变量名	变量名标签	变量赋值
a1	对子号	—
a2	胃癌	0=无;1=有
a3	年龄	连续变量
a4	高血压	0=无;1=有
a5	吸烟	0=无;1=有
a6	吃腌制食物	0=无;1=有
outcome	虚拟生存时间	—

给每一条记录一个虚拟的生存时间，一般默认病例组的生存时间较对照组短，病例记作“事件发生”，对照记作“删失”，配对因素记作“分层因素”（具体名词释义参见“第七章 Cox 比例风险模型”）。

（二）SPSS 的操作步骤

建立数据库，录入变量对子号、胃癌、年龄、高血压、吸烟、吃腌制食物，利用计算对话框计算虚拟生存时间（outcome=2-a2），数据格式见图 5-33。

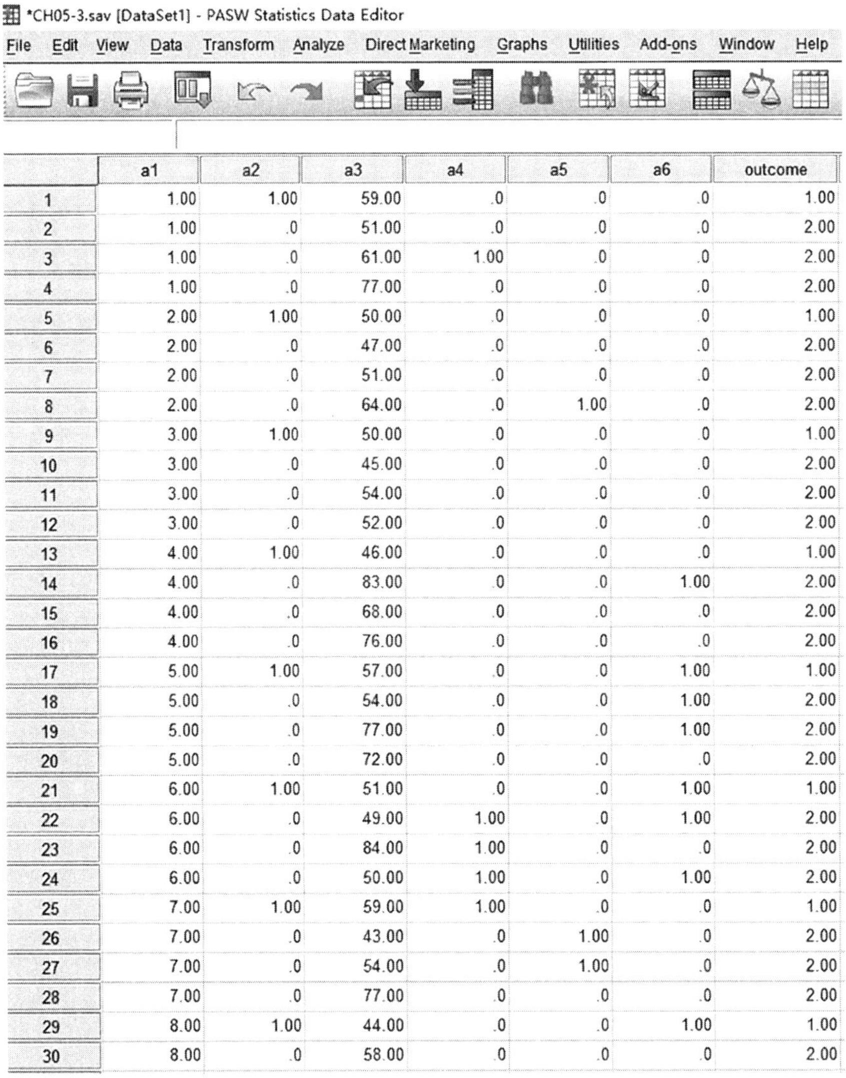
*CH05-3.sav [DataSet1] - PASW Statistics Data Editor

File Edit View Data Transform Analyze Direct Marketing Graphs Utilities Add-ons Window Help

	a1	a2	a3	a4	a5	a6	outcome
1	1.00	1.00	59.00	.0	.0	.0	1.00
2	1.00	.0	51.00	.0	.0	.0	2.00
3	1.00	.0	61.00	1.00	.0	.0	2.00
4	1.00	.0	77.00	.0	.0	.0	2.00
5	2.00	1.00	50.00	.0	.0	.0	1.00
6	2.00	.0	47.00	.0	.0	.0	2.00
7	2.00	.0	51.00	.0	.0	.0	2.00
8	2.00	.0	64.00	.0	1.00	.0	2.00
9	3.00	1.00	50.00	.0	.0	.0	1.00
10	3.00	.0	45.00	.0	.0	.0	2.00
11	3.00	.0	54.00	.0	.0	.0	2.00
12	3.00	.0	52.00	.0	.0	.0	2.00
13	4.00	1.00	46.00	.0	.0	.0	1.00
14	4.00	.0	83.00	.0	.0	1.00	2.00
15	4.00	.0	68.00	.0	.0	.0	2.00
16	4.00	.0	76.00	.0	.0	.0	2.00
17	5.00	1.00	57.00	.0	.0	1.00	1.00
18	5.00	.0	54.00	.0	.0	1.00	2.00
19	5.00	.0	77.00	.0	.0	1.00	2.00
20	5.00	.0	72.00	.0	.0	.0	2.00
21	6.00	1.00	51.00	.0	.0	1.00	1.00
22	6.00	.0	49.00	1.00	.0	1.00	2.00
23	6.00	.0	84.00	1.00	.0	.0	2.00
24	6.00	.0	50.00	1.00	.0	1.00	2.00
25	7.00	1.00	59.00	1.00	.0	.0	1.00
26	7.00	.0	43.00	.0	1.00	.0	2.00
27	7.00	.0	54.00	.0	1.00	.0	2.00
28	7.00	.0	77.00	.0	.0	.0	2.00
29	8.00	1.00	44.00	.0	.0	1.00	1.00
30	8.00	.0	58.00	.0	.0	.0	2.00

图 5-33　胃癌与生活因素研究的数据格式

1. 调用 SPSS 中的 Cox 回归过程（图 5-34）：“Analysis”—“Survival”—“Cox Regression...”（分析—生存分析—Cox 回归）。

2. 定义“Cox Regression”对话框：如图 5-35 所示。

“Time”（生存时间变量）—“outcome”；

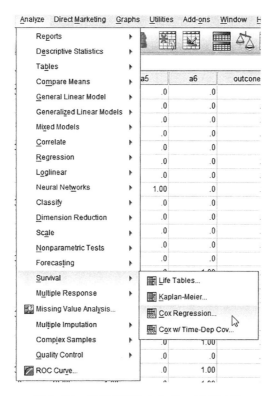

图 5-34 调用 SPSS 中的 Cox 回归过程

"Status"（生存时状态变量）—"a2"；

"Define Event"（结局事件标记值）—"1"；

"Covariates"（自变量/协变量）—"a3、a4、a5、a6"；

"Strata"（分层变量）—"a1"。

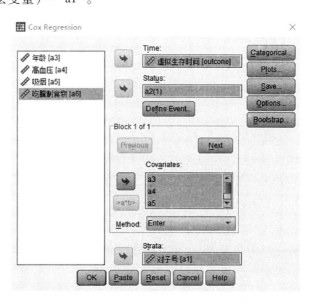

图 5-35 "Cox Regression"对话框

3. 定义"Cox Regression：Option"对话框：如图5-36所示。

√ "CI for exp(β)：95%"；

"Continue"；

"OK"。

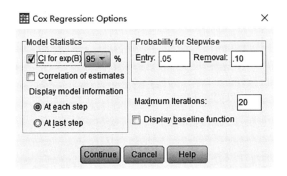

图5-36 "Cox Regression：Option"对话框

(三) SPSS的输出结果及解释

图5-37给出了相应变量的解释。其结果和非条件Logistic一样，4个变量在$\alpha=0.05$水平下，吃腌制食物与胃癌的关联有统计学意义，提示腌制食物的食用可能是胃癌发生的危险因素，其$OR=14.286$。

Variables in the Equation

	B	SE	Wald	df	Sig.	Exp(B)	95.0% CI for Exp(B)	
							Lower	Upper
a3	-.066	.035	3.528	1	.060	.936	.873	1.003
a4	.114	.896	.016	1	.899	1.121	.194	6.495
a5	.464	1.396	.110	1	.740	1.590	.103	24.517
a6	2.659	1.309	4.126	1	.042	14.286	1.098	185.907

图5-37 模型中的自变量信息

小结

Logistic回归的使用条件：因变量为二分类变量，自变量与$logit(P)$之间为线性关系，残差合计为0且服从二项分布，各观测样本间相互独立。

不同变量筛选的模型拟合与线性模型拟合类似，在自变量数目较多时，可以采用逐步回归方式进行自变量的纳入。对于最终模型的选择，并非由纳入自变量个数的多少或纳入方法的优劣来判定。实际工作中，最好根据专业研究背景和研究目的进行选择，也需要关注重要的混杂因素以及模型结果的合理解释。

对于Logistic回归模型的样本量，由于模型拟合过程的需要，Logistic回归的拟合是建立在大样本的基础上的，如要保证拟合效果的稳定，需要有足够量的样本。目前推荐的经验准则是每个自变量的事件数的 10～20 倍,方程中自变量的个数越多,需要的样本量就越大。

Logistic 回归系数的极大似然估计值具有一致性、渐进有效性和渐进正态性,并且在结果变量 Y 的两类取值频率相等时的检验效率最高。若因变量两类取值频率相差特别悬殊时,普通 Logistic 回归不仅参数估计有偏差,并且会低估稀有事件的发生概率。有学者通过稀有事件 Logistic 回归(rare evens logistic regression)校正参数和概率估计值来解决这个问题。其基本思想是在普通 Logistic 回归结果的基础上进行先验校正、加权校正和 MCN 校正,或根据因变量的分布选择泊松回归(Poisson regression)。

本章仅介绍了二分类 Logistic 回归的理论和相应的 SPSS 操作,而有序 Logistic 回归以及多项分类 Logistic 回归的应用也非常广泛。例如,当因变量为等级资料时,可以调用"Ordinal Logistic"过程。因变量为多分类名义变量,即因变量多个取值没有大小顺序,如心理疾病(抑郁症、神经症、精神分裂症等),则可以调用"Multinomial Logistic"过程。

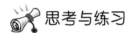 思考与练习

一、思考题

1. Logistic 回归的自变量可以使用哪些类型? 对有序自变量应该如何处理?

2. 与 Enter 法相比,逐步法得到的回归方程是否最优? 为什么?

3. Logistic 回归和多元线性回归有什么不同?

二、计算分析题

1. 为了探讨幼儿贫血与家庭关照之间的关系,某研究者对 1392 个 3～6 岁幼儿家庭进行了研究。研究收集了幼儿关照者(b1)、家庭人口数(b2)、关照者的受教育程度(b3)、孩子性别(b4)、是否母乳喂养(b5)以及是否单独为孩子做饭(b6)等因素,因变量为幼儿是否贫血(y)(案例 CH05-4,部分数据见表 5-11)。请做合适的分析。

表 5-11　幼儿贫血与家庭关照研究的数据格式

ID	b1	b2	b3	b4	b5	b6	y
743200	3	3	99	1	1	1	1.00
811300	2	8	99	0	0	1	0.00
811300	1	7	99	0	1	0	0.00
811300	1	12	99	0	0	1	0.00
811300	0	4	99	0	1	1	0.00
811300	2	9	15	0	0	1	1.00
832200	3	3	14	0	0	1	1.00
644600	3	3	16	0	0	0	0.00
554300	2	5	15	1	1	0	1.00
531400	2	3	14	0	0	0	0.00

续表

ID	b1	b2	b3	b4	b5	b6	y
17200	0	3	14	0	1	0	0.00
404300	3	6	23	0	1	1	0.00
408400	3	2	99	0	0	1	1.00
402500	3	4	99	0	0	1	1.00
751600	3	4	99	0	0	0	0.00
402500	2	3	99	0	0	1	0.00
811300	2	4	99	1	1	0	0.00
756000	2	6	99	1	1	0	0.00
402500	0	3	99	1	0	1	1.00
…	…	…	…	…	…	…	…
545600	0	4	5	1	0	0	0.00

2. 为了解疫苗的接种效果，某研究收集了当地中老年人年龄（age）、慢病史（history）、疫苗接种与否（vaccinate）以及呼吸系统疾病（disease）发生的情况，研究根据年龄进行1∶2匹配（每个病例配两个对照），进一步分析疫苗接种与发生呼吸系统疾病之间的关系（案例 CH05-5，部分数据见表 5-12）。

表5-12 疫苗接种与发生呼吸系统疾病之间关系的数据格式

ID	age	history	vacinate	disease	outcome
1	75	0	0	0	1
1	74	1	0	1	2
1	73	0	0	0	2
2	67	0	0	0	1
2	67	1	0	0	2
2	66	0	0	1	2
3	70	0	1	0	1
3	71	1	1	0	2
3	70	0	0	0	2
4	73	1	0	1	1
4	74	0	0	0	2
4	74	0	0	1	2
5	65	0	1	0	1
5	65	0	1	0	2
5	66	1	0	0	2

ID	age	history	vacinate	disease	outcome
6	62	0	1	0	1
6	60	0	1	1	2
6	61	1	0	1	2
7	79	0	0	0	1
...	...	...	...	...	...
20	78	0	0	0	1
20	78	0	1	1	2
20	77	0	0	1	2

（申远）

第六章　随访资料的描述和生存率比较

医学研究中,经常需要做长期随访观察,以确定某种治疗方法、干预措施等的长期效果,如对接受手术治疗的癌症患者的远期疗效进行观察。在这种情况下,由于观察结局出现的时间不一,传统的治愈率、有效率等的比较方法不再适用,而需要将出现的结局与出现结局所经历的时间结合起来进行描述与分析。此时,可采用本章介绍的生存率估计的 Kaplan-Meier 法、生存率比较的 Log-rank 检验以及趋势检验等适用于随访资料分析的生存分析(survival analysis)方法。

第一节　随访资料生存分析理论回顾

一、基本概念

生存分析是将事件的观察结局与出现这一结局所经历的时间结合起来分析的一类统计方法,又称事件时间分析(time-to-event analysis)。适用于生存分析的资料也被称为生存数据,多通过纵向随访观察获得。与一般数据不同,生存数据同时考虑生存时间和生存结局,通常具有删失值。

(一)起始事件与终点事件

为了更好地描述生存时间和结局状态,研究者引入了事件(event)的概念。在生存分析中,事件是一个重要的概念,可分为起始事件(initial event)与终点事件(endpoint event)。起始事件是反映研究对象生存过程的起始特征的事件。在观察性研究中,起始事件可以是发病、第一次确诊、开始接受某种治疗等,如癌症患者接受手术治疗、急性白血病患者第一次发病。在临床随机对照试验中,起始事件一般是指随机化入组。终点事件是由研究者规定的结局,又称失效事件(failure event)。终点事件可以是单个事件,也可以是复合事件。例如,在医学研究中,终点事件可以是死亡、疾病复发等研究者感兴趣的事件。终点事件的发生需要根据研究目的做出明确的规定,不能等同于生活中的概念。例如,在肺癌研究中,规定将肺癌死亡作为终点事件,但如果肺癌患者最终死于车祸或其他与肺癌无关的疾病,则不能作为终点事件发生。

需要注意的是,起始事件与终点事件的定义是相对的,都由研究目的决定。例如,一项研究中开始治疗为起始事件,缓解为终点事件;而另一项研究中可以将缓解作为起始事件,第一次复发作为终点事件。研究者应在研究设计阶段根据研究目的明确规定事件(event)的定义,一旦确定,则必须在研究中严格遵守,不能随意改变。

（二）生存时间

确定了起始事件和终点事件后，就可以计算生存时间（survival time），也称事件发生时间（time to event）。生存时间是指从起始事件到终点事件出现经历的时间长度，可用符号 t 表示。在一项研究中，起始事件为心肌梗死患者入院，而终点事件为研究对象死亡，那么从入院日期到终点日期的天数就是生存时间。生存时间的度量单位可以是年、月、日、小时等。生存时间也未必完全是日常生活中的日历时间，如在有关生命质量的研究中，也可以结合生命质量进行生存时间长度的调整。总体来看，根据研究目的不同，生存时间的定义是多样化的。

生存时间的分布通常不呈正态分布，而呈偏态分布。常见的分布类型有指数分布、Weibull 分布、Gompertz 分布、对数 Logistic 分布、对数正态分布、Gamma 分布等，也可能是其他更为复杂的分布。

（三）删失值

删失（censoring）是指准确生存时间未被观察到的情况。在随访研究中，某些观察对象如果观察到了终点事件，则可以计算出准确的生存时间，称为生存时间的完全数据（complete data），但也有一些观察对象由于某种原因无法观察到终点事件，并不知道确切生存时间，称为生存时间的删失数据（censored data），也称作截尾。删失的可能原因有研究终止时尚未观察到终点事件，以及研究对象搬迁、中途退出、死于其他"事件"等。如图 6-1 所示，用"O"表示删失，用"×"表示死亡，可见观察对象 3 由于失访、中途退出等可能原因出现删失，观察对象 1 和 4 则由于研究截止时尚未观察到终点事件而出现删失。

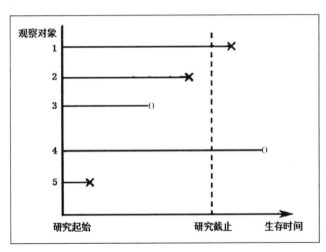

图 6-1 生存时间示意图

根据实际情况，删失又可以分为左删失、右删失和区间删失。左删失是指结局事件发生在时间点 t 之前，但不知其准确的发生时间。右删失是指结局事件发生在时间点 t 之后，但不知其准确的发生时间。区间删失是指结局事件发生在时间 t_1 与 t_2 之间，但不知其准确的发生时间。例如，在对肿瘤患者定期术后随访时，某患者在出院后第一次随访之前已出现复发，则为左删失；若在出院后的最后一次随访时仍未出现复发，则为右删失;若在出院后的两次随访之间出现复发,但不知其确切时间,则为区间删失。

在生存分析中,最为常见的删失类型为右删失。在右删失出现时,无法得知该观察对象具体的生存时间,只知道其生存时间大于某一时间点(如上一次随访时间点、研究结束时间点),因此删失生存时间的计算规定为起始事件至删失点所经历的时间,并在其右上角标记"+"以表示准确的生存时间长于删失时间。

在生存分析中,删失值所占的比例不宜过大,且删失应该是随机分布的。如果删失值在各组间不是随机分布的,则不能应用生存分析方法。例如,在一项药物临床试验中,治疗组内因药物的副作用而使研究对象难以坚持下去,从而退出的比例多于对照组,则此时用一般的生存分析方法将会产生偏倚。

二、生存资料的描述

(一)生存概率与死亡概率

生存概率(probability of survival)表示某时段开始时存活的个体到该时段结束时仍存活的可能性。例如,年生存概率表示年初尚存人口存活满 1 年的可能性,即式(6-1)。

$$p = \frac{活过该年人数}{某年年初人口数} \tag{6-1}$$

死亡概率(probability of death)表示某时段开始时存活的个体在该时段内死亡的可能性。例如,年死亡概率表示年初尚存人口在今后 1 年内死亡的可能性,即式(6-2)。

$$q = \frac{该年内死亡人数}{某年年初人口数} \tag{6-2}$$

显然,死亡概率 $q = 1-p$。需要注意的是,生存分析的死亡概率与一般死亡率(death rate, mortality rate)有所不同,如年死亡率的计算,见式(6-3)。

$$m = \frac{该年内死亡人数}{某年平均人口数} \tag{6-3}$$

比较式(6-3)和式(6-2)可以发现,式(6-3)死亡率的分母不同,为"某年平均人口数",但分子相同。

(二)生存函数与风险函数

生存函数(survival function)或生存率(survival rate)指观察对象经历 t 个时间段后仍存活的可能性,记为 $S(t)$。若资料中无删失数据,可用直接法计算生存率,见式(6-4)。

$$S(t) = P(T>t) = \frac{t 时刻仍存活的例数}{观察总例数} \tag{6-4}$$

如果生存资料中含有删失数据,则须分时段计算生存概率。假定观察对象在各个时段的生存事件独立,应用概率乘法定理分时段的生存率如式(6-5)所示。

$$S(t_k) = P(T>t_k) = p_1 \cdot p_2 \cdot \cdots \cdot p_k = S(t_{k-1}) \cdot p_k \tag{6-5}$$

式中,$p_i(i=1,2,\cdots,k)$ 为各分时段的生存概率,故生存率又称为累积生存概率(cumulative probability of survival)。

以终点事件为死亡事件为例,风险函数(hazard function)表示 t 时刻存活个体在 t 时刻的瞬时死亡风险,即条件失效率(conditional failure rate),记为 $h(t)$,描述了某个个体的瞬时死亡风险随时间变化的情况,如式(6-6)所示。

$$h(t) = \lim_{\Delta t \to 0} \frac{P(t \leqslant T < t + \Delta t \mid T \geqslant t)}{\Delta t} \tag{6-6}$$

$h(t) = 0$,意味着没有死亡风险, t 时刻 $S(t)$ 平坦; $h(t)$ 值越大,意味着 $S(t)$ 的下降速度越快,即风险函数越大,生存函数下降越快。需要注意的是, $h(t)$ 是速率而不是概率,其取值范围是 0 至 $+\infty$ 。

生存时间的分布既可以用生存函数来体现,也可以用风险函数来体现。但需要注意的是,就像测量瞬间速度比测量距离要困难一样,对风险函数的估计容易受随机误差的影响,而生存函数的估计则相对稳定。因此,在实际应用中,描述生存资料更常用生存函数。

（三）生存曲线、风险曲线与中位生存期

以生存时间为横轴、生存率为纵轴,连接各个时间点所对应的生存率得到的曲线图称为生存曲线(survival curve)。与之类似,以生存时间为横轴、风险函数为纵轴的曲线图称为风险曲线(hazard curve)。生存曲线是一条下降的曲线,分析时应注意曲线的高度和下降的坡度。曲线高、下降平缓,表示高生存率或较长生存期;曲线低、下降陡峭,表示低生存率或较短生存期。

中位生存期(median survival time)又称半数生存期,表示应有 50% 的个体尚存活的时间,即生存曲线上纵轴 50% 所对应的生存时间。中位生存期越长,表示疾病的预后越好;反之,中位生存期越短,预后越差。估计中位生存期常用图解法或线性内插法,若删失的数据个数太多,超过一半,则无法估计中位生存期。处理这种情况的常用方法是计算生存时间超过一给定时间长度(如 1 年、3 年或 5 年)的概率,或者计算限于给定时间 L 的平均生存时间。

三、生存率的估计

在实际工作中,常采用 Kaplan-Meier 法估计生存率;对于频数表资料,可采用寿命表法估计生存率。

（一）Kaplan-Meier 法

在处理小样本时,为充分利用每个数据所包含的信息,必须采用更为精确的估计方法,其中应用较多、效率较高的是乘积极限法(Product-Limit method)。乘积极限法由 Kaplan 和 Meier 于 1958 年首先提出,故又称之为 Kaplan-Meier 法(K-M 法)。"乘积"的含义是生存率等于生存概率的乘积;"极限"的含义是标准寿命表法中区间无限增多并且除最后一个区间外所有时间区间长度趋近于 0。下面,将通过实例说明估计生存率及其标准误,计算置信区间,以及绘制生存曲线图的方法。

1. 生存率及其标准误:利用某一项研究(原始数据见 CH06-1.sav)中的 5 名个体数据进行生存函数的估计,见表6-1。

表 6-1 某项研究中 5 例心肌梗死患者的生存率与标准误

序号	时间(天)	死亡数	删失数	期初例数	死亡概率	生存概率	生存率	生存率标准误
i	t_i	d_i	c_i	n_i	q_i	p_i	$\hat{S}(t_i)$	$SE[\hat{S}(t_i)]$
(1)	(2)	(3)	(4)	(5)	(6)	(7)	(8)	(9)
1	6	1	0	5	0.20	0.80	0.80	0.18
2	14	1	0	4	0.25	0.75	0.60	0.22
3	21	0	1	3	0.00	1.00	0.60	0.22
4	44	1	0	2	0.50	0.50	0.30	0.24
5	62	1	0	1	1.00	0.00	0.00	0.00

(1)第(1)栏中,$i=1,2,\cdots,5$ 为不同个体的编号,第(2)栏为生存时间 t_i。将生存时间 t_i 由小到大排列,生存时间点不重复排列,遇到相同时间点只排一个即可。

(2)第(3)~(5)栏分别为不同时点的死亡数 d_i、删失数 c_i、期初例数 n_i。

(3)第(6)栏和第(7)栏分别为不同时点的死亡概率与生存概率。根据式(6-2),死亡概率 $q_i=d_i/n_i$,即第(3)栏与第(5)栏之比。生存概率可以直接由第(6)栏的死亡概率获得,即 $p_i=1-q_i$。

(4)第(8)栏可根据生存率计算公式〔式(6-5)〕获得,即活过某时点 t_i 的生存率是第 i 时点及以前各时点的生存概率连成积。

(5)第(9)栏的生存率标准误计算公式如式(6-7)所示。

$$SE[\hat{S}(t_i)] = \hat{S}(t_i)\sqrt{\Sigma_{j=1}^{i}\frac{d_j}{n_j(n_j-d_j)}} \tag{6-7}$$

2. 置信区间:假定生存率近似服从正态分布,则总体生存率的($1-\alpha$)置信区间的计算公式如式(6-8)所示。

$$\hat{S}(t_i) \pm Z_{\frac{\alpha}{2}} \cdot SE[\hat{S}(t_i)] \tag{6-8}$$

如表 6-1 中第 3 时点的生存率 $\hat{S}(t_i)$ 的标准误可按式(6-7)算得,即

$$SE[\hat{S}(t_3)] = 0.60\times\sqrt{\frac{1}{5\times(5-1)}+\frac{1}{4\times(4-1)}+\frac{0}{3\times(3-0)}} = 0.2191$$

根据式(6-8),其95%置信区间为:

$$0.60\pm1.96\times0.2191 = (0.1706,1.0294)$$

需要注意的是,这一生存率置信区间下限值有可能小于 0 或上限值有可能大于 1(如本例),为了避免得到这种不合理值,Kalbfleisch 和 Prentice 于 1980 年提出了采用基于对数生存率 $\ln[-\ln\hat{S}(t_i)]$ 来计算置信区间。$\ln[-\ln\hat{S}(t_i)]$ 的渐进标准误计算公式如式(6-9)所示。

$$SE\{\ln[-\ln\hat{S}(t_i)]\} = \frac{SE[\hat{S}(t_i)]}{|\ln\hat{S}(t_i)|\hat{S}(t_i)} \tag{6-9}$$

由此可得到总体生存率 $S(t_i)$ 的95%置信区间的计算公式见式(6-10)：

$$\exp\left\{-\exp\left[\ln\left[-\ln\hat{S}(t_i)\right]\pm1.96\times\frac{SE\left[\hat{S}(t_i)\right]}{\left|\ln\hat{S}(t_i)\right|\hat{S}(t_i)}\right]\right\} \tag{6-10}$$

对于表6-1中的第3时点，其总体生存率 $S(t_3)$ 的95%置信区间为：

$$\exp\left\{-\exp\left[\ln(-\ln0.60)\pm1.96\times\frac{0.2191}{\left|\ln0.60\right|\times0.60}\right]\right\}=(0.1257,0.8818)$$

这一计算方法解决了总体生存率95%置信区间在(0,1)范围之外的问题。

3. 生存曲线：以生存时间为横轴、生存率为纵轴绘制的阶梯状图形称为 Kaplan-Meier 生存曲线，简称 K-M 曲线。采用上列数据绘制的生存曲线如图6-2所示，可以看到随着生存时间的递增，生存曲线从1到0逐渐呈阶梯状下降。

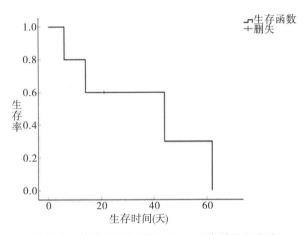

图6-2　某研究中5例心肌梗死患者的生存曲线

4. 中位生存时间：计算中位生存时间的方法有两种，即图解法和线性内插法。图解法是利用生存曲线从纵轴生存率为0.5处画一条与横轴平行的线，并与生存曲线相交，然后自交点画垂线与横轴相交，此交点对应的时间即为中位生存时间。从图6-2中可以直观地看出，研究中5例心肌梗死患者的中位生存期大约为44天。图解法虽比较直观，但其结果较粗略，尤其是当例数较少时，结果的误差较大。另一种方法是线性内插法，首先找出两个生存率 $S(t_{i-1})$ 和 $S(t_i)$，使得 $S(t_{i-1})>0.5$、$S(t_i)<0.5$；然后计算中位生存时间。由表6-1可知，$S(21)=0.60$，$S(44)=0.30$，令中位生存时间为 t，则 $(21-44)/(21-t)=(0.60-0.30)/(0.60-0.50)$，经计算，$t$ 为28.67天。

（二）寿命表法

如果随访人数很多，可以将生存资料按照生存时间分成不同组段，并得到各组段频数，这种大样本的分组数据通常可以用寿命表法来描述生存过程。

1. 生存率及其标准误：此处以使用某研究的100例心绞痛患者的数据为例来描述生存函数的估计。整理后的资料列于表6-2的第(1)～(4)栏。

(1)表6-2的第(1)～(4)栏为需记录资料：第(1)栏为生存时间区间 $[t_{i-1}\sim t_i]$；第

（2）栏为在该区间内死亡人数 d_i；第（3）栏为在该区间内删失人数 c_i；第（4）栏为时点 t_{i-1} 的生存人数，即该区间的期初例数 n_i'。

表 6-2 100 例心绞痛患者的生存率及其标准误

生存时间/年 t_i (1)	期内死亡数 d_i (2)	期内删失数 c_i (3)	期初例数 n_i' (4)	有效期初数 n_i (5)= (4)-(3)/2	死亡概率 q_i (6)= (2)/(5)	生存概率 p_i (7)= 1-(6)	生存率 $\hat{S}(t_i)$ (8)	生存率标准误 $SE[\hat{S}(t_i)]$ (9)
≥0~1	20	0	100	100.00	0.20	0.80	0.80	0.04
≥1~2	5	0	80	80.00	0.06	0.94	0.75	0.04
≥2~3	7	0	75	75.00	0.09	0.91	0.68	0.05
≥3~4	4	0	68	68.00	0.06	0.94	0.64	0.05
≥4~5	6	0	64	64.00	0.09	0.91	0.58	0.05
≥5~6	5	39	58	38.50	0.13	0.87	0.50	0.05
≥6~7	2	0	14	14.00	0.14	0.86	0.43	0.07
≥7~8	2	10	12	7.00	0.29	0.71	0.31	0.09

（2）生存时间是区间值，需要对期初例数校正来获得有效期初数 n_i。假定删失者平均每人观察了区间宽度的一半，因此以期初例数 n_i' 减去作为校正的观察人数 $c_i/2$，即 $n_i = n_i' - c_i/2$，其他计算与 Kaplan-Meier 法相同。

2. 生存曲线：以寿命表法估计每个时间区间右端点的生存率，因每个时间区间生存率的变化规律未知，故寿命表法生存曲线采用折线连接。以表 6-2 中第（1）栏为横轴、第（8）栏为纵轴，所绘制的生存曲线如图 6-3 所示。由图可得，心绞痛患者的中位生存时间大约为 6 年。

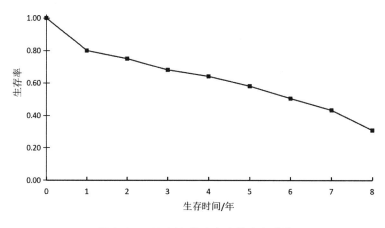

图 6-3 100 例心绞痛患者的生存曲线

与 K-M 法生存曲线一样，寿命表法生存曲线也可以采用图解法和线性内插法计算其中位生存时间。

四、生存曲线的假设检验

由上述方法对不同样本的生存率及其中位生存期等描述统计量进行估计后,需要对生存分布或生存率进行比较,但绘制的生存曲线仅为样本生存过程的统计描述,并不能揭示生存曲线的差别是显著的还是由偶然机会(如抽样误差)造成的,故而需要进一步对总体生存曲线进行假设检验。

(一)Log-rank 检验

因为生存资料通常属于右偏态分布,所以需要使用非参数方法进行比较分析。Log-rank 检验(log-rank test,也称时序检验、Mantel-Cox 检验、对数秩检验)不指定生存时间服从某种特定的分布,所比较的是整个生存时间的分布,不是仅仅比较某个特定时间点的生存率;可用于时间分组的资料,也可用于时间未分组的资料,适用于两组及多组间生存率的比较,是一种单因素分析方法。与本书之前介绍过的 χ^2 检验不同的是,Log-rank 检验能充分利用生存时间(包括删失数据),而且能对各组生存曲线做整体比较。

Log-rank 检验的基本思路如下:

1. 建立检验假设。

H_0:不同情况下不同组的对象生存曲线分布相同。

H_1:不同情况下不同组的对象生存曲线分布不同。

2. 当 H_0 成立时,根据 t_i 时点的死亡率可计算出 t_i 时点上各组的理论死亡数。

3. 将所有时点各组的理论死亡数累加,便得到各组的理论死亡总数 T_g;将 T_g 和各组的实际死亡总数 A_g 做比较,就形成 Log-rank 检验的 χ^2 统计量,见式(6-11)。

$$\chi^2 = \sum_{g=1}^{k} \frac{(A_g - T_g)^2}{T_g}, v = k - 1 \tag{6-11}$$

其中,k 表示组数。统计量近似服从自由度为 $(k-1)$ 的 χ^2 分布。计算出 χ^2 后,可按照相应的自由度查询 χ^2 界值表,得到 P 值。

(二)趋势检验

多组生存率比较时,若分组变量是等级变量,如肿瘤分期为 I 期、II 期、III 期;或连续变量的等级化分组,如年龄<30 岁、≥30~40 岁、≥40~50 岁、≥50 岁。在 Log-rank 检验组间生存率差别有统计学意义后,还可做趋势检验(trend test),分析危险率是否有随分组等级变化而变化的趋势,如年龄越大(或越小),预后越差的情况等。

趋势检验的思路如下:

1. 按某种因素影响大小将患者分组,可采用临床上该因素的自然分组,一般组数为奇数,如 3 组或 5 组。

2. 建立检验假设。

H_0:各组总体生存率不存在随着某因素变化的趋势;

H_1：各组总体生存率存在随着某因素变化的趋势（至少有一个不等）。

3. 计算每组实际死亡数 A 与期望死亡数 T。

4. 进行趋势检验，见式（6-12），计算出 χ^2 后，可按照相应的自由度查询 χ^2 界值表，得到 P 值。

$$\chi^2 = \frac{\left[\sum S(A-T)\right]^2}{\sum S^2 T - \left[\left(\sum ST\right)^2 / \left(\sum T\right)\right]} \tag{6-12}$$

其中，S 为不同分组的记分，简单的可用自然数 $1,2,3,\cdots,k$ 作为 S 的取值。χ^2 统计量服从自由度为 $(k-1)$ 的 χ^2 分布。

（三）生存分析的使用条件与注意事项

1. 如果时间区间足够小，使得每个区间死亡数 $d_k \leqslant 1$，则对 H_0 的检验仅依赖于死亡出现的位次，而不依赖于死亡出现的时间。因此，Log-rank 统计量是一个基于秩（位次）的检验统计量，Log-rank 检验也由此得名。

2. 一般来说，随访资料的生存分析 K-M 分析常用 Log-rank 进行假设检验，该检验假设各时点的权重均为"1"，不考虑各观察时点开始时存活的人数对统计模型的影响，即每个时点死亡情况的变化对整个模型的贡献是一样的。如果每个时点死亡情况变化对模型的贡献不一致，也可以使用 Breslow 检验和 Tarone-Ware 检验。Breslow 检验在 Log-rank 检验的基础上增加了权重，并设置权重为各时点开始时存活的人数，即开始存活人数多的时点死亡情况的变化对整个模型的贡献较大，而开始存活人数少的时点死亡情况的变化对整个模型的贡献较小。Tarone-Ware 检验的权重取值方法介于以上两种方法之间，设置权重为各时点开始时存活的人数的平方根，其开始存活人数多的时点对整个模型的贡献不如 Breslow 检验大。

3. 对于大样本频数表形式的生存曲线比较，基本思路与上述相同，应用于多组比较时也较好推广。与前面均数、率的比较一样，选用 Log-rank 检验对样本生存率进行比较时，要求除比较因素外，各组间具有可比性，最好按照比较因素进行随机化分配后再比较。另外，也要考虑是否有混杂因素的干扰，如各组生存曲线不能交叉，若出现交叉，则提示存在混杂因素，可以使用分层 Log-rank 检验或 Cox 比例风险回归模型进行分析。

4. 分层 Log-rank 检验只限于一个分层变量，而且必须为分类变量，不适用于混杂因素较多或混杂因素为连续变量的场景。

5. 当检验假设发现组间生存曲线有差别时，可通过中位生存期、相对危险度（RR）等指标评价其差别。相对危险度是两个对比组相对死亡比的值，相对死亡比为实际死亡数与期望死亡数之比。

6. Log-rank 检验用于整条生存曲线的比较，若比较两组某时间点处的生存率，可按两个率比较的正态近似法计算，如式（6-13）所示。

$$Z = \frac{[S_1(t) - S_2(t)]}{\sqrt{SE^2[S_1(t)] + SE^2[S_2(t)]}} \tag{6-13}$$

如比较多个时点处的生存率，检验水准可采用 Bonferroni 校正，即 $\alpha' = \alpha/k$，其中 k 为比较的次数,以保证 I 类错误概率不超过 α。

第二节 随访资料的描述和生存率比较实例与 SPSS 操作

一、生存分析实例

例 6-1 某研究欲描述急性心肌梗死患者入院后生存状态随时间变化的特点,从 1975 年开始到 2021 年的 46 年中,持续收集了某医院的所有急性心肌梗死患者数据,从中抽取了 100 例患者数据示范如何用 SPSS 软件进行随访资料的描述、生存曲线的绘制和假设检验。变量包括"生存时间"(time,天),"随访结局"(status,"0"表示删失,"1"表示死亡);其余变量还有"入院日期"(start),"终点日期"(end),"住院时长"(stay,天),"年龄"(age,岁),"性别"(sex,"0"为男性,"1"为女性),"BMI"(kg/m^2)。研究数据详见表 6-3。

表 6-3 100 名心肌梗死患者的生存时间及影响因素

ID	start	end	stay	time	status	age	sex	BMI
1	1995-03-13	1995-03-19	4	6	死亡	65	男	31.38
2	1995-01-14	1996-01-23	5	374	死亡	88	女	22.66
…	…	…	…	…	…	…	…	…
10	1995-07-22	2002-12-31	9	2719[+]	删失	40	男	21.79
11	1995-10-11	2002-12-31	6	2638[+]	删失	73	女	28.43
…	…	…	…	…	…	…	…	…
100	1997-03-26	2000-02-13	7	1054	死亡	74	男	32.89

二、描述统计和生存曲线的绘制

(一)SPSS 操作

使用 SPSS 分析的步骤如下:

首先,在 SPSS 数据窗口建立此数据库(包括个体 ID 号,共 9 个变量,包括"time" "status""age"等,其中"start"和"end"是日期型变量格式,其余为数值型变量格式,小数位数为 0,可以给取值为"0"和"1"的变量加上表示数值含义的值标签),并录入这 100 人的数据,保存为 CH06-1. sav,建立好的数据见图 6-4。

使用 Kaplan-Meier 法进行生存时间与生存结局估计时,可依次选择主窗口或结果窗口主菜单中的"Analyze"—"Survival"—"Kaplan-Meier..."(分析—生存数据—Kaplan-Meier),如图 6-5 所示,在打开的对话窗口中点击左边的变量名列表中的变量"time",将其推送(点击"→")到右边的时间变量框中,再点击左边的变量名列表中的变量"status",将其推送到右边的状态变量框中,推送后如图 6-6 所示。

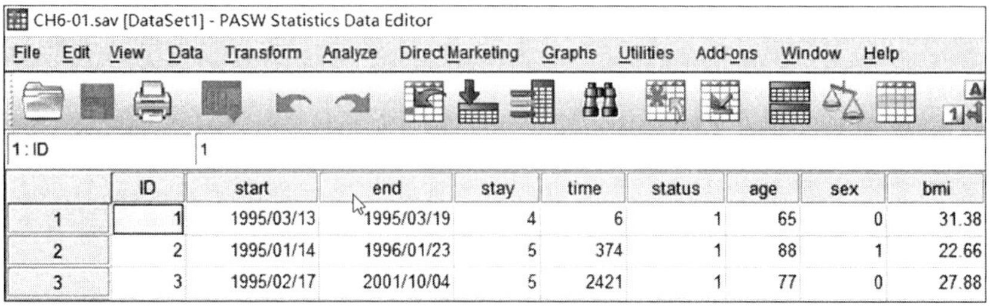

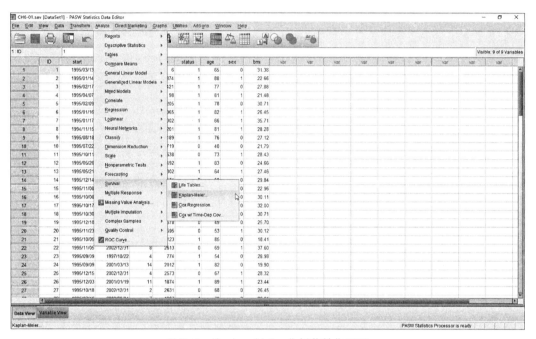

图6-4 例6-1数据对应的SPSS数据格式(图中仅显示前3行)

图6-5 Kaplan-Meier分析菜单位置图

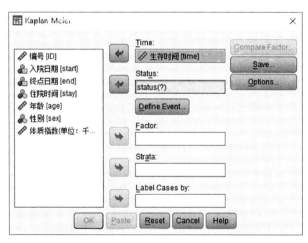

图6-6 Kaplan-Meier分析窗口的变量选择

Kaplan-Meier 法进行生存时间与结局估计时需要对终点事件的状态进行定义,本例中的"Status"为终点事件变量,其取值为"0"表示未发生研究关心的终点事件(即随访期间未死亡),"1"则表示发生了研究关心的终点事件(即随访期间死亡),本例我们需要点击状态变量下方的定义事件"Define Event…"按钮,在弹出的定义发生值窗口(图6-7)中选择单值并键入"1",然后点击下方的"Continue"按钮,返回 Kaplan-Meier 分析窗口。

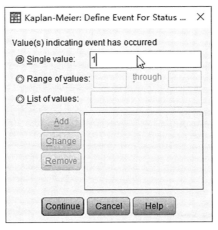

图 6-7　Kaplan-Meier 分析中定义事件发生数值录入窗口

接着,在 Kaplan-Meier 分析窗口中点击右侧的"Options…"按钮,打开如图6-8所示的对话框,选择需要输出的内容。

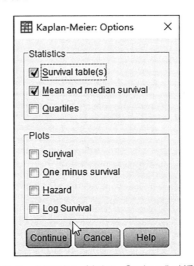

图 6-8　"Kaplan-Meier：Options"对话框

其中,"Statistic"栏中列出了可以输出的统计量,分别是包含研究对象生存时间、状态、时点累积生存概率等信息的生存表"Survival table(s)",包含生存期的均数、中位数及其标准误以及置信区间均值的"Mean and median survival"(中位生存时间表),"Quartiles"(生存期的四分位数)。"Plots"栏中列出了可以输出的4种生存曲线,分别是"Survival"(生存函数曲线)、"One minus survival"(1-生存函数曲线)、"Hazard"(危险函数曲线）和"Log Survival"（对数生存函数曲线）。选择完成后,点击下方的"Continue"按钮,返回 Kaplan-Meier 分析窗口;点击"OK"按钮,软件将自动进行计算。

（二）结果解读

图 6-9 是 Kaplan-Meier 分析结果的摘要部分,从中可以得知,"Total N"（共纳入研究对象）为 100 例;"N of Events"（终点事件）发生了 51 例;"Censored N"（删失数据）有 49 例,即随访期间未发生终点事件（也称截尾数据）;"Censored Percent"（百分比）为 49.0%。

Case Processing Summary

Total N	N of Events	Censored	
		N	Percent
100	51	49	49.0%

图 6-9　Kaplan-Meier 分析结果案例处理摘要部分

图 6-10 是 Kaplan-Meier 分析"Survial Table"（生存表）的结果部分。从中可以得知,按"Time"（生存时间）由小到大排列后,每个研究对象的"Status"（生存结局）、"Cumulative Proportion Surviving at the Time"（累计生存率）的"Estimate"（估计值）和"Std. Error"（标准误）、"N of Cumulative Events"（累计死亡数）和"N of Remaining Cases"（期初例数）。

Survival Table

	Time	Status	Cumulative Proportion Surviving at the Time		N of Cumulative Events	N of Remaining Cases
			Estimate	Std. Error		
1	6.000	死亡			1	99
2	6.000	死亡	.980	.014	2	98
3	14.000	死亡	.970	.017	3	97

图 6-10　生存表的结果（仅显示前 3 行,后续部分略）

图 6-11 是 Kaplan-Meier 分析生存"Mean and Median for Survival Time"（时间均数和中位数）的结果部分。从中可以得知,生存时间的"Mean"（均数）的"Estimate"（估计值）为 1750.270 天,估计的"Std. Error"（标准误）为 105.951 天,以及"95% Confidence Interval"（95% 置信区间）的"Lower Bound"（下限）为 1542.607 天、"Upper Bound"（上限）为 1957.934 天;生存时间中位数的估计值为 2201 天,估计的标准误为 251.678 天,95% 置信区间的下限为 1707.712 天、上限为 2694.288 天。

图 6-12 是 Kaplan-Meier 分析生存时间四分位数的结果部分,从中可以得知,生存时间 25% 分位数的"Estimate"（估计值）为 2710 天,估计的"Std. Error"（标准误）为 64.157 天;50% 分位数的估计值为 2201 天,估计的标准误为 251.678 天;75% 分位数的估计值为

Means and Medians for Survival Time

Mean[a]				Median			
		95% Confidence Interval				95% Confidence Interval	
Estimate	Std. Error	Lower Bound	Upper Bound	Estimate	Std. Error	Lower Bound	Upper Bound
1750.270	105.951	1542.607	1957.934	2201.000	251.678	1707.712	2694.288

a. Estimation is limited to the largest survival time if it is censored.

图 6-11　生存时间的均数和中位数

538 天,估计的标准误为 280.592 天。

Percentiles

25.0%		50.0%		75.0%	
Estimate	Std. Error	Estimate	Std. Error	Estimate	Std. Error
2710.000	64.157	2201.000	251.678	538.000	280.592

图 6-12　生存时间的四分位数

图 6-13 ～ 图 6-16 分别是 Kaplan-Meier 分析绘制的"Survival Function"(生存函数)曲线,"One Minus Survival Function"(1-生存函数)曲线,"Hazard Function"(危险函数)曲线和"Log Survival Function"(对数生存函数)曲线,注意图中用"+"标注删失。

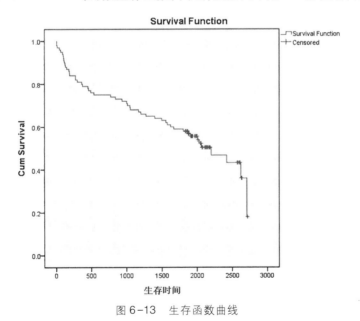

图 6-13　生存函数曲线

三、Log-rank 比较的假设检验

(一)SPSS 操作

Log-rank 检验主要在 Kaplan-Meier 过程中使用,故同上述 Kaplan-Meier 操作方法一

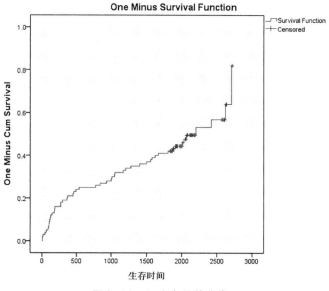

图 6-14　1-生存函数曲线

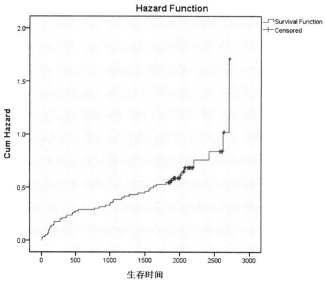

图 6-15　危险函数曲线

样,选择主窗口或结果窗口主菜单中的"Analyze"—"Survival"—"Kaplan-Meier..."(分析—生存数据—Kaplan-Meier)开始分析,见图 6-5;然后在 Kaplan-Meier 分析窗口除按前述步骤将变量"生存时间(time)"推送到"Time"变量框、"status(1)"推送到"Status"变量框外,还需将左侧变量列表中的"性别(sex)"这一待比较的分组变量推送到"Factor"(因子)列表中,推送后的界面如图 6-17 所示。

当使用 Log-rank 法进行生存时间组间差异的假设检验时,需要选择合适的比较方法。在 Kaplan-Meier 分析窗口中,点击右侧"Compare Factor..."按钮,系统会弹出"Kaplan-

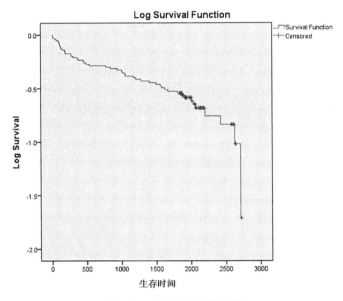

图 6-16 对数生存函数曲线

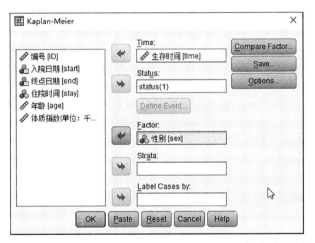

图 6-17 在 Kaplan-Meier 分析窗口进行 Log-rank 检验时的变量选择

Meier：Compare Factor Levels"对话框,如图 6-18 所示,在此对话框中选择合适的比较方法。

其中,"Test Statistics"栏中列出了 3 种组间比较的方法,分别是"Log rank""Breslow"和"Tarone-Ware"。各方法间的区别在于赋予观测的权重不同,详见理论回顾部分。

若 Log-rank 检验组间生存率差别有统计学意义,需要继续进行趋势检验,则勾选"Linear trend for factor levels",并选择具体的比较方式。①"Pooled over strata"(在层上比较所有因子水平):该项为系统默认选项,控制混杂因素(分层因素)后对分组因素进行比较,结果只有一个统计量。②"For each stratum"(对于每层):按分层变量的不同水平,对每一层进行分组因素各水平间的整体比较,结果有 N 个统计量,N 等于分层变量的水平数;如果没有指定分层变量,则不作输出。③"Pairwise over strata"(层上成对比较因子水平):控制混杂因素后对因素各水平间进行两两比较,此选项对线性趋势检验无

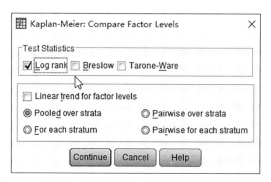

图 6-18　进行 Log-rank 检验时的"Kaplan-Meier：Compare Factor Levels"对话框

效。④"Pairwise for each stratum"（每层成对比较因子水平）：按混杂因素变量的不同水平，分层对研究因素各水平进行两两比较，此选项同样对线性趋势检验无效。

选择完成后，点击下方的"Continue"按钮，返回 Kaplan-Meier 分析窗口；点击"OK"按钮，软件将自动进行计算。

（二）结果解读

图 6-19 是 Log-rank 分析结果的摘要部分，从中可以得知，研究对象按比较的分组变量"性别"分组后的每组"Total N"（总例数）、"N of Events"（死亡数）、"Censored N"（删失数）和"Censored Percent"（删失百分比）。

Case Processing Summary

性别	Total N	N of Events	Censored	
			N	Percent
男	65	28	37	56.9%
女	35	23	12	34.3%
Overall	100	51	49	49.0%

图 6-19　Log-rank 分析结果的摘要部分

图 6-20 是 Log-rank 分析"Survial Table"（生存表）的结果部分，从中可以得知，不同性别组按"Time"（生存时间）由小到大排列后，每个研究对象的"Status"（生存结局）、"Cumulative Proportion Surviving at the Time"（累计生存率）的"Estimate"（估计值）和"Std. Error"（标准误）、"N of Cumulative Events"（累计死亡率）与"N of Remaining Cases"（期初例数）。

Survival Table

性别		Time	Status	Cumulative Proportion Surviving at the Time		N of Cumulative Events	N of Remaining Cases
				Estimate	Std. Error		
男	1	6.000	死亡	.	.	1	64
	2	6.000	死亡	.969	.021	2	63
	3	44.000	死亡	.954	.026	3	62

图 6-20　Log-rank 分析生存表结果（仅显示前 3 行，后续部分略）

图 6-21 是 Log-rank 分析"Mean and Median for Survival Time"（组间生存时间均数和中位数）的结果部分，从中可以得知，不同性别分组的生存时间的均数和中位数的估计值、标准误，以及 95% 置信区间的下限和上限。

Means and Medians for Survival Time

性别	Mean[a]				Median			
			95% Confidence Interval				95% Confidence Interval	
	Estimate	Std. Error	Lower Bound	Upper Bound	Estimate	Std. Error	Lower Bound	Upper Bound
男	1907.423	126.011	1660.442	2154.405	2624.000	392.487	1854.726	3393.274
女	1475.214	185.790	1111.066	1839.363	1806.000	520.636	785.554	2826.446
Overall	1750.270	105.951	1542.607	1957.934	2201.000	251.678	1707.712	2694.288

a. Estimation is limited to the largest survival time if it is censored.

图 6-21　Log-rank 分析不同组间生存时间的均数和中位数

图 6-22 是 Log-rank 组间比较的统计量，包括 Log-rank 检验的 χ^2 统计量、自由度及其 P 值。P 值小于 0.05，即不同性别间心肌梗死患者的生存率存在显著差异。

Overall Comparisons

	Chi-Square	df	Sig.
Log Rank (Mantel-Cox)	3.971	1	.046

Test of equality of survival distributions for the different levels of 性别.

图 6-22　Log-rank 组间比较假设检验的统计量

图 6-23 是 Log-rank 检验组间生存曲线的比较。其他生存曲线的绘制过程类似，仅需在"Options"对话框的"Plots"栏中选择对应生存曲线即可。

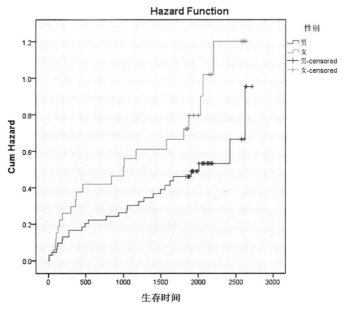

图 6-23　Log-rank 组间比较累积风险曲线

小结

生存分析是将事件的观察结局与出现这一结局所经历的时间结合起来分析的一类统计方法。起始事件是反映研究对象生存过程的起始特征的事件。终点事件是死亡、疾病复发等研究者感兴趣的事件。生存时间是指从起始事件到终点事件出现经历的时间长度。准确生存时间未被观察到的情况被称为删失。生存概率表示某时段开始时存活的个体到该时段结束时仍存活的可能性。以生存时间为横轴、生存率为纵轴,连接各个时点所对应的生存率得到的曲线图,称为生存曲线。生存率估计常用 Kaplan-Meier 法和寿命表法。

Log-rank 检验是生存率比较较为常用的非参数方法之一,属于随访资料的单因素分析。由于该检验能对各组的生存率做整体比较,因此在实际工作中应用较多。在两组生存率成比例时,Log-rank 检验具有最佳的检验效能;在两组生存率不成比例时,其检验效能会下降,此时需要考虑使用其他检验方法进行分析。进行多组生存率比较时,如分组变量是等级变量或连续变量的等级化分组,在 Log-rank 检验有统计学意义后,还可分析危险率是否随分组登记而变化的趋势,称为趋势检验。

思考与练习

一、简答题

1. 随访资料收集时应注意什么问题?

2. 生存分析的主要分析方法和分析思路是什么?

二、分析计算题

1. 为了探究药物茚地那韦(IDV)对 HIV 感染患者的疗效,研究者进行了一项双盲随机对照的临床试验。将 HIV 感染患者随机分为两组,试验组患者服用茚地那韦、齐多夫定或司他夫定、拉米夫定 3 种药物,对照组服用齐多夫定或司他夫定、拉米夫定 2 种药物。观察终点事件为确诊艾滋病或死亡。其中,部分数据如表 6-7 所示(数据来源于 CH6-02.sav)。

表 6-7　对照组和 IDV 组患者的生存时间(天)

对照组	206	298	190	189[+]	287[+]	82	199[+]	61	129	14	181	270[+]	77	91	25	171	18	126	90	276[+]
IDV 组	127	20	39	244	242[+]	117	286[+]	285[+]	285[+]	103	13	334[+]	91	81	82	105	35	285[+]	288	265[+]

(1)试估计试验组与对照组的生存率,并绘制生存曲线。

(2)比较两组患者的生存率是否有差别。

2. 将支气管肺发育不良(BPD)的 78 名婴儿随机分为两组:一组 35 例,接受表面活性剂替代治疗;一组 43 例,不接受该治疗。结局为婴儿停止氧疗。5 名婴儿在最后一次随访时仍在吸氧,因此该 5 例数据为删失数据。其吸氧时间(小时)如下(数据来源于 CH6-03.sav):

不接受表面活性剂替代治疗组:5,13,16,26,32,33,48,56,59,59,62,63,66,68,71,

76,83,85,91,95,95,107,116,134,161,193$^+$,196,217,313,317,333,362,475,514,546,546,553,580,583,600,619$^+$,631,733$^+$;

接受表面活性剂替代治疗组:14,23,30,31,43,45,51,51,53,54,54,56,63,64,70,70,71,71,96,103,108,110,118,134,181,197,204,236,249,250,253,274$^+$,306,310$^+$,424。

(1)试比较两种疗法的生存率及生存曲线。

(2)比较两种疗法的生存率有无差别。

3. 为研究甲、乙两种治疗计划对某药物依赖性的作用,某研究收集了20名患者从研究开始到重新使用药物的时长(time,天),是否重新使用药物 Y(1=重新使用药物,0=删失),以及其他可能的影响因素。其他因素包括患者入组年龄(age,岁),治疗方法(treat,1=甲,2=乙),种族(race,0=白色人种,1=其他),治疗时间(los,天)。具体研究数据如表6-8所示。

表6-8 20名患者对某药物的依赖性研究数据

ID	age	race	treat	los	time	Y
1	39	0	0	123	188	1
2	33	0	0	25	26	1
3	33	0	0	7	207	1
4	32	0	0	66	144	1
5	24	1	0	173	551	0
6	30	0	0	16	32	1
7	39	0	0	179	459	1
8	27	0	0	21	22	1
9	40	0	0	176	210	1
10	36	0	0	124	184	1
11	32	0	1	49	52	1
12	38	1	1	219	547	0
13	38	0	1	108	168	1
14	23	0	1	178	461	1
15	26	0	1	42	538	0
16	36	0	1	182	349	1
17	30	0	1	6	44	1
18	31	0	1	351	548	0
19	23	0	1	12	12	1
20	43	1	1	6	6	1

(1)比较两种方法的生存率有无区别。

(2)试将年龄按照"<30 岁""≥30~35 岁""≥35 岁"进行分组,判断在不同年龄段生存率是否存在变化趋势。

(米白冰)

第七章 Cox 回归分析

在实验性研究中,样本经过随机化分组处理,处理组间数据的均衡性和一致性比较好,可比性较高;而在随访观察性研究中,数据的均衡可比性通常不能满足需要,而且研究者关心的影响生存时间和结局的因素往往不止一个,特别是此类研究中作为其主要结果变量的生存数据比较特殊,既包括结局事件(如是否发生某种疾病或死亡),又包括出现这一结局事件所经历的时间,而且生存时间数据中经常还有删失数据的问题,所以普通的线性回归分析方法和 Logistic 回归分析模型都不适用。此时,可采用本章介绍的适合生存数据多因素分析的 Cox 比例风险回归模型分析方法。

第一节 Cox 回归分析理论回顾

Cox 比例风险回归模型(Cox proportional hazards regression model)也称 Cox 回归模型,是英国统计学家 D.R. Cox 于 1972 年提出的用于肿瘤和其他慢性病的预后分析,以及队列研究中病因探索的一种半参数模型。在满足比例风险的前提条件下,Cox 回归模型可以不对生存时间的分布情况进行假定,描述不随时间变化的多个特征对于某一时刻发生随访结果(如发病或死亡)的影响。它是生存数据分析中的一个重要模型,能像多因素线性模型一样,评价多个协变量对生存时间及结果指标的影响,主要用于生存数据多变量之间影响关系的分析。

一、Cox 回归模型简介

Cox 回归模型是在风险函数 $h(t,x)$ 与各影响因子 $x_1,x_2,\cdots,x_p$ 之间建立类似于广义线性模型的关联,以考察影响因子对风险函数的影响。模型的具体数学形式见式(7-1)和式(7-2)。

$$h(t,x)=h_0(t)\exp(\beta_1 x_1+\beta_2 x_2+\cdots+\beta_p x_p) \tag{7-1}$$

$$h(t,x)=\lim_{\Delta t\to 0}\frac{P(t<T<t+\Delta t\,|\,T>t,x)}{\Delta t} \tag{7-2}$$

式(7-1)中,$x_i(i=1,2,\cdots,p)$ 表示可能影响生存的诸因素,即协变量;t 表示生存时间;$h(t,x)$ 称为具有协变量 x 的个体在时间 t 的风险函数(hazard function),表示生存时间已达 t 的个体在时间 t 的瞬时风险率,与协变量线性组合呈指数形式关系;$h_0(t)$ 称为基线风险函数(baseline hazard function),表示所有 $x_i(i=1,2,\cdots,p)$ 都为 0 时个体在时间 t 的瞬时风险率,并不要求服从特定分布形式,具有非参数的特点,而指数部分的协变量效应具有参数模型的形式;参数 $\beta_i(i=1,2,\cdots,p)$ 为总体回归系数,故而 Cox 回归属于半参数模型。

式（7-2）是风险函数的理论定义，是具有协变量 x 的个体在活过时间 t 后到 $(t+\Delta t)$ 这一段很短时间内死亡概率与 Δt 之比的极限值。

二、Cox 回归模型的参数及其检验

Cox 回归模型的参数就是各个协变量的系数，反映了各协变量对生存时间的影响。系数可以有大有小、有正有负，需要通过样本数据对其进行估计和检验。

（一）模型参数的意义

假定其他协变量的取值保持不变的情况下，若危险因素 x 在暴露组取值为 1，在非暴露组取值为 0，则两组风险函数的比值见式（7-3）：

$$\frac{h(t,x=1)}{h(t,x=0)}=\frac{h_0(t)\exp(\beta)}{h_0(t)}=\exp(\beta)=RR \tag{7-3}$$

此时，两组风险的比值正是流行病学中的相对危险度（RR），即模型参数 β（各协变量在 Cox 回归模型中的回归系数）的流行病学含义是该二分类协变量两组间相对危险度的自然对数，在生存分析中，RR 称为风险比，有时也写成 HR（hazard ratio）。

若危险因素 x 为连续变量，当其取值每增加一个单位（如从 k 增加到 $k+1$），模型参数 β 也是其相对危险度的自然对数见式（7-4）：

$$RR=\frac{h(t,x=k+1)}{h(t,x=k)}=\frac{h_0(t)\exp[(k+1)\beta]}{h_0(t)\exp(k\beta)}=\exp(\beta) \tag{7-4}$$

连续性协变量的回归系数表示协变量 x 每增加一个单位时其相对危险度的自然对数的改变量。

当模型参数 β 为正值时，表示随着相应协变量取值的增加，研究事件发生的风险（可能性）会增加；当模型参数 β 为负值时，表示随着相应协变量取值的增加，研究事件发生的风险（可能性）会减少；当模型参数 β 等于 0 时，表示相应协变量与所研究事件的发生没有关系。

风险函数 $h(t,x)$ 的数学变换如式（7-5）所示：

$$\begin{aligned}h(t,x)&=h_0(t)\exp(\beta_1 x_1+\beta_2 x_2+\cdots+\beta_p x_p)\\&=h_0(t)\cdot\exp(\beta_1 x_1)\cdot\exp(\beta_2 x_2)\cdots\exp(\beta_p x_p)\end{aligned} \tag{7-5}$$

在 p 个协变量 $x_1,x_2,\cdots,x_p$ 的共同作用下，个体风险函数由 $h_0(t)$ 增至 $h_0(t)\cdot\exp(\beta_1 x_1)\cdot\exp(\beta_2 x_2)\cdots\exp(\beta_p x_p)$，可以看出风险会以乘法的方式倍增或倍减。由此可见，Cox 模型是一种乘法模型。

（二）模型参数的估计方法与检验方法

Cox 回归模型中回归系数的估计常借助部分似然函数（partial likelihood function）用最大似然估计方法得到。对回归模型中协变量系数的假设检验，常采用得分检验、似然比检验和 Wald 检验，这些检验统计量均为 χ^2 分布，自由度为模型中待检验的协变量个数。其中，得分检验常用于模型外新变量的进入；似然比检验常用于不同协变量模型的

比较,既可用于变量进入,也可用于变量剔除;Wald检验常用于模型中变量的剔除。变量的筛选方法同多重线性回归和Logistic回归,这里不再详细介绍相关理论,后面会重点介绍具体软件的操作。

进行多因素分析时,协变量的筛选策略与其他回归模型类似,可以采用进入法人为纳入欲调整的协变量,也可以采用逐步法让模型自动来按一定的标准进行选择。

三、Cox回归模型的使用条件与注意事项

Cox比例风险模型主要用于随访资料中生存数据的分析,研究设计可以是观察性研究中的队列研究,也可以是实验性研究中的随机对照实验。

(一)模型的比例风险假定

Cox模型虽然对因变量的分布不做要求,协变量可以是分类资料,也可以是连续资料,但协变量要满足比例风险(proportional hazards)假定,简称PH假定。比例风险假定要求任意两个个体(如个体i和个体j)风险函数之比(RR,即相对危险度或风险比)要保持一个恒定的比例,与时间t无关,见式(7-6)。

$$RR = \frac{h_i(t,x)}{h_j(t,x)} = \frac{h_0(t)\exp(\beta_1 x_{i1}+\beta_2 x_{i2}+\cdots+\beta_p x_{ip})}{h_0(t)\exp(\beta_1 x_{j1}+\beta_2 x_{j2}+\cdots+\beta_p x_{jp})} \qquad (7-6)$$
$$= \exp\left[\beta_1(x_{i1}-x_{j1})+\beta_2(x_{i2}-x_{j2})+\cdots+\beta_p(x_{ip}-x_{jp})\right]$$

$i \neq j(i,j=1,2,\cdots,n)$

从式(7-6)可以看出,个体风险函数之比(RR)与基线风险函数$h_0(t)$无关,与各协变量的效应有关。因此,求出回归系数后,个体的相对危险度就能得到,而与时间无关的各协变量相对危险度正是随访数据分析时最关注的问题。Cox回归模型将非参数部分$h_0(t)$与参数部分(各协变量的回归效应)结合起来,这种灵活性,使得它在生存数据的分析中应用广泛。

(二)模型使用的注意事项

1. Cox回归分析结论的正确性要以科学地设计、合理地抽样为前提。在多因素分析中,结局事件发生数量(如发病或死亡例数)一般应在协变量个数的10倍以上;另外,失访数据不能太多,因过多的失访数据(删失数据)会带来分析结果的偏倚。

2. 数据的编码可能会影响结论的可解释性。对于某些数值型协变量,根据专业上的考虑,将其转换为等级编码更恰当一些,否则会得到譬如体重每增加1g,患者的发病风险会增加若干倍的夸大解释;对于无序的多分类协变量,应设置哑变量进入模型,并且这几个哑变量应作为一个因素整体进出模型。

3. Cox回归必须满足PH假定。如果某个协变量不同水平的Kaplan-Meier曲线有明显交叉,或者协变量与时间的交互作用项有统计学意义,则不能使用比例风险模型,可考虑拟合扩展Cox模型,如分层Cox模型或时依协变量的Cox模型等。

4. 自变量的筛选要按临床意义和统计学意义仔细斟酌。不同的逐步筛选计算方法只是一个数学手段,不能保证得到的是最好的模型。进行变量筛选时,先要从专业上进

行充分考量,重要的变量不能遗漏,无关的变量不能纳入;然后再从统计学角度进行考量。当待选变量较多时,可以先进行单因素分析,把具有统计学意义的变量纳入多因素模型再进行逐步筛选,专业考量后很重要的变量如果统计学上不显著,也常保留在模型中进行调整,还可以更换筛选变量的方法并调整检验水准。实际操作中,经常按变量的不同组合建立多个模型,多数情况下总在方程中的变量可能是有意义的,确定最终模型时一定要结合专业知识来判断,有时甚至可提供一两个模型备选。没有进入模型的协变量并非不是影响因素,可能是受到了样本量的影响,也可能由数据的变异或抽样误差造成,这在应用中也要注意。

第二节　Cox 回归分析实例与 SPSS 操作

本节将从实例出发,介绍如何使用 SPSS 统计分析软件中的生存函数分析模块来进行多因素的 Cox 回归分析。

一、Cox 回归实例

例 7-1　为倡导健康生活方式,预防疾病的发生、发展,提高居民的生存质量,某研究欲探讨肥胖对心血管疾病的影响。研究团队采用队列研究的方法,收集了上万名某社区 35 岁以上居民的体检资料,并逐年随访这些居民的就诊信息,这里从中随机抽取了 50 位随访初期没有心血管疾病居民的健康数据来示范如何用 SPSS 软件进行 Cox 回归分析。变量包括因变量"Y"("0"为未发现心血管疾病,"1"为诊断出了心血管疾病),"Time"(随访时间,单位为月,正常居民是从随访开始到随访结束的时间间隔,诊断出心血管疾病的居民是从随访开始到确诊这个疾病的时间间隔);影响因素包括"Age"(年龄:岁,连续变量),"Sex"(性别:"1"为男,"0"为女),"Obesity"(是否肥胖:"1"为是,"0"为否),"FH"(心血管疾病家族史:"1"为有,"0"为无),"Smoking"(吸烟情况:"1"为经常吸烟,"0"为偶尔吸烟或不吸烟)等。具体研究数据见表 7-1。

表 7-1　50 名居民健康相关信息表(部分数据)

ID	Y	Time	Age	Sex	Obesity	FH	Smoking
1	0	89	59	1	0	0	1
2	0	115	45	0	1	0	0
3	1	92	73	0	0	0	0
…	…	…	…	…	…	…	…
50	1	63	62	0	1	0	0

二、Cox 回归分析的 SPSS 操作

使用 SPSS 分析的步骤如下:

首先,在 SPSS 数据变量视图窗口中建立此数据包含的全部 8 个变量,分别为"ID"

“Y”“Time”“Age”等，全都是数值型变量格式，小数位数为 0，可以给取值为“0”和“1”的变量加上表示数值含义的值标签（如性别中的“0”表示女性，“1”表示男性），并录入这 50 个人的数据，保存为 CH07-1. sav。建立好数据的变量视图和数据视图分别如图 7-1 和图 7-2 所示。

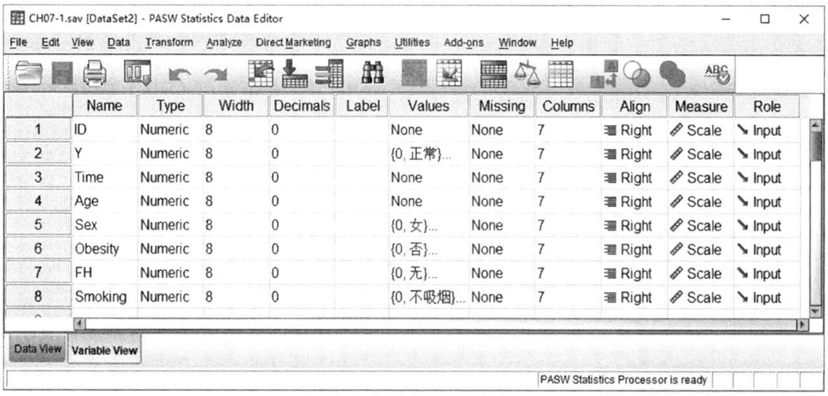

CH07-1.sav [DataSet2] - PASW Statistics Data Editor

	Name	Type	Width	Decimals	Label	Values	Missing	Columns	Align	Measure	Role
1	ID	Numeric	8	0		None	None	7	Right	Scale	Input
2	Y	Numeric	8	0		{0, 正常}...	None	7	Right	Scale	Input
3	Time	Numeric	8	0		None	None	7	Right	Scale	Input
4	Age	Numeric	8	0		None	None	7	Right	Scale	Input
5	Sex	Numeric	8	0		{0, 女}...	None	7	Right	Scale	Input
6	Obesity	Numeric	8	0		{0, 否}...	None	7	Right	Scale	Input
7	FH	Numeric	8	0		{0, 无}...	None	7	Right	Scale	Input
8	Smoking	Numeric	8	0		{0, 不吸烟}...	None	7	Right	Scale	Input

图 7-1　例 7-1 数据对应的 SPSS 变量视图

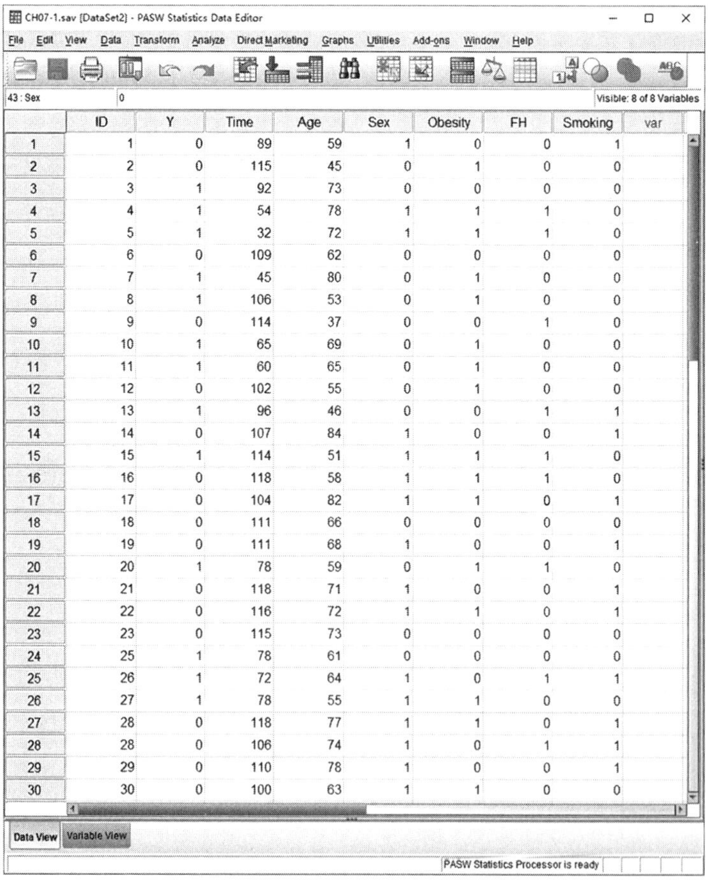

CH07-1.sav [DataSet2] - PASW Statistics Data Editor

43 : Sex　0　Visible: 8 of 8 Variables

	ID	Y	Time	Age	Sex	Obesity	FH	Smoking	var
1	1	0	89	59	1	0	0	1	
2	2	0	115	45	0	1	0	0	
3	3	1	92	73	0	0	0	0	
4	4	1	54	78	1	1	1	0	
5	5	1	32	72	1	1	1	0	
6	6	0	109	62	0	0	0	0	
7	7	1	45	80	0	1	0	0	
8	8	1	106	53	0	1	0	0	
9	9	0	114	37	0	0	1	0	
10	10	1	65	69	0	1	0	0	
11	11	1	60	65	0	1	0	0	
12	12	0	102	55	0	1	0	0	
13	13	1	96	46	0	0	1	1	
14	14	0	107	84	1	0	0	1	
15	15	1	114	51	1	1	1	0	
16	16	0	118	58	1	1	1	0	
17	17	0	104	82	1	1	0	1	
18	18	0	111	66	0	0	0	0	
19	19	0	111	68	1	0	0	1	
20	20	1	78	59	0	1	1	0	
21	21	0	118	71	1	0	0	1	
22	22	0	116	72	1	1	0	1	
23	23	0	115	73	0	0	0	0	
24	25	1	78	61	0	0	0	0	
25	26	1	72	64	1	0	1	1	
26	27	1	78	55	1	1	0	0	
27	28	0	118	77	1	1	0	1	
28	28	0	106	74	1	0	1	1	
29	29	0	110	78	1	0	0	1	
30	30	0	100	63	1	1	0	0	

图 7-2　例 7-1 数据对应的 SPSS 数据视图（仅显示前 30 行，31 ~50 行略）

进行 Cox 回归分析时,可选择主窗口或结果窗口主菜单中的"Analyze"—"Survival"—"Cox Regression..."(分析—生存函数—Cox 回归),如图 7-3 所示。在打开的对话窗口中,点击左边的变量名列表中的变量"Time",将其推送(点击"→")到右边的时间变量框中,再点击左边的变量名列表中的变量"Y",将其推送到右边的状态变量框中,推送后的样式如图 7-4 所示。

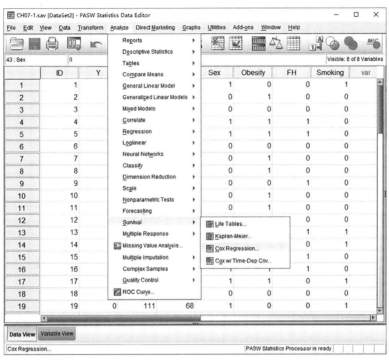

图 7-3 Cox 回归分析选项

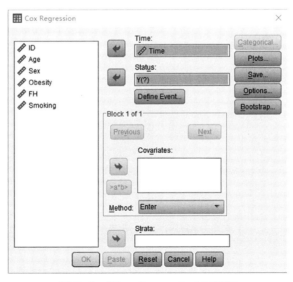

图 7-4 "Cox Regression"对话框

在 Cox 回归中,要对终点事件的状态进行定义,本例中的 Y 为终点事件变量,其取值为"0"表示未发生研究关心的终点事件(即随访期间未诊断出心血管疾病),取值为"1"则表示发生了研究关心的终点事件(即随访期间诊断出了心血管疾病),本例要点击状态变量下方的定义事件"Define Event..."按钮,在弹出的定义发生值窗口中选择单值"Single value"并键入"1"(图 7-5),然后点击下方的"Continue"按钮,返回"Cox Regression"对话框(图 7-4)。

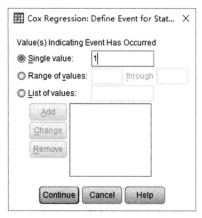

图 7-5　Cox 回归分析中定义事件发生数值录入窗口

然后,在 Cox 回归分析窗口中,将左侧变量列表中的"Age""Sex""Obesity""FH"和"Smoking"5 个协变量推送到协变量列表中,注意这里直接选"→"按钮推送,不要选">a*b>"推送(先不考虑交互作用)。推送后的样式见图 7-6。

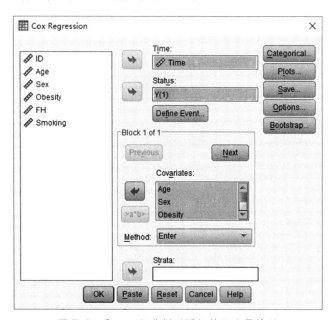

图 7-6　Cox 回归分析对话框的协变量推送

进行多因素分析时,协变量有不同的筛选办法。SPSS 软件中提供了类似其他多因素分析方法的"Enter"(全部进入法/强制进入法)、"Forward"(逐步进入法/前进法)和"Backward"(逐步剔除法/后退法)。3种筛选变量的方法分别为条件法、似然比法和Wald法,这里选择默认的"Enter"(全部进入法)。此时,模型会将全部协变量纳入分析,不进行显著性的筛选,可以用来对所有协变量进行多因素调整分析。

Cox回归分析窗口还具有以下按钮或功能:"Strata"(分层分析功能),可以按指定变量进行分层分析;"Categorical…"(分类变量)按钮,如果有多分类协变量,可以用此按钮进行哑变量设定,并指定第一类或最后一类为相应对照;"Plots…"(绘图)按钮,如绘制生存函数图或风险函数图等,如果要按指定的分组变量画两条或多条曲线,则先要用"Categorical…"按钮定义欲指定的分组变量为分类变量才能指定;"Save…"(保存)按钮,如保存分析过程中产生的生存函数变量、风险函数变量或标准误等;"Options…"(选项)按钮,如计算协变量对应效应 RR 的95%置信区间或用逐步法筛选协变量时的纳入剔除概率界值等。此外,在很多分析菜单中,都有"Bootstrap…"功能按钮、"OK"(确定)按钮、"Paste"按钮、"Reset"(重置)按钮、"Cancel"(取消)按钮和"Help"(帮助)按钮,这里暂时还不需要调用这些功能。直接点击窗口最左下方的"OK"按钮,提交系统进行计算即可。

三、Cox 回归分析的结果解读

图7-7是Cox回归分析结果的摘要部分,从中可以得知发生了18例终点事件,有32例截尾数据(随访期间未发生终点事件,即删失数据),并显示了相应的百分比(36.0%和64.0%)。数据中无缺失值,无负数的随访时间,最早终点事件出现前也无截尾数据(三者均为0),总样本量为50。

Case Processing Summary

		N	Percent
Cases available in analysis	Event[a]	18	36.0%
	Censored	32	64.0%
	Total	50	100.0%
Cases dropped	Cases with missing values	0	.0%
	Cases with negative time	0	.0%
	Censored cases before the earliest event in a stratum	0	.0%
	Total	0	.0%
Total		50	100.0%

a. Dependent Variable: Time

图7-7 Cox 回归分析结果的摘要部分

图7-8是Cox回归分析结果的模型及参数考量部分。其中,"Block 0: Beginning Block"是模型未纳入任何协变量时的空模型拟合效果,显示了-2倍的对数似然值是131.411,如果后面引入协变量的模型想要优于空模型,其-2倍的对数似然值要小于空模

型的 131.411,当然还要结合自由度进行评价。

Block 0: Beginning Block

Omnibus Tests of Model Coefficients

-2 Log Likelihood
131.411

图 7-8　Cox 回归分析结果的空模型

图 7-9 中"Block 1：Method = Enter"这一块分析结果是纳入了全部 5 个协变量后的模型综合测试情况。其中,"Method = Enter"表示协变量的纳入方法是进入法,此时模型的-2 倍的对数似然值显示在模型系数表的第一列,数值是 114.191,与空模型的数值相差 17.221,即相应的卡方值,此时自由度为 5(纳入模型的协变量自由度之和)对应的 P 值为 0.004,说明含有 5 个协变量的模型与空模型相比整体具有统计学显著性意义。

Block 1: Method = Enter

Omnibus Tests of Model Coefficients^a

-2 Log Likelihood	Overall (score)			Change From Previous Step			Change From Previous Block		
	Chi-square	df	Sig.	Chi-square	df	Sig.	Chi-square	df	Sig.
114.191	16.088	5	.007	17.221	5	.004	17.221	5	.004

a. Beginning Block Number 1. Method = Enter

图 7-9　Cox 回归分析结果之进入法模型综合测试

用进入法将 5 个变量都纳入 Cox 回归模型后,5 个变量对应的回归系数显示在图 7-10 方程中的变量表中,从左到右依次为系数 B、系数的标准误、系数检验的 Wald 值、自由度、显著性 P 值以及系数 B 经指数转换后的相对危险度。进入法也称强制进入法,并不对协变量进行筛选,所以纳入模型的协变量不一定都具有统计学显著性意义。比如,在这 5 个变量中,"Sex"(性别)与"Smoking"(是否吸烟)就不显著,此时如果评价"Obesity"(是否肥胖)对心血管疾病风险的影响,它的相对危险度为 3.095,并且具有统计学显著性意义,这个相对危险度是在模型综合调整了"Age"(年龄)、"Sex"(性别)、"FH"(家族史)和"Smoking"(是否吸烟)4 个协变量后的效果,说明是否肥胖与发生心血管疾病是有关系的,肥胖者发生心血管疾病的风险是非肥胖者的 3.095 倍。

这里要注意的是,协变量"Age"(年龄)是连续变量,它对应的相对危险度为 1.079,也就是说,年龄每增加 1 岁,发生心血管疾病的风险平均会增加 1.079 倍。如果想计算年龄相差 10 岁的人之间的风险比,可以把回归系数乘以 10,再取其指数;或者把原始数据中的年龄缩小为原来的 1/10,变成以 10 年为年龄的单位,重新拟合模型,再看年龄对应的相对危险度。

Variables in the Equation

	B	SE	Wald	df	Sig.	Exp(B)
Age	.076	.031	6.066	1	.014	1.079
Sex	-1.192	.643	3.438	1	.064	.304
Obesity	1.130	.525	4.634	1	.031	3.095
FH	1.550	.580	7.136	1	.008	4.710
Smoking	-.655	.792	.683	1	.408	.519

图 7-10　Cox 回归分析结果之方程中的变量

　　图 7-11 是 Cox 回归分析结果的最后一张数据图。它显示的是 5 个协变量的平均值,如平均年龄为 64.72 岁,当然平均性别只是原始数据的数值计算结果,与变量的具体赋值有关,如果赋值为"0"和"1",平均值就是"1"所占的比例;如果是其他赋值,可能就没有实际意义。

Covariate Means

	Mean
Age	64.720
Sex	.520
Obesity	.440
FH	.260
Smoking	.320

图 7-11　Cox 回归分析结果之协变量的平均值

　　Cox 回归模型只有在满足比例风险的前提条件下进行拟合,参数估计才是有效的,而比例风险假定可以通过绘制生存曲线图来进行粗略判断。如果不同组的生存曲线有明显交叉,则一般不满足比例风险假定,而满足条件的生存曲线之间是有明显分界的,或者二重对数曲线基本上是平行的。本例如果要用图形验证是否肥胖对结果的比例风险假设,可以在分析时点击 Cox 回归对话框(图 7-6)右上角的"Categorical..."按钮,推送左侧的"Obesity"变量到右侧分类协变量列表窗体中,如图 7-12 所示,然后点击"Continue"按钮,返回到 Cox 回归对话框。

　　再次点击 Cox 回归对话框右上角的"Plots..."(绘图)按钮,打开"Cox Regression: Plots"对话框,如图 7-13 所示;勾选需要的不同类型图形,此处勾选"Survival"和"Log minus log",再将左侧的"Obesity"变量推送到右侧的分组线"Separate Lines for"方框中,点击"Continue"按钮后,再点击"OK"提交运行。

　　此时,结果会增加如下两张图(图 7-14),其中的实线对应的是非肥胖者,虚线对应的是肥胖者。从左侧的生存曲线可以看出两条曲线中间没有交叉,从右侧的二重对数曲线可以看出两者基本平行,所以可以粗略判断数据满足比例风险假定。

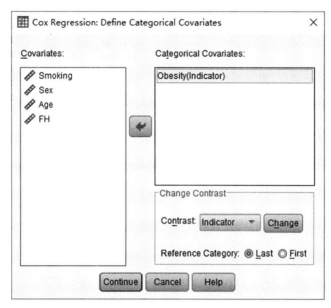

图 7-12　Cox 回归模型设置分类协变量对话框

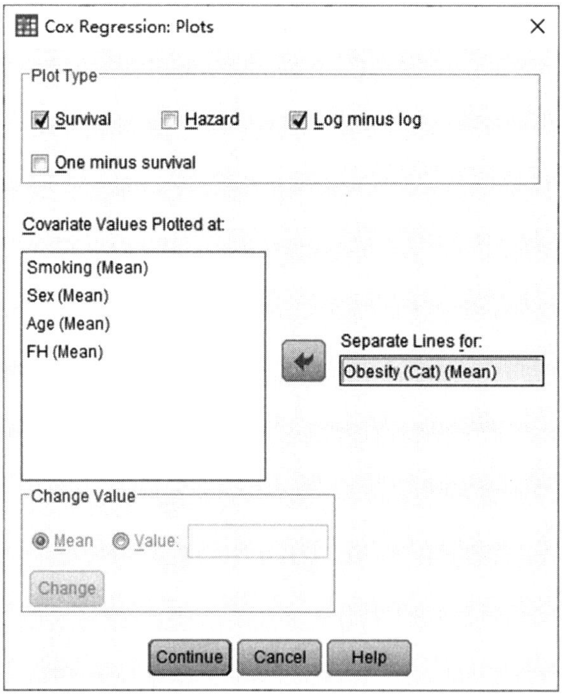

图 7-13　"Cox Regression：Plots"对话框

　　进行同一数据的 Cox 回归分析时,如果使用其他协变量筛选方法,则分析结果的摘要部分不会变化。比如,例 7-1 再次使用 Wald 剔除法筛选协变量,操作时将图 7-6 的 Cox 回归分析对话框中"Method"下的"Enter"换为"Backward：Wald",剔除水准默认为 $\alpha_{出}=0.10$,其结果的摘要部分和图 7-7 完全一样,"Block 0：Beginning Block"的空模型拟

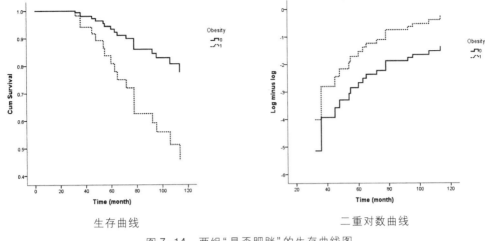

生存曲线 二重对数曲线

图 7-14 两组"是否肥胖"的生存曲线图

合效果也和前面完全一样,-2 倍的对数似然值还是 131.411,这里不再赘述。后面的结果部分会有差别。

本次使用 Wald 剔除法筛选协变量,所以在分析结果的"Block 1:Method = Backward Stepwise(Wald)"显示了所用的协变量筛选办法是 Wald 剔除法。本例剔除总共分两步,第一步是先纳入全部 5 个协变量进入模型,并对模型总体进行评价,结果显示在模型系数表的第一列"Step 1"后面,其-2 倍的对数似然值、卡方值、自由度、P 值等和进入法分析的结果完全一样,因为都纳入了所用 5 个协变量。此时模型中"Smoking"这个协变量的 P 值最大,最不显著,所以模型第二步就剔除了这个最不显著的协变量,剔除后-2 倍的对数似然值为 114.899,与第一步全模型相比变化了 0.709,自由度减少一个,变为 4。与第一步相比,减少一个协变量并没有影响到显著性(P 值为 0.400),与空模型相比,整体仍具有统计学显著性意义,P 值为 0.002,结果显示在模型系数表的第一列"Step 2"后面,每一步协变量的纳入与剔除及其所用方法见模型系数表下对应的三条备注 a、b、c,如图 7-15 所示。

Block 1: Method = Backward Stepwise (Wald)

Omnibus Tests of Model Coefficients[c]

Step	-2 Log Likelihood	Overall (score)			Change From Previous Step			Change From Previous Block		
		Chi-square	df	Sig.	Chi-square	df	Sig.	Chi-square	df	Sig.
1[a]	114.191	16.088	5	.007	17.221	5	.004	17.221	5	.004
2[b]	114.899	15.910	4	.003	.709	1	.400	16.512	4	.002

a. Variable(s) Entered at Step Number 1: Age Sex Obesity FH Smoking

b. Variable Removed at Step Number 2: Smoking

c. Beginning Block Number 1. Method = Backward Stepwise (Wald)

图 7-15 Cox 回归分析结果之 Wald 法模型综合测试

在每一步的协变量筛选过程中,模型中保留的协变量对应的回归系数均显示在"方程中的变量表"中,见图 7-16;和前面讲的内容一样,从左到右依次为系数、系数的标准误、系数检验的 Wald 值、自由度、显著性 P 值以及指数转换后的相对危险度。逐步法可以显示每一步筛选后保留在模型中的协变量的信息,本例总共两步,第二步剔除了"Smoking"这个协变量后,其余 4 个协变量都具有统计学显著性意义,没有要再剔除的协变量,所以不需要进行第三步,模型拟合到第二步就结束了。这次第二步纳入模型的协变量的系数及其 P 值等和第一步会有差异,比如"Obesity"的相对危险度从 3.095 变化到了 3.458,P 值也由 0.031 变化到了 0.015,都具有统计学显著性意义,仍然说明是否肥胖与发生心血管疾病是有关系的,肥胖者发生心血管疾病的风险是非肥胖者的 3.458 倍。多调整或少调整几个协变量,研究关注的因素的相对危险度会发生变化,有时变化可能非常大,特别是在样本量比较小的情况下,有时甚至由显著变得不显著,所以甄选合适的协变量进入模型一定要经过谨慎的疾病专业考量和统计学专业考量。剔除的协变量也会有单独的结果表展示,见图 7-17。

Variables in the Equation

		B	SE	Wald	df	Sig.	Exp(B)
Step 1	Age	.076	.031	6.066	1	.014	1.079
	Sex	-1.192	.643	3.438	1	.064	.304
	Obesity	1.130	.525	4.634	1	.031	3.095
	FH	1.550	.580	7.136	1	.008	4.710
	Smoking	-.655	.792	.683	1	.408	.519
Step 2	Age	.071	.030	5.520	1	.019	1.074
	Sex	-1.455	.588	6.115	1	.013	.233
	Obesity	1.241	.509	5.937	1	.015	3.458
	FH	1.580	.572	7.631	1	.006	4.854

图 7-16 Wald 逐步剔除法 Cox 回归分析结果之方程中的变量

Variables not in the Equation[a]

		Score	df	Sig.
Step 2	Smoking	.693	1	.405

a. Residual Chi Square = .693 with 1 df Sig. = .405

图 7-17 Wald 逐步剔除法 Cox 回归分析结果之不在方程中的变量

使用 Wald 逐步剔除法进行 Cox 回归分析时结果的最后一张表显示的也是 5 个协变量的平均值,和进入法的结果完全一样,参见图 7-11,这里不再赘述。

在流行病学研究中,经常要汇报相对危险度的 95% 置信区间,这个只需要在菜单选择时多勾选相应选项即可,也就是在分析时要点击图 7-6 中的"Options..."按钮,勾选弹出窗口中计算协变量对应效应(RR)的 95% 置信区间,也可以改为 90% 的置信区间或99% 的置信区间,还可以更改逐步法筛选协变量时的纳入剔除的概率标准界值等,见图 7-18。

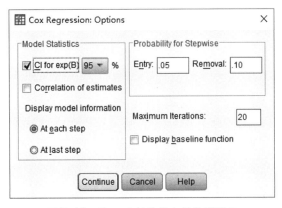

图7-18 Cox回归分析中的选项窗口

第三节 含时间依赖性变量的 Cox 回归模型及 SPSS 操作

在进行 Cox 回归分析时,需要满足 PH 假定。如果比例风险随时间变化而发生变化,或者协变量的取值随时间的变化发生变化,则不能使用比例风险模型,可考虑拟合含时间依赖性协变量(简称时依协变量)的 Cox 模型,也称为非比例风险模型。

一、时依协变量的构造

在拟合含时依协变量的 Cox 回归模型时,必须先构造时依协变量。SPSS 软件中以一个代表时间的系统变量($T\_$)来完成这一步的构造,分为以下两种方法。

(1)当比例风险随时间变化而发生变化时,可以将时依协变量构造为协变量和时间变量的函数,最常用的方法是把时间变量和协变量进行简单的相乘,或者把时间变量的对数值和协变量进行简单的相乘,然后通过对时间依存协变量系数的显著性检验来判断比例风险是否合理。

(2)当协变量的取值随时间的变化发生变化时,也就是说协变量在不同的时间点取值不同,或者说协变量进行了多次的重复测量,此时需要用逻辑表达式定义一个分段时间依存协变量。逻辑表达式为真时,取值为"1";逻辑表达式为假时,取值为"0"。例如,对研究对象每年进行一次体力活动情况调查,随访期间总共调查了 4 次。这里用"BA_1-BA_4"来表示每次调查的体力活动情况得分,有的人体力活动不变,有的人体力活动情况减少,还有的人体力活动增加,甚至有的人体力活动一会儿增、一会儿减(不稳定),此时的时依协变量可以这样定义,见式(7-7):

$$Var = (T\_ < 1) * BA_1 + (T\_ \geq 1 \& T\_ < 2) * BA_2 + \\ (T\_ \geq 2 \& T\_ < 3) * BA_3 + (T\_ \geq 3 \& T\_ < 4) * BA_4 \tag{7-7}$$

右边括号里(如 $T\_ < 1$)是逻辑判断符,如果是第一次调查,则第一个括号取值为"1",其余括号取值为"0",括号中的"&"是"与"的逻辑运算符,相当于"AND",表示两个条件同时满足的逻辑判断,所有 4 个括号只能有 1 个取值为"1",其余都取"0"。式中的 1~4

表示生存时间在第 1 年至第 4 年,如果随访时间以月为单位,则 1 ~ 4 应该改为 12、24、36 和 48。式(7-7)只是构造时依协变量的一种最简单方式,这个时依协变量只与终点事件发生最近一次的体力活动情况相关;还可以构造其他复杂的时依协变量形式,比如几次体力活动的平均状况或体力活动变化趋势状况等,这里不再赘述。

二、含时依协变量 Cox 回归分析的 SPSS 操作

仍然以例 7-1 的数据为例(电子数据文件名为 CH07-1)。假定想判定肥胖对心血管疾病的影响随着肥胖状态维持时间越长就越大,此时使用 SPSS 软件构造含有时依协变量的 Cox 回归模型时,可依次选择主窗口或结果窗口主菜单中的" Analyze "—" Survival "—" Cox w/ Time-Dep Cov... "(分析—生存函数—Cox 时依协变量),如图 7-19 所示;打开的对话框如图 7-20 所示,这里首先要给出时依协变量的数学表达式,按第一种方法构造时依协变量,直接把时间变量和某个协变量进行简单相乘,可以推送"T_"到右边时依协变量的表达式窗口,再输入或点击窗口中的" ∗ ",然后推送是否肥胖的变量"Obesity"到表达式窗口,此时时依协变量的公式为"T_ ∗ Obesity"。

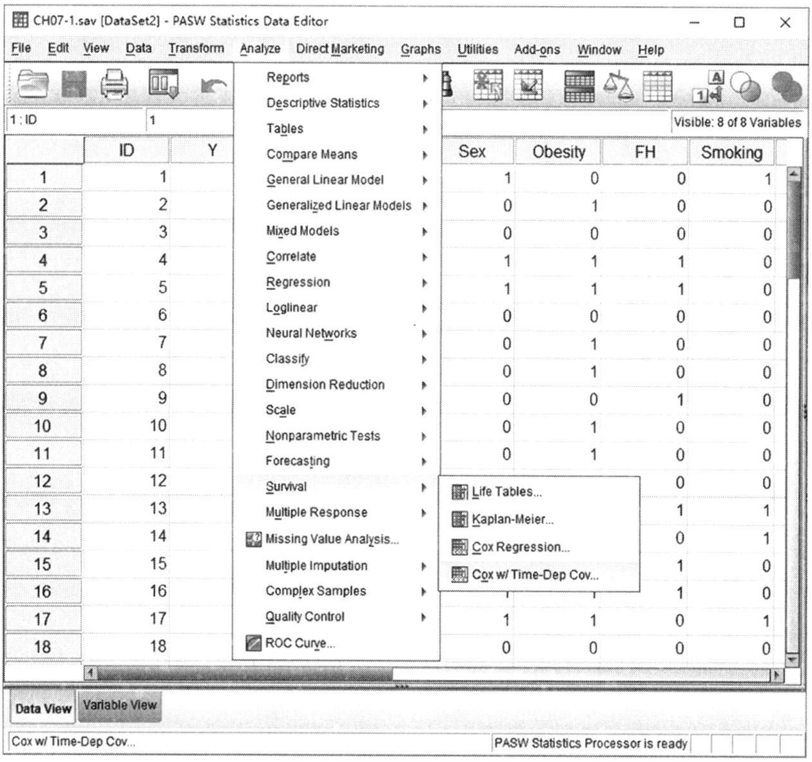

图 7-19　含时依协变量的 Cox 回归分析选项

建立好时依协变量后,点击窗口右上角的"Model..."按钮,会进入和普通 Cox 回归分析类似的窗口,见图 7-21。与普通 Cox 回归一样,分别推送随访时间变量"Time"到右边的时间变量框中,推送终点状态变量"Y"到状态变量框中,点击"Define Event..."(定义事件)按钮,用"1"来定义发生终点事件,随后推送时依协变量和其他协变量到协变量列表

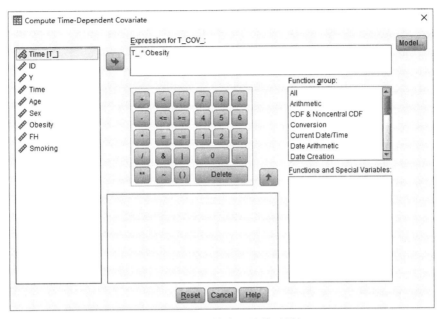

图7-20 时依协变量计算对话框

框中,选择适当的筛选协变量方法,如"Enter",有其他需求时,还可以选择相关按钮来定义,最后点击"OK"按钮提交运算。

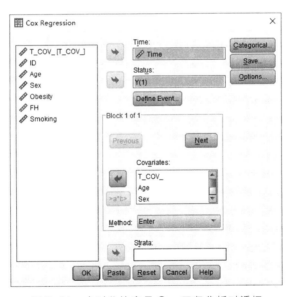

图7-21 含时依协变量Cox回归分析对话框

三、含时依协变量 Cox 回归分析的结果解读

含时依协变量的 Cox 回归分析结果的摘要部分和同一数据的普通 Cox 回归分析结果一样,比如本例结果的摘要部分和图 7-7 完全一样,"Block 0: Beginning Block"的空模型拟合效果也和前面完全一样,-2 倍的对数似然值还是 131.411,这里不再赘述。后面

的结果部分有差别。

本次使用的是进入法筛选协变量,所以"Block 1: Method = Enter"显示所用方法名称(图7-22),此时模型-2倍的对数似然值依旧显示在模型系数表的第一列,数值是114.170,与空模型的数值相差17.241,即对应的卡方值,自由度为6,对应的 P 值为0.008,说明含有6个协变量的模型与空模型相比,整体具有统计学显著性意义。

Block 1: Method = Enter

Omnibus Tests of Model Coefficients^a

-2 Log Likelihood	Overall (score)			Change From Previous Step			Change From Previous Block		
	Chi-square	df	Sig.	Chi-square	df	Sig.	Chi-square	df	Sig.
114.170	16.181	6	.013	17.241	6	.008	17.241	6	.008

a. Beginning Block Number 1. Method = Enter

图7-22 含时依协变量的 Cox 回归模型综合测试结果

在将1个时依协变量和其他5个协变量都纳入 Cox 回归模型后,6个变量对应的回归系数显示在方程中的变量表中,从左到右依次为系数、系数的标准误、系数检验的 Wald 值、自由度、显著性 P 值以及指数转换后的相对危险度。这里重点观察时依协变量"T_COV_"的显著性,其 P 值为0.887,相对危险度为0.997,非常不显著,判断结论是未发现"Obesity"的作用,不符合等比例风险假定,所以否定肥胖对心血管疾病的影响随着肥胖状态维持时间越长就越大的假说,说明引入时依协变量的 Cox 回归分析模型并不合适,多占了一个自由度,-2倍的对数似然值只变化了一点点(从114.191变到114.170)。这个例子说明了用带有时依协变量的 Cox 回归分析模型也可以判定比例风险的假定。

Variables in the Equation

	B	SE	Wald	df	Sig.	Exp(B)
T_COV_	-.003	.023	.020	1	.887	.997
Age	.075	.031	5.772	1	.016	1.078
Sex	-1.176	.651	3.263	1	.071	.308
Obesity	1.360	1.710	.633	1	.426	3.895
FH	1.535	.588	6.810	1	.009	4.641
Smoking	-.651	.794	.672	1	.412	.522

图7-23 含时依协变量的 Cox 回归分析结果

如果含有时依协变量的 Cox 回归分析模型中时依协变量具有统计学显著性意义,此时可以根据其相对危险度来判定协变量随时间变化的影响。当相对危险度显著大于1时,说明协变量的效应随时间增加越来越大;反之,当相对危险度显著小于1时,说明协变量的效应随时间增加越来越小;当相对危险度和1没有显著性差异时,说明协变量的效应并没有随时间增加而有显著变化,也就是说没有时间依赖性。

图7-24是含时依协变量 Cox 回归分析结果的最后一张表,它显示的是6个协变量的平均值。平均值的含义和前面的内容一样,这里不再赘述。

Covariate Means

	Mean
T_COV_	23.875
Age	63.481
Sex	.532
Obesity	.390
FH	.242
Smoking	.353

图 7-24 协变量的平均值

 小结

Cox 回归模型是前瞻性研究中判定影响随访结果的相关协变量作用的常用多因素分析方法。作为随访结果的因变量,主要是结局事件是否发生与发生的时间,而协变量可以是分类变量,也可以是连续变量。Cox 回归模型可以不对生存时间的分布情况进行假定,还可以含有删失数据,能像多因素线性模型一样评价多个协变量对结果指标的影响。

Cox 回归模型在使用时要求协变量满足比例风险假定(PH 假定),任意两个个体风险函数之比(RR,即相对危险度或风险比)要保持一个恒定的比例,与时间 t 无关,也就是说协变量对结果事件的影响不随时间的变化而发生变化,是恒定的。其他要求和一般统计学分析类似,如要求研究设计的科学性、抽样的合理性、数据编码的可解释性等。在有多个协变量时,Cox 回归和其他多因素回归分析一样,存在自变量的筛选过程,可以采用进入法,也可以采用逐步法。需要注意的是,各种逐步法只是一个计算手段,并不能保证得到最好的模型。进行变量筛选时,首先要进行专业上的充分考虑,其次进行统计学上的考虑,之后再进行筛选。最终模型一定要结合专业知识来判断,有时还可提供一两个模型备选。

模型参数就是协变量的回归系数。回归系数大于 0,表示随着协变量取值的增加,研究事件发生的风险会增加;回归系数小于 0,则表示随着协变量取值的增加,研究事件发生的风险会减少;如果参数和 0 没有显著性差异,则表示相应协变量与所研究事件的发生没有关系。回归系数的指数更具有可解释性,表示相对危险度(RR)。

如果数据不满足比例风险假定,协变量的影响随时间变化而变化,或者协变量的取值因为变化而进行了多次测量,则不能使用普通的 Cox 比例风险回归模型,而要考虑含时依协变量的 Cox 回归模型。拟合这样的模型时,先要根据协变量的性质人为计算出一个时依协变量,然后用它和其他协变量一起来建模。

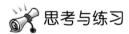 思考与练习

一、思考题

1. Cox 回归分析常在什么情况下使用?其对数据有什么要求?

2. 什么是 PH 假定？如何验证 PH 假定是否满足？

3. 用 Cox 回归分析进行随访数据的多因素分析时,协变量的筛选有什么方法？

二、计算分析题

一项随机对照实验欲研究不同饮食状况对肉瘤小鼠生存时间的影响,将 30 只染有肉瘤的小鼠随机分到低蛋白高糖饲料组和高蛋白低糖饲料组,随访观察小鼠的生存状况,如结局情况(Death)、随访时间(Time)、饲料分组(Feed)、性别(Sex)、存活时间(Day)。具体数据见表 7-2。试对该数据进行分析(电子数据文件名为 CH07-2)。

表 7-2 30 只肉瘤小鼠的随访数据

ID	Death	Time	Feed	Sex	Day	ID	Death	Time	Feed	Sex	Day
1	1	66	1	1	49	16	1	57	0	0	45
2	0	84	0	0	35	17	1	82	0	1	68
3	1	68	0	0	63	18	1	74	0	0	53
4	1	39	1	0	68	19	0	84	0	0	60
5	1	22	1	0	62	20	1	73	0	0	57
6	1	81	1	0	52	21	1	34	1	0	71
7	1	32	1	0	70	22	1	40	1	1	56
8	0	49	1	0	59	23	1	25	1	0	65
9	1	43	1	0	55	24	1	76	1	0	31
10	1	76	0	0	45	25	0	84	0	0	54
11	1	71	1	1	36	26	1	61	0	0	72
12	1	80	0	1	74	27	1	25	1	0	58
13	1	77	0	1	72	28	1	60	1	1	57
14	1	83	0	0	56	29	1	79	0	1	42
15	1	53	1	1	54	30	1	46	0	1	52

(李强 康轶君)

第八章　判别分析

判别分析是先根据一些类别归属明确的分类对象的某些特征(指标值)构造判别函数,然后利用所建立起来的判别函数对新的分类对象进行类别判定的一种多元统计分析方法。临床实践中,医生经常需要根据就诊者的各种症状、体征以及生化指标结果等对其做出是否患有某种疾病的诊断,或者需要对某种疾病的患者具体属于哪一类型做出判断。例如,有一名就诊者体温升高,则要根据其体温值、白细胞计数、X线透视结果、体征以及其他一些检查结果来判断其患了何种疾病,是感冒、肺炎,或者是其他发热性疾病。再比如,有急腹症患者急诊入院,作为接诊医生,需要判断其疾患类别是阑尾炎、胆囊炎,还是输尿管结石,如果诊断为急性阑尾炎,则接下来还需要确定类型是单纯性阑尾炎、化脓性阑尾炎、坏疽性及穿孔性阑尾炎或阑尾周围脓肿,以及是否并发腹膜炎等,从而才能确定治疗方案。判别分析常用于临床辅助鉴别诊断。由判别分析的定义可知,进行判别分析时,必须先有一组已知分类的判别对象(通常称为训练样本),以及这些判别对象的若干个指标值,并且借助这些指标值,能将判别对象按各个类别区分开来,因此这些指标通常要求在各类别之间要有显著性差异。另外,用于建立判别函数的训练样本中的各样品的分类必须准确无误,如果训练样本中存在类别错分的情形,那么依据该训练样本所建立起来的判别函数,其判别效果就会大打折扣,所以训练样本中各样品的类别归属通常是基于金标准确定的。常用的判别分析方法有 Fisher 判别和 Bayes 判别两种。

第一节　判别分析理论回顾

一、Fisher 判别

Fisher 判别又称典则判别,是由著名的统计学家 Fisher 于 1936 年提出的一种线性判别分析方法。Fisher 认为,同类的样品,其性质特征相似,表现在类内的离散程度应最小;不同类的样品,其性质特征差异大,表现在类间的离散程度应最大。

Fisher 判别对总体分布没有特定的要求,常用于两类判别,也可用于多类判别。

1. Fisher 判别的原理:已知 A、B 两类观察对象,A 类有 n_A 例,B 类有 n_B 例,分别记录了 $X_1, X_2, \cdots, X_m$,共 m 个观测指标,称为判别指标或判别变量。Fisher 判别法就是找出一个线性组合,如式(8-1)所示,使得综合指标 Z 在 A 类的均数 $\bar{Z}_A$ 与在 B 类的均数 $\bar{Z}_B$ 的差异 $|\bar{Z}_A - \bar{Z}_B|$ 尽可能大,而两类内综合指标 Z 的变异 $S_A^2 + S_B^2$ 尽可能小,即 $\lambda = \dfrac{|\bar{Z}_A - \bar{Z}_B|}{S_A^2 + S_B^2}$ 达

到最大,这就是 Fisher 准则。可见,Fisher 判别就是试图找到一个由原始自变量组成的线性函数,使得组间差异和组内差异的比值最大化。

$$Z = C_1 X_1 + C_2 X_2 + \cdots + C_m X_m \tag{8-1}$$

式(8-1)被称为 Fisher 判别函数,$C_1, C_2, \cdots, C_m$ 称为判别系数。通过对 λ 求导,建立正规方程组,求解得到判别系数值,从而就可以写出判别函数的表达式。建立判别函数后,逐例计算判别函数值 Z_i,并求 Z_i 的两类均数 $\bar{Z}_A$ 和 $\bar{Z}_B$,接下来计算判别界值 $\bar{Z}_C = \dfrac{n_A \bar{Z}_A + n_B \bar{Z}_B}{n_A + n_B}$,当两类例数相等时,则 $\bar{Z}_C = \dfrac{\bar{Z}_A + \bar{Z}_B}{2}$,若记 Z 均数较大的一类为 A 类,Z 均数较小的一类为 B 类,则当 $Z_i > \bar{Z}_C$ 时,该样品判定为 A 类;当 $Z_i < \bar{Z}_C$ 时,该样品判定为 B 类;当 $Z_i = \bar{Z}_C$ 时,该样品判定为任意一类。

由以上的判别分析过程可见,Fisher 判别实际上是寻找合适的投影方向,使样品在新的投影方向上,同一类的样品"尽可能聚在一起",不同类的样品"尽可能分开",从而达到分类的目的。

2. 判别效果的评价:判别规则建立起来以后,我们会关注利用该判别规则进行分类时效果如何。判别效果常用误判概率 P 来衡量。$P = P(A|B) + P(B|A)$,其中 $P(A|B)$ 是将 B 类误判成 A 类的条件概率,$P(B|A)$ 是将 A 类误判成 B 类的条件概率。一般认为,判别函数的误判概率小于 0.1 或 0.2 时才有应用价值。

误判概率可通过回顾性或前瞻性两种方式估计获得。所谓回顾性误判概率估计,是指用建立判别函数的样本回代判别,也称回代法。回顾性误判概率估计往往夸大判别效果。前瞻性误判概率估计在建立判别函数前将样本随机分成两个部分,比如各占总样本含量的 85% 和 15%,前者用于建立判别函数,称为训练样本;后者用于考核判别函数的判别效果,称为验证样本。用验证样本计算的误判概率作为前瞻性误判概率的估计则比较客观。采用前瞻性误判概率估计时需要样本量足够大,如果样本量较小,采用前瞻性误判概率估计时又将样本分成训练样本和验证样本两部分,会使训练样本例数变得更小,这样所建立的判别函数非常不稳定。

此外,还有一种误判概率估计的方法,即刀切法。刀切法也称为交叉核实法,具体步骤为:①顺序剔除一个样品,用余下的 $n-1$ 个样品建立判别函数;②用建立起来的判别函数判别被剔除的样品;③重复以上两个步骤 n 次,看一下 n 例中有几例被误判了,从而计算误判概率。该方法的优点是在建立和验证判别函数时充分利用了样本的信息。

二、Bayes 判别

此前讨论的 Fisher 判别虽然简单实用,但也有缺点,一是判别方法与总体中各类出现的概率大小没有关系;二是判别方法没有考虑错判之后造成的损失,这是不尽合理的。Bayes 判别法是为了考虑这两个因素而提出来的。它假定对研究对象已经有一定的认识,并用先验概率分布来描述这种认识,然后用获得的训练样本来修正已有的认识,从而得到后验概率分布,最后根据后验概率的大小对各样品进行分类。Bayes 判别法因为在分析时考虑了数据的分布形态,所以使得其判别能力有较大的提高。

Bayes 判别是基于 Bayes 准则的判别方法,该方法要求各类近似服从多元正态分布。Bayes 判别法的强项是进行多类判别,亦可用于两类判别。

1. Bayes 准则:寻求一种判别规则,使得属于第 k 类的样品在第 k 类中取得最大的后验概率。对于一个待归类的新样品,计算它属于已知各类的概率,最后把这个新样品判归到概率最大的一类中去。基于以上准则,假定已知各类出现的先验概率 $P(Y_k)$,各类近似服从多元正态分布,可获得两种 Bayes 判别函数:①当各类的协方差阵相等时,可得到线性 Bayes 判别函数,见式(8-2);②当各类的协方差阵不等时,得到二次型 Bayes 判别函数,此时判别函数形式比较复杂,只能用矩阵的形式写出,此处不做介绍。

$$\begin{cases} Y_1 = C_{01} + C_{11}X_1 + C_{21}X_2 + \cdots + C_{m1}X_m \\ Y_2 = C_{02} + C_{12}X_1 + C_{22}X_2 + \cdots + C_{m2}X_m \\ \qquad\qquad \cdots \\ Y_g = C_{0g} + C_{1g}X_1 + C_{2g}X_2 + \cdots + C_{mg}X_m \end{cases} \qquad (8-2)$$

其中,C_{jk} 是判别系数;$j = 0,1,2,\cdots,m$;$k = 1,2,\cdots,g$。很显然,在 Bayes 判别中,有多少个类别,就需要建立多少个判别函数,这和 Fisher 判别在形式上是不同的。在阅读 SPSS 输出结果时,初学者可以利用这一点来对这两个方法的输出结果进行区分。

计算判别系数时,根据 Bayes 准则和多元正态分布理论,列正规方程组,先求解出 C_{1k},C_{2k},$C_{mk}(k = 1,2,\cdots,g)$,然后再计算 C_{0k}。在计算 C_{0k} 时,需要先确定先验概率 $P(Y_k)$。若先验概率未知,通常可通过以下两种方式估计:①等概率,$P(Y_k) = 1/g$;②用频率估计,$P(Y_k) = n_k/N$(用于当样本含量较大且无选择性偏倚时)。

2. 判别规则:具体如下。

(1)按判别函数值判别:逐例计算判别函数值 $Y_1,Y_2,\cdots,Y_g$,将判别对象判为函数值最大的那一类。

(2)按后验概率判别:计算每一例属于第 k 类的后验概率,将判别对象判为后验概率值最大的那一类,见式(8-3)。

$$P_k = \frac{\exp(Y_k - Y_c)}{\sum_{l=1}^{g} \exp(Y_l - Y_c)}, \qquad Y_c = \max(Y_k) \qquad (8-3)$$

两种判别规则的判别结果是完全一致的。

除了 Fisher 判别和 Bayes 判别,实际当中所用的判别分析方法还包括适用于指标为定性资料的最大似然判别法和 Bayes 公式判别法。这两个方法的原理相似,都是利用独立事件的概率乘法原理得到判别对象归属某类的概率,然后将判别对象归于概率最大者。两者的不同之处在于,Bayes 公式判别法在最大似然判别法的基础上增加了各类的先验概率,即后者利用了先验概率的信息。使用这两个方法进行判别分析时,重点是如何得到稳定的、接近真实情况的概率估计值。因 SPSS 软件中未提供这两个方法的操作模块,故本章不做详细介绍,用户如有需要,请查阅相关参考书籍。

三、判别分析方法的拓展应用

如果不能确认所有自变量都对判别过程有贡献时,可考虑采用逐步判别法对判别指标进行筛选。逐步判别的目的是选取具有判别效能的指标建立判别函数,使得判别函数简洁且判别效果稳定。类似于逐步回归,逐步判别也是采取"有进有出"的算法,即按照变量的判别能力逐步引入或剔除,最终使判别能力显著的变量进入判别函数,而判别能力不显著的变量被排除在外,从而使判别函数的判别效果达到"最优"。逐步回归是根据自变量的偏回归平方和的大小来筛选变量的,即考察自变量的引入或剔除是否会导致偏回归平方和显著增大或减小;逐步判别则是根据多元方差分析中介绍的 Wilks 统计量Λ来筛选判别指标的,即考察判别指标的引入或剔除是否会导致Λ的显著减小或增大。Wilks 统计量Λ定义为式(8-4):

$$\Lambda_r = \frac{|\boldsymbol{W}_r|}{|\boldsymbol{T}_r|} \tag{8-4}$$

其中,r 是指判别指标的个数;$\boldsymbol{W}_r$ 是组内离差矩阵;$\boldsymbol{T}_r$ 是总离差矩阵;$|\cdot|$ 表示矩阵的行列式。判别作用显著的判别指标,应当使得类内离差阵的值变化不大,而使总的离差阵的值变化较大,即统计量Λ越小越好。根据引入或剔除一个判别指标时Λ是否明显减小或明显增大来决定是否引入或剔除该判别指标。

此外,二分类 Logistic 回归也可用于两类判别,称为 Logistic 判别,是非线性的判别分析方法。

用"Y"表示类别,"$Y=1$"表示属于 A 类、"$Y=0$"表示属于 B 类,建立 Logistic 回归模型,见式(8-5):

$$P(Y=1) = \frac{\exp(\beta_0 + \beta_1 X_1 + \cdots + \beta_m X_m)}{1 + \exp(\beta_0 + \beta_1 X_1 + \cdots + \beta_m X_m)} \tag{8-5}$$

求出 $\beta_0, \beta_1, \cdots, \beta_m$ 的最大似然估计值。式(8-5)即为 Logistic 判别函数,其判别规则如下:计算各例判别函数值 $P_i(Y=1)$,如果 $P_i(Y=1) \geqslant 0.5$,则判为 A 类;如果 $P_i(Y=1) < 0.5$,则判为 B 类。

第二节　判别分析实例与 SPSS 操作

本节将从实例出发,介绍如何使用 SPSS 统计分析软件中的判别分析模块来进行样品的判别归类,以及如何对判别效果进行评价。

一、Fisher 判别分析实例

例 8-1　为研究舒张压与血清总胆固醇对诊断冠心病的作用,某研究者测定了 60 ~ 69 岁男性冠心病患者($g=1$)和健康人($g=2$)各 15 例的舒张压(mmHg)X_1 和血清总胆固醇(mmol/L)X_2,结果见表 8-1,试做判别分析。

表 8-1　15 例冠心病患者和 15 例健康人的舒张压和血清总胆固醇数据

冠心病组			健康人组		
编号	舒张压/mmHg	血清总胆固醇/(mmol/L)	编号	舒张压/mmHg	血清总胆固醇/(mmol/L)
1	75	5.18	1	82	4.52
2	77	5.31	2	77	4.89
3	95	4.23	3	72	4.03
4	78	5.68	4	75	3.57
5	83	5.11	5	71	3.68
6	89	5.14	6	80	4.36
7	97	4.71	7	80	3.41
8	103	6.32	8	82	4.14
9	90	5.54	9	85	6.52
10	108	5.89	10	61	5.85
11	102	4.45	11	66	3.90
12	71	5.82	12	68	5.02
13	84	4.53	13	75	4.18
14	83	6.10	14	78	4.09
15	87	4.69	15	72	4.54

下面结合例 8-1 的数据介绍 Fisher 判别分析的过程。

（一）SPSS 界面操作

1. 建立数据文件"CH08-1. sav"，数据格式为 3 列 30 行。1 个分类变量，即"g"（原分类）；2 个自变量，即"X_1"和"X_2"（图 8-1）。

2. 点选判别分析菜单："Analyze"—"Classify"—"Discriminant…"（分析—分类—判别），如图 8-2、图 8-3 所示。

（1）"Grouping Variable"（分组变量）：本例是"g"，确定"g"的"Define Range"（取值范围），本例是"1"到"2"，如图 8-4 所示，单击"Continue"按钮。

（2）"Independents"（自变量）：用于选入建立判别函数所需的变量，可以是确定对类别判定有用的变量，也可以是可疑变量。本例放入"X_1"和"X_2"（图 8-3）。

（3）"Independents"框下方为用户提供了两种选择变量的方式，用于建立判别函数。①"Enter independents together"（进入法）：即所有自变量同时被引入模型，为默认方式，本例选用此项。②"Use stepwise method"（逐步判别法）：若选用此项，则右侧的"Method…"按钮会被激活；点击"Method…"按钮，打开如图 8-5 所示的界面，对逐步判别方法进行设定。

（4）"Method"选项：其下方有 5 种方法可供选择。

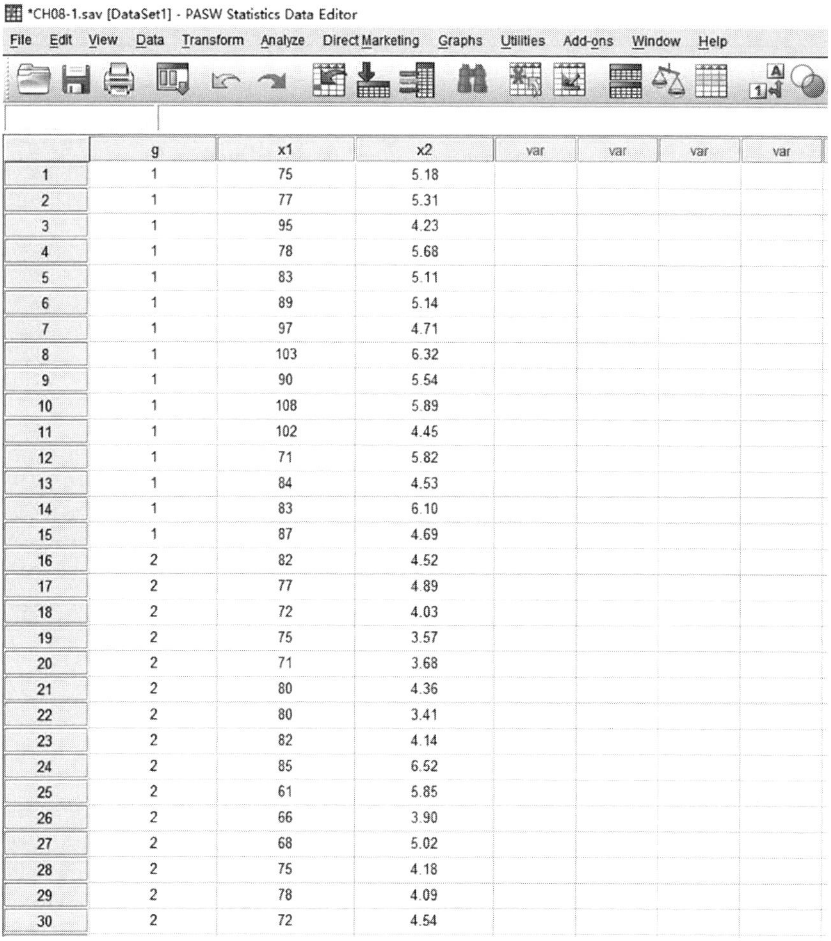

	g	x1	x2	var	var	var	var
1	1	75	5.18				
2	1	77	5.31				
3	1	95	4.23				
4	1	78	5.68				
5	1	83	5.11				
6	1	89	5.14				
7	1	97	4.71				
8	1	103	6.32				
9	1	90	5.54				
10	1	108	5.89				
11	1	102	4.45				
12	1	71	5.82				
13	1	84	4.53				
14	1	83	6.10				
15	1	87	4.69				
16	2	82	4.52				
17	2	77	4.89				
18	2	72	4.03				
19	2	75	3.57				
20	2	71	3.68				
21	2	80	4.36				
22	2	80	3.41				
23	2	82	4.14				
24	2	85	6.52				
25	2	61	5.85				
26	2	66	3.90				
27	2	68	5.02				
28	2	75	4.18				
29	2	78	4.09				
30	2	72	4.54				

图 8-1　判别分析数据视图

1)"Wilks' Lambda":即 Wilks' λ 法。该统计量为组内离差平方和与总离差平方和的比值,即 $\lambda = SS_{within}/SS_{total}$,指总变异中可由组内变异解释的比例。使用该方法时,使 λ 减小最多的变量会首先被引入判别函数。若采用逐步判别法,则此为默认选项,实际应用中也通常选用此项。

2)"Unexplained variance":未解释方差法,使组间无法解释的方差和最小的变量首先进入判别函数。

3)"Mahalanobis distance":马哈拉诺比斯距离(通常称为马氏距离)法,使组间马氏距离最大的变量首先进入判别函数。

4)"Smallest F ratio":最小 F 比法,使配对组 F 比值最小的变量首先进入判别函数。

5)Roa's V:劳氏 V 值法,使劳氏 V 值增加最大的变量首先进入判别函数。

"Criteria"(准则)下方提供了两种纳入/剔除变量的准则供用户选择。①"Use F value":选用 F 值,默认"Entry"(引入)变量的标准值是 3.84,"Removal"(剔除)变量的标准值是 2.71,用户也可以自定义此标准值,但要注意"Entry"变量的标准值不能小于"Removal"变量的标准值,且二者均需大于0。②"Use probability of F":选用 F 的概率值,

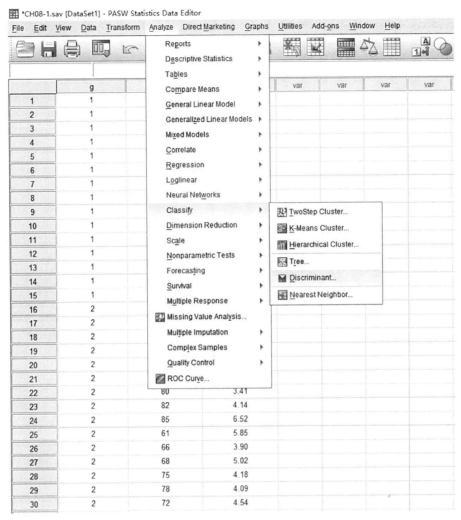

图 8-2　判别分析菜单选项

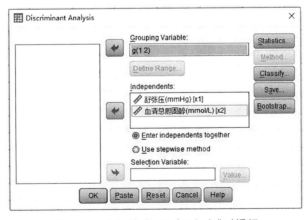

图 8-3　"Discriminant Analysis"对话框

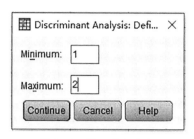

图 8-4 设置分组变量

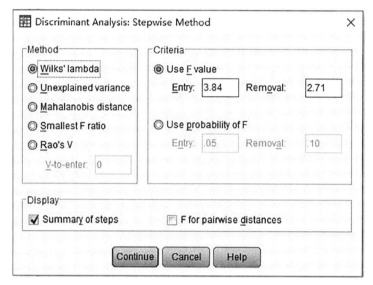

图 8-5 "Discriminant Analysis：Stepwise Method"对话框

默认"Entry"变量的概率值是 0.05，"Removal"变量的概率值是 0.10，用户也可以自定义此标准值，但要注意"Entry"变量的标准值同样不能小于"Removal"变量的标准值，且二者均需介于 0 和 1 之间。

"Display"（显示）下方提供了两种结果显示方式。①"Summary of steps"：显示每一步的汇总结果。②"F for pairwise distances"：显示配对距离（两两之间的）比较的 F 值，此 F 值是马氏距离的显著性检验结果。

对于图 8-3 中的"Selection variable"（选择变量）框，用户可用此项功能指定一个选择变量，并设定该变量的某些特定取值或取值范围，从而使得样本中满足该设定条件的部分观察值参与判别分析，而非全部观察值。此功能所达到的效果等同于先在"Data"菜单中用"Select cases"进行观察值筛选，然后在判别分析界面直接进行判别分析。单击"Continue"—"Statistics"。

（5）"Statistics…"（统计量）：有以下 3 个内容需要设定，如图 8-6 所示。

1）"Descriptives"：描述性统计量。①"Means"（均数）：显示总均数、分组均数及标准差。②"Univariate ANOVA"（单因素方差分析）：进行的是各自变量在不同类别间是否有差异的单因素方差分析。③"Box's M"（Box's M 检验）：进行组间协方差矩阵的齐性检验,当 P 值大于相应的检验水准时,认为服从该条件。

2)"Matrices"(矩阵)。①"Within-groups correlation":组内相关系数矩阵。②"Within-groups covariance":组内协方差矩阵。③"Separate-groups covariance":分组协方差矩阵。④"Total covariance":总协方差矩阵。

3)"Function Coefficients":判别函数的系数,有两种方法可供选择。①"Fisher's":即Fisher 判别系数,选择此项,其实输出的是 Bayes 判别法相应的系数,一定要注意区分。Bayes 判别法仍然是按判别函数值最大来进行归类的,而这一思想是 Fisher 提出来的,所以 SPSS 中对 Bayes 判别法冠以 Fisher 的名字,而接下来的"Unstandardized"复选框给出的才是 Fisher 判别法的系数。②"Unstandardized":未标准化的判别系数,选择此项,输出的是未标准化的 Fisher 判别函数相应的系数,因本例使用 Fisher 判别法,故选择此项。

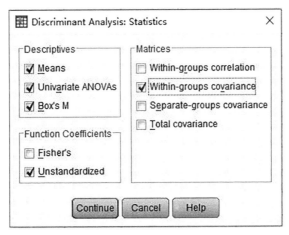

图 8-6　"Discriminant Analysis：Statistics"对话框

单击"Continue"—"Classify…"。

(6)"Classify…"(分类):包含以下内容(图 8-7)。

1)"Prior Probabilities"(先验概率)。①"All groups equal":各类的先验概率取等概率,此为默认选项。②"Compute from group sizes":各类的先验概率由样本中各类的频数构成计算得到,选择此项时,要求样本量较大且为无偏样本。

2)"Use Covariance Matrix":选用协方差矩阵,有 2 种方式。①"Within-groups":组内协方差矩阵,此为默认选项。②"Separate-groups":分组协方差矩阵。

3)"Display"(显示):有 3 种方式。①"Casewise results":输出每一个观察单位判别后的所属类别。②"Summary table":输出误判率的汇总表。③"Leave-one-out classification":输出交叉核实法(刀切法)的误判率汇总表。

4)"Plots"(图形):有 3 个选项。①"Combined-groups":各类输出在同一张散点图中,这样可以观察各类的区分程度如何。②"Separate-groups":按类别每一类输出一张散点图。③"Territorial map":即领域图,根据分类情况,整个图形会被分成几大块,每一块代表一个类别,各块之间有清楚的界限分隔,如果只抽取一个判别函数,则不做领域图。

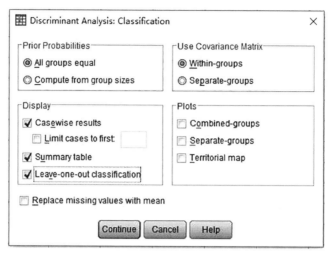

图8-7　"Discriminant Analysis：Classification"对话框

该界面的最下面还有一个选项，即"Replace missing values with mean"，将观察变量中含有的缺失值用平均数代替，一般不选。

单击"Continue"—"Save…"。

（7）"Save…"（存储新变量）：包含的内容如图8-8所示。①"Predicted group membership"：存储预测的分组情况，即利用所建立起来的判别规则对各个判别对象进行判别归类，并将预测的类别作为新变量存储。②"Discriminant scores"：将判别函数值作为新变量进行存储。③"Probabilities of group membership"：将各判别对象归入不同组别的后验概率作为新变量进行存储。

以上3项的计算结果会以新变量的形式输出在数据文件中。

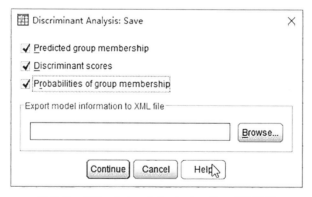

图8-8　"Discriminant Analysis：Save"对话框

单击"Continue"—"Bootstrap…"。

（8）"Bootstrap…"：即Bootstrap法，也称自助法，指对现有样本数据再抽样得到新的样本及统计量。

Bootstrap法的基本思路：在原始数据的范围内做有放回的简单随机抽样，样本含量仍为n，原始数据中每个观察单位每次被抽中的概率相等（即$1/n$），所得样本称为

Bootstrap 样本；每抽取一个这样的样本，就可以计算得到一个基于该样本的判别函数，抽取这样的样本若干次，就可以建立起来一系列判别函数，相应地，每个系数都有一系列取值，从而就可以模拟计算出各判别系数的偏差、标准误及置信区间。

单击"Continue"—"OK"。

（二）SPSS 输出结果的解读

图 8-9 是对判别分析中的例数情况进行汇总，由图可知，本次判别分析中有效例数为 30 例，无缺失数据。

Analysis Case Processing Summary

Unweighted Cases		N	Percent
Valid		30	100.0
Excluded	Missing or out-of-range group codes	0	.0
	At least one missing discriminating variable	0	.0
	Both missing or out-of-range group codes and at least one missing discriminating variable	0	.0
	Total	0	.0
Total		30	100.0

图 8-9　判别分析例数情况汇总

图 8-10 是按照原分类分别对各指标的简单描述，通过该输出结果可以对各指标的均值和标准差在不同类别之间的差异情况有一个直观的了解，如舒张压（X_1）在两类人中的均值分别为 88.1333mmHg 和 74.9333mmHg，血清总胆固醇（X_2）在两类人中的均值分别为 5.2467mmol/L 和 4.4467mmol/L 等。

Group Statistics

原分类		Mean	Std. Deviation	Valid N (listwise) Unweighted	Valid N (listwise) Weighted
冠心病	舒张压(mmHg)	88.1333	11.02508	15	15.000
	血清总胆固醇(mmol/L)	5.2467	.63891	15	15.000
健康人	舒张压(mmHg)	74.9333	6.65976	15	15.000
	血清总胆固醇(mmol/L)	4.4467	.84561	15	15.000
Total	舒张压(mmHg)	81.5333	11.18723	30	30.000
	血清总胆固醇(mmol/L)	4.8467	.84130	30	30.000

图 8-10　各组的描述统计量

图 8-11 是对各判别指标的均数在不同类别之间是否有差异所进行的方差分析，由该输出结果可知，舒张压和血清总胆固醇两个判别指标在冠心病患者和健康人之间的差异有统计学意义。

在"Matrices"框内若勾选了"Within-groups covariance"（图 8-6），则 SPSS 结果窗口

将会输出如图 8-12 所示的协方差矩阵,数值为各判别指标间的协方差。

Tests of Equality of Group Means

	Wilks' Lambda	F	df1	df2	Sig.
舒张压(mmHg)	.640	15.754	1	28	.000
血清总胆固醇(mmol/L)	.766	8.547	1	28	.007

图 8-11　各组均数的差异性检验

Pooled Within-Groups Matrices^a

		舒张压 (mmHg)	血清总胆固醇 (mmol/L)
Covariance	舒张压(mmHg)	82.952	-.326
	血清总胆固醇(mmol/L)	-.326	.562

a. The covariance matrix has 28 degrees of freedom.

图 8-12　组内协方差矩阵

图 8-13、图 8-14 是 Box's M 检验的结果。Box's M 检验的原假设为组协方差矩阵齐同,由图可知,Box's M 值为 4.529,F 值为 1.393,P 值为 0.243($P>0.10$),提示该资料的组间协方差矩阵满足齐性的条件。因此条件在不满足时对判别结果的影响不大,故实际使用时一般不太关注该结果。

Box's Test of Equality of Covariance Matrices

Log Determinants

原分类	Rank	Log Determinant
冠心病	2	3.898
健康人	2	3.455
Pooled within-groups	2	3.839

The ranks and natural logarithms of determinants printed are those of the group covariance matrices.

图 8-13　"Log Determinants"值

Test Results

Box's M		4.529
F	Approx.	1.393
	df1	3
	df2	141120.000
	Sig.	.243

Tests null hypothesis of equal population covariance matrices.

图 8-14　"Test Results"值

图 8-15 输出的是有关特征根的情况。因为判别分析中对判别函数的构建与主成分分析极为相似,所以图 8-14~图 8-16 可以参照主成分分析的同类表格来读取。特征根代表了携带信息量的多少,由结果可知,本例提取了一个判别函数(主成分),该判别函数解释了所有变异,即 100%。

Eigenvalues

Function	Eigenvalue	% of Variance	Cumulative %	Canonical Correlation
1	.910ª	100.0	100.0	.690

a. First 1 canonical discriminant functions were used in the analysis.

图 8-15　特征根

图 8-16 可用来说明所建立的判别函数有无统计学意义,由结果可知,"Wilks' Lambda"值为 0.524,χ^2 值为 17.465,自由度为 2,P 值小于 0.001,该判别函数有统计学意义。

Wilks' Lambda

Test of Function(s)	Wilks' Lambda	Chi-square	df	Sig.
1	.524	17.465	2	.000

图 8-16　"Wilks' Lambda"值

图 8-17 输出的是标准化的 Fisher 判别系数。此内容与图 8-15 是相衔接的,本例只提取了一个判别函数(主成分),据此可以写出标准化的判别函数表达式。

Standardized Canonical Discriminant Function Coefficients

	Function
	1
舒张压(mmHg)	.816
血清总胆固醇(mmol/L)	.618

图 8-17　标准化判别函数的系数

图 8-18 输出的是各判别变量与主成分(判别函数)间的相关系数。

图 8-19 输出的是未标准化的 Fisher 判别系数。只有在"Function coefficients"复选框中选择"Unstandadized"时,才会输出此系数表。由输出结果可知,本例只提取了一个判别函数,表达式为 $Z = -11.304 + 0.090X_1 + 0.825X_2$,注意该判别函数中是包含了常数项的。如果在"Save…"按钮中选择了当中的 3 个选项,则会在数据集中输出判别归类结果、判别函数值及归入各类的概率值。其中,输出的判别函数值就是由此处的判别函数计算所得的。

图 8-20 输出的是各类别的重心,此处为一维,冠心病患者的坐标为 0.921,健康人的坐标为 -0.921。知道这两类的重心坐标后,可根据各观测距离这两个重心的距离远近将其进行归类,距离哪类的重心更近,则归为哪一类。

Structure Matrix

	Function
	1
舒张压(mmHg)	.787
血清总胆固醇(mmol/L)	.579

Pooled within-groups correlations between discriminating variables and standardized canonical discriminant functions
Variables ordered by absolute size of correlation within function.

图 8-18　结构矩阵

Canonical Discriminant Function Coefficients

	Function
	1
舒张压(mmHg)	.090
血清总胆固醇(mmol/L)	.825
(Constant)	-11.304

Unstandardized coefficients

图 8-19　未标准化的判别函数的系数

Functions at Group Centroids

原分类	Function
	1
冠心病	.921
健康人	-.921

Unstandardized canonical discriminant functions evaluated at group means

图 8-20　判别函数在各组的重心

图 8-21 为各类的先验概率,因为默认选项为等概率,所以两类的先验概率都取 0.5。本例采用的是 Fisher 判别,可以不用关注此输出结果。

Prior Probabilities for Groups

原分类	Prior	Cases Used in Analysis	
		Unweighted	Weighted
冠心病	.500	15	15.000
健康人	.500	15	15.000
Total	1.000	30	30.000

图 8-21　各组的先验概率

图 8-22 是对判别效果的评价结果,第一部分是用回代法所计算出的误判率,可以看出两类一共误判了(4+1)=5 例,误判率为 5/30=16.67%;第二部分为刀切法(交叉核实法)所计算出的误判率,本例刀切法计算结果和回代法相同,误判率仍为 5/30=16.67%。

二、Bayes 判别分析实例

例 8-2　为研究全国各省市医疗卫生发展状况,某研究从《2019 中国卫生健康统计年鉴》中选取了 18 个省、自治区或直辖市,考察 3 个重要指标,即每千人口卫生技术人员数(人,X_1)、医院住院病人次均医药费(元,X_2)和期望寿命(岁,X_3)。研究结果见表 8-

Classification Results[b,c]

		原分类	Predicted Group Membership		Total
			冠心病	健康人	
Original	Count	冠心病	11	4	15
		健康人	1	14	15
	%	冠心病	73.3	26.7	100.0
		健康人	6.7	93.3	100.0
Cross-validated[a]	Count	冠心病	11	4	15
		健康人	1	14	15
	%	冠心病	73.3	26.7	100.0
		健康人	6.7	93.3	100.0

a. Cross validation is done only for those cases in the analysis. In cross validation, each case is classified by the functions derived from all cases other than that case.

b. 83.3% of original grouped cases correctly classified.

c. 83.3% of cross-validated grouped cases correctly classified.

图 8-22　判别分类结果汇总

2。试做判别分析,并对两个待判省份进行判别归类。

表 8-2　20 个省、自治区或直辖市的 3 个重要卫生评价指标数据

编号	类别	地区	X_1	X_2	X_3
1	1	北京	11.9	22618.9	80.18
2	1	上海	8.1	18390.4	80.26
3	1	天津	6.7	17147.6	78.89
4	2	河北	6.1	8915.4	74.97
5	2	山西	6.6	9005.3	74.92
6	2	辽宁	7.0	9445.8	76.38
7	2	吉林	6.8	9802.3	76.18
8	2	江苏	7.3	11215.6	76.63
9	2	安徽	5.3	7451.1	75.08
10	2	福建	6.3	9204.1	75.76
11	2	江西	5.3	8165.7	74.33
12	2	湖南	6.3	8020.7	74.70
13	2	广西	6.5	8652.0	75.11
14	2	四川	6.7	8072.7	74.75
15	3	云南	6.2	6423.1	69.54
16	3	西藏	5.5	8732.4	68.17
17	3	甘肃	6.0	5803.5	72.23
18	3	青海	7.4	8621.3	69.96
19	—	陕西	8.5	7423.8	74.68
20	—	贵州	6.8	5730.7	71.10

资料来源:《2019 中国卫生健康统计年鉴》。

下面结合例 8-2 的数据来介绍 Bayes 判别分析的过程。

（一）SPSS 界面操作

1. 先建立数据文件"CH08-2.sav"，数据格式为 6 列 20 行。1 个分类变量，即"group"；3 个自变量，即"X_1""X_2"和"X_3"。具体数据如图 8-23 所示。

	no	group	area	x1	x2	x3	var	var	var
1	1	1	北京	11.9	22618.9	80.18			
2	2	1	上海	8.1	18390.4	80.26			
3	3	1	天津	6.7	17147.6	78.89			
4	4	2	河北	6.1	8915.4	74.97			
5	5	2	山西	6.6	9005.3	74.92			
6	6	2	辽宁	7.0	9445.8	76.38			
7	7	2	吉林	6.8	9802.3	76.18			
8	8	2	江苏	7.3	11215.6	76.63			
9	9	2	安徽	5.3	7451.1	75.08			
10	10	2	福建	6.3	9204.1	75.76			
11	11	2	江西	5.3	8165.7	74.33			
12	12	2	湖南	6.3	8020.7	74.70			
13	13	2	广西	6.5	8652.0	75.11			
14	14	2	四川	6.7	8072.7	74.75			
15	15	3	云南	6.2	6423.1	69.54			
16	16	3	西藏	6.6	8732.4	68.17			
17	17	3	甘肃	6.0	5803.5	72.23			
18	18	3	青海	7.4	8621.3	69.96			
19	19	.	陕西	8.5	7423.8	74.68			
20	20	.	贵州	6.8	5730.7	71.10			

图 8-23　判别分析数据视图

2. 点选判别分析菜单："Analyze"—"Classify"—"Discriminant…"（分析—分类—判别），如图 8-24、图 8-25 所示。

（1）"Grouping Variable"（分组变量）：本例是"group"，确定"group"的"Define Range"（取值范围），本例是"1"到"3"（图 8-26）；单击"Continue"按钮。

（2）"Independents"（自变量）：用于选入建立判别函数所需的变量，本例是"X_1""X_2"和"X_3"（图 8-25）。

（3）选择变量的方式：同样有两种。①"Enter independents together"：即进入法，所有自变量同时被引入模型，此为默认方式，本例选用此法。②"Use stepwise method"：逐步判别法，若选用此项，则右侧的"Method…"按钮会被激活，此时可对逐步判别方法进行设定，具体可参见例 8-1 的相关内容。

（4）"Selection Variable"（选择变量）框：用于指定选择变量；单击"Continue"—"Statistics…"。

（5）"Statistics…"（统计量）：有以下 3 个内容需要设定（图 8-27）。

1）"Descriptives"（描述性统计量）。①"Means"：均数，显示总均数、分组均数及标准差。②"Univariate ANOVA"：单因素方差分析，进行的是各自变量在不同类别间是否有差

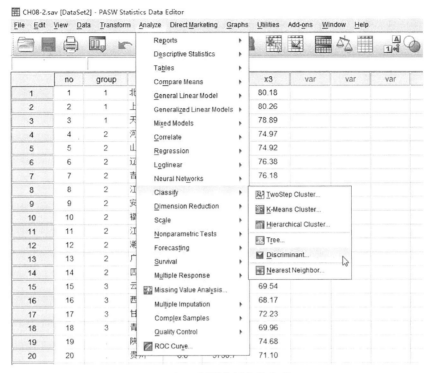

图 8-24　判别分析菜单选项

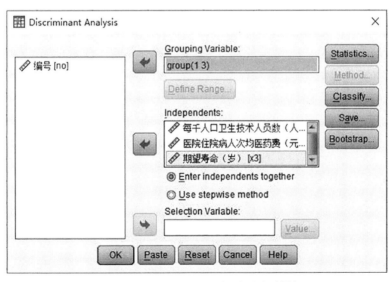

图 8-25　"Discriminant Analysis"对话框

异的单因素方差分析。③"Box's M"：即 Box's M 检验，进行组间协方差矩阵的齐性检验，当 P 值大于相应的检验水准时，认为服从该条件。

2）"Matrices"（矩阵）。①"Within-groups correlation"：组内相关系数矩阵。②"Within-groups covariance"：组内协方差矩阵。③"Separate-groups covariance"：分组协方差矩阵。

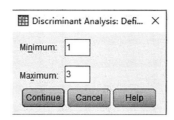

图 8-26　设置分组变量

④"Total covariance"：总协方差矩阵。

3）"Function Coefficients"（判别函数的系数）：有两种方法可供选择。①"Fisher's"：即 Fisher 判别系数，如前所述，选择此项其实输出的是 Bayes 判别相应的系数，本例使用 Bayes 判别法，故选择此项。②"Unstandardized"：未标准化判别函数的系数，选择此项输出的是未标准化的 Fisher 判别函数相应的系数。

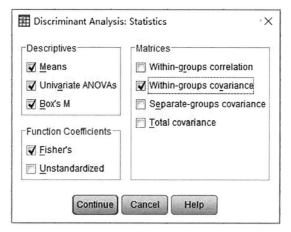

图 8-27　"Discriminant Analysis：Statistics"对话框

单击"Continue"—"Classify…"。

（6）"Classify…"（分类）：包含的内容如图 8-28 所示。

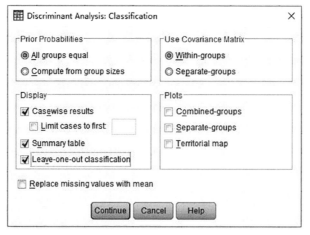

图 8-28　"Discriminant Analysis：Classification"对话框

1）"Prior Probabilities"（先验概率）：①"All groups equal"，各类的先验概率取等概率，本例选用此项。②"Compute from group size"，各类的先验概率由样本中各类别的频数构成比计算得到。

2）"Use Covariance Matrix"（选用协方差矩阵）：有 2 种方式。①"Within-groups"：组内协方差矩阵，此为默认选项。②"Separate-groups"：分组协方差矩阵。

3）"Display"（显示）：有 3 种方式。①"Casewise results"：输出每一个观察单位判别后的所属类别。②"Summary table"：输出误判概率的汇总表。③"Leave-one-out classification"：输出交叉核实法（刀切法）的误判概率汇总表。

4）"Plots"（图形）：有 3 个选项。①"Combined-groups"：各类输出在同一张散点图中。②"Separate-groups"：按类别，每一类输出一张散点图。③"Territorial map"：领域图。

该界面的最下面还有一个选项，即"Replace missing values with mean"，观察变量中含有缺失值时用平均数代替，一般不选择。

单击"Continue"—"Save…"。

（7）"Save…"（存储新变量）：包含的内容如图 8-29 所示。①"Predicted group membership"：存储预测的分组情况，即利用所建立起来的判别规则对各个判别对象进行判别归类，并将预测的类别作为新变量存储。②"Discriminant scores"：将判别函数值作为新变量进行存储。③"Probabilities of group membership"：将各判别对象归入不同组别的后验概率作为新变量进行存储。以上 3 项的计算结果会以新变量的形式输出在数据文件中。

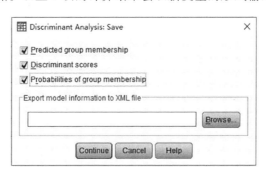

图 8-29 "Discriminant Analysis：Save"对话框

单击"Continue"—"Bootstrap…"，参见例 8-1 操作过程的相关内容，此处不再赘述。

单击"Continue"—"OK"。

（二）SPSS 输出结果的解读

图 8-30 是对判别分析中的例数情况进行汇总，由图中可以看出，本例参与构建判别函数的有效数据为 18 例，有 2 例原分组结果缺失，其实就是 2 例待判记录，可以先放在数据中，这样可以利用"Save…"按钮输出其预测分类。

图 8-31 是按原分类分别对各指标的简单描述，通过此表的输出结果可以对各指标的均值和标准差在不同类别之间的差异情况有一个直观的了解，如每千人口卫生技术人员数（X_1）在三类中的均值分别为 8.9000 人、6.3818 人和 6.2750 人，医院住院病人次均医药费（X_2）在三类中的均值分别为 19385.6333 元、8904.6091 元和 7395.0750 元，期望

Analysis Case Processing Summary

Unweighted Cases		N	Percent
Valid		18	90.0
Excluded	Missing or out-of-range group codes	2	10.0
	At least one missing discriminating variable	0	.0
	Both missing or out-of-range group codes and at least one missing discriminating variable	0	.0
	Total	2	10.0
Total		20	100.0

图 8-30　判别分析例数情况汇总

寿命(X_3)在三类中的均值分别为 79.7767 岁、75.3464 岁和 69.9750 岁等。

Group Statistics

原分类		Mean	Std. Deviation	Valid N (listwise)	
				Unweighted	Weighted
1	每千人口卫生技术人员数（人）	8.9000	2.69072	3	3.000
	医院住院病人次均医药费（元）	19385.6333	2868.21337	3	3.000
	期望寿命（岁）	79.7767	.76892	3	3.000
2	每千人口卫生技术人员数（人）	6.3818	.63217	11	11.000
	医院住院病人次均医药费（元）	8904.6091	1036.10907	11	11.000
	期望寿命（岁）	75.3464	.76412	11	11.000
3	每千人口卫生技术人员数（人）	6.2750	.80571	4	4.000
	医院住院病人次均医药费（元）	7395.0750	1502.21085	4	4.000
	期望寿命（岁）	69.9750	1.68647	4	4.000
Total	每千人口卫生技术人员数（人）	6.7779	1.46072	18	18.000
	医院住院病人次均医药费（元）	10315.9944	4450.86015	18	18.000
	期望寿命（岁）	74.8911	3.30874	18	18.000

图 8-31　各组的描述统计量

　　图 8-32 是对各判别指标的均数在不同类别之间是否有差异所进行的方差分析，由输出结果可知，每千人口卫生技术人员数(X_1)、医院住院病人次均医药费(X_2)和期望寿命(X_3)3 个判别指标在 3 个类别之间的差异有统计学意义。

Tests of Equality of Group Means

	Wilks' Lambda	F	df1	df2	Sig.
每千人口卫生技术人员数（人）	.557	5.966	2	15	.012
医院住院病人次均医药费（元）	.101	66.879	2	15	.000
期望寿命（岁）	.084	82.243	2	15	.000

图 8-32　各组均数的差异性检验

图 8-33 为组内协方差矩阵，给出的是各判别指标间的协方差。

Pooled Within-Groups Matrices^a

		每千人口卫生技术人员数（人）	医院住院病人次均医药费（元）	期望寿命（岁）
Covariance	每千人口卫生技术人员数（人）	1.362	1416.611	.462
	医院住院病人次均医药费（元）	1416.611	2263895.224	255.027
	期望寿命（岁）	.462	255.027	1.037

a. The covariance matrix has 15 degrees of freedom.

图 8-33　组内协方差矩阵

对于组间协方差矩阵是否满足齐性的条件判断（Box's M 检验），由于该条件不满足时对判别结果的影响不大，因此此处省略。

图 8-34 输出的是有关特征根的情况，由图可知，本例共提取了两个维度的判别函数，第一个判别函数解释了所有变异的 93.3%，剩下的 6.7% 的变异则由第二个判别函数来解释。

Eigenvalues

Function	Eigenvalue	% of Variance	Cumulative %	Canonical Correlation
1	32.207^a	93.3	93.3	.985
2	2.325^a	6.7	100.0	.836

a. First 2 canonical discriminant functions were used in the analysis.

图 8-34　特征根

图 8-35 用来说明所建立的判别函数有无统计学意义，由输出结果可知，两个判别函数都是有统计学意义的。

Wilks' Lambda

Test of Function(s)	Wilks' Lambda	Chi-square	df	Sig.
1 through 2	.009	65.860	6	.000
2	.301	16.821	2	.000

图 8-35　"Wilks' Lambda"值

图 8-36 输出的是标准化的 Fisher 判别系数。本例提取了两个判别函数（主成分），据此可以写出标准化的判别函数表达式。

Standardized Canonical Discriminant Function Coefficients

	Function	
	1	2
每千人口卫生技术人员数（人）	-1.359	.182
医院住院病人次均医药费（元）	1.457	-.883
期望寿命（岁）	.841	.749

图 8-36　标准化判别函数的系数

图 8-37 输出的是各判别变量与判别函数(主成分)间的相关系数。

Structure Matrix

	Function	
	1	2
期望寿命(岁)	.555	.672*
医院住院病人次均医药费(元)	.500	-.612*
每千人口卫生技术人员数(人)	.143	-.239*

Pooled within-groups correlations between discriminating variables and standardized canonical discriminant functions
Variables ordered by absolute size of correlation within function.

*. Largest absolute correlation between each variable and any discriminant function

图 8-37 结构矩阵

图 8-38 输出的是各类别的重心,此处为二维。在该二维的坐标系内,第一类的坐标为(10.345,-1.401),第二类的坐标为(-0.529,1.101),第三类的坐标为(-6.304,-1.978)。知道各类的重心坐标后,亦可根据各观测距离各重心的距离远近将其进行归类,即距离哪类更近,则归为哪一类。

Functions at Group Centroids

原分类	Function	
	1	2
1	10.345	-1.401
2	-.529	1.101
3	-6.304	-1.978

Unstandardized canonical discriminant functions evaluated at group means

图 8-38 判别函数在各组的重心

图 8-39 为各类的先验概率,本例采用等概率,所以三类的先验概率都取 0.333。后面判别系数表中的常数项就是基于此计算的。

Prior Probabilities for Groups

原分类	Prior	Cases Used in Analysis	
		Unweighted	Weighted
1	.333	3	3.000
2	.333	11	11.000
3	.333	4	4.000
Total	1.000	18	18.000

图 8-39 各组的先验概率

图 8-40 为判别系数表。此系数表只有在"Function coefficients"复选框中选择"Fisher's"时才会输出,如前所述,虽然表下方显示的是 Fisher 线性判别函数,但其实给出的是 Bayes 判别系数。Bayes 判别是通过计算每一个样品归于不同类的后验概率,对比归于哪一类的后验概率(或判别函数值)最大,则将其归于哪一类,所以从 SPSS 输出结果的形式上来看,有多少个类别,就会对应多少个判别函数。本例为 3 个类别,故按类别输出

3个判别函数,依次为 $Y_1=-3986.699-69.083X_1+0.041X_2+97.716\ X_3$, $Y_2=-3362.550-56.026X_1+0.029X_2+90.570\ X_3$, $Y_3=-2860.014-49.778X_1+0.025X_2+83.534\ X_3$。将各样品的自变量取值代入以上函数表达式,则可计算出每个样品分别归入三类的判别函数值"Y_1""Y_2"和"Y_3";对比3个判别函数值的大小,将样品归入判别函数值最大的一类。当然,还可以进一步由3个判别函数值计算出相应的后验概率值,将样品按后验概率值最大归类,结果完全一致。如果在"Save..."按钮中选择了当中的3个选项,则会在数据集中自动输出判别归类结果、判别函数值及归入各类的后验概率值,此处的后验概率值也就是根据以上的判别函数值计算所得的。

Classification Function Coefficients

	原分类		
	1	2	3
每千人口卫生技术人员数（人）	-69.083	-56.026	-49.778
医院住院病人次均医药费（元）	.041	.029	.025
期望寿命（岁）	97.716	90.570	83.534
(Constant)	-3986.699	-3362.550	-2860.014

Fisher's linear discriminant functions

图8-40 Bayes判别函数的系数

图8-41是对判别效果的评价结果。第一部分是用回代法所计算出的误判概率,可以看出三类一共误判0例,误判率为0。第二部分为刀切法（交叉核实法）所计算出的误判概率,可以看出本例中三类一共误判1例,误判概率为 $1/18=5.56\%$。

Classification Results[b,c]

		原分类	Predicted Group Membership			Total
			1	2	3	
Original	Count	1	3	0	0	3
		2	0	11	0	11
		3	0	0	4	4
		Ungrouped cases	0	0	2	2
	%	1	100.0	.0	.0	100.0
		2	.0	100.0	.0	100.0
		3	.0	.0	100.0	100.0
		Ungrouped cases	.0	.0	100.0	100.0
Cross-validated[a]	Count	1	3	0	0	3
		2	0	11	0	11
		3	0	1	3	4
	%	1	100.0	.0	.0	100.0
		2	.0	100.0	.0	100.0
		3	.0	25.0	75.0	100.0

a. Cross validation is done only for those cases in the analysis. In cross validation, each case is classified by the functions derived from all cases other than that case.

b. 100.0% of original grouped cases correctly classified.

c. 94.4% of cross-validated grouped cases correctly classified.

图8-41 判别分类结果汇总

对于回代法所计算出来的误判概率,若数值不为0,则可以结合数据集当中所输出的判别归类情况对照着原分类看看是哪一类错分较多,以及具体是哪些样品出现了错分。另外,本例中有两例待判样品,依据所建立起来的判别规则,这两个待判省份被归入了第三类,与实际相符。

 小结

判别分析是基于已知分类的若干判别对象的某些特征来建立判别规则,从而指导新样品的分类,所以训练样本中各样品的原始分类必须准确无误,另外样本量要足够大,且样本具有较好的代表性。

判别函数的判别能力很大程度上依赖于判别指标的选取,应结合专业知识和经验,同时还可以借助统计方法筛选判别指标。要让那些对于区分各类别意义显著的指标尽量包含在判别函数中,而对于区分各类别意义不显著的指标,应尽量排除在判别函数外,使得判别函数高效、简洁。

在 Bayes 判别分析中,当用训练样本中各类的构成比作为先验概率估计值时,要求样本构成比必须能代表总体情况。如果抽样存在选择性偏倚,那么各类的先验概率取等概率($1/g$)更为妥当。

由于判别分析存在过度拟合的倾向,因此必须预留足够的验证样本用来考察判别函数的判别能力。在实际应用中,应不断积累新的资料,不断对判别函数进行修正。

对于两类判别,Fisher 判别、Bayes 线性判别以及二值回归是等价的,它们都是线性判别。另外,二分类 Logistic 回归也可以用于两类判别,称为 Logistic 判别,是非线性的。

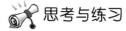 思考与练习

一、思考题

1. Fisher 判别准则和 Bayes 判别准则的内容分别是什么?

2. Fisher 判别和 Bayes 判别在 SPSS 中的操作过程及输出结果有何不同?

二、计算分析题

1. 设有 A、B 两类,观察 A 类 11 例,观察 B 类 10 例,观察指标为 X_1、X_2、X_3,结果如表8-3 所示,试进行判别分析。

表8-3　A、B 两类 3 个指标的测量结果

分类	编号	X_1	X_2	X_3	分类	编号	X_1	X_2	X_3
A	1	99.93	86.50	92.29	B	1	71.59	77.23	75.49
A	2	86.48	80.21	98.76	B	2	57.92	85.31	84.57
A	3	90.75	81.75	95.95	B	3	71.58	83.98	85.09
A	4	74.19	87.93	97.81	B	4	89.57	81.17	86.26
A	5	79.87	81.55	96.72	B	5	72.74	85.81	68.99
A	6	101.55	82.51	92.86	B	6	71.80	86.60	83.28

分类	编号	X_1	X_2	X_3	分类	编号	X_1	X_2	X_3
A	7	92.88	81.89	91.94	B	7	73.28	82.91	70.56
A	8	88.61	83.62	83.21	B	8	89.63	84.92	87.93
A	9	82.93	89.56	98.92	B	9	76.94	76.21	77.80
A	10	74.24	83.98	91.23	B	10	78.52	80.84	78.93
A	11	87.30	84.67	92.19					

（肖生彬　陈志军）

第九章　聚类分析

　　在医学研究中,研究者有时会尽可能多地收集信息,这样就会涉及较多的指标或变量,使得数据分析更趋复杂化。聚类分析是采用降维的思想,将多个研究对象(研究样品或测量指标)进行归类的多元统计分析方法。例如,为了更好地反映青少年的发育情况,研究者可能会测量其身高、体重、血压、智力、行为等发育结局,并根据这些指标所提供的信息对青少年进行分类,以便找出发育相对较差的亚组人群,从而更好地进行精准干预。再比如,研究者为了研究某疾病,会尽可能多地测量患者的各类指标,清楚地了解这些指标可以分成几大类,如果能在每类指标中找到最重要的那个(或少数几个)指标,在后续应用中就可以减少所需要测量的指标,以节省人力、物力,并提高效率。聚类分析就是这类基于数据自身信息来对数据进行分类的探索性统计分析方法。

第一节　聚类分析理论回顾

　　聚类分析按照分类对象可分为指标聚类和样品聚类,又分别称为 R 型聚类和 Q 型聚类。R 型聚类是指将多个指标归类,其目的是寻找各指标间的相关性,从而实现指标降维,选出有代表性的指标;Q 型聚类是指将 n 个样品归类,其目的是寻找各样品间的相关性。聚类分析是直接比较研究对象之间的"性质",将"性质"相近的归为一类,而将"性质"差别较大的归为另一类,以使得类别内数据的"性质"差异尽可能小,类别间的"性质"差异尽可能人。因此,不管是哪类聚类方法,其关键均是如何定义各样品或指标间"性质"相近程度的指标,这类指标在统计学中常被称为相似系数或距离。

一、R 型聚类常用的相似系数

　　若研究指标为计量资料,则一般采用简单相关系数。假设有 $X_1, X_2, \cdots, X_m$ 个变量,则变量 X_i 和 X_j 间的相似系数 r_{ij} 如式(9-1)所示。

$$r_{ij} = \frac{\left| \sum (X_i - \bar{X}_i)(X_j - \bar{X}_j) \right|}{\sqrt{\sum (X_i - \bar{X}_i)^2 \sum (X_j - \bar{X}_j)^2}} \tag{9-1}$$

　　r_{ij} 绝对值越大,则表明两变量间"性质"越相近,相似程度也越高。若连续变量为非正态分布,可相应地采用 Spearman 秩相关系数。若变量均为定性变量时,则最好采用列联系数 P_{ij} 定义 X_i 和 X_j 间的相似系数,见式(9-2)。

$$P_{ij} = \sqrt{\frac{\chi^2}{\chi^2 + n}} \tag{9-2}$$

式中，χ^2 是以 X_i 和 X_j 为边际变量的 R×C 列联表的卡方值；n 是此列联表的总频数；P_{ij} 的数值界于 0 和 1 之间，该值越大，表明两变量间的"性质"越相近。

二、Q 型聚类常用的相似系数

Q 型聚类常用距离来衡量变量间的相似性。将 n 个样品看成是 m 维空间的 n 个点，用两点间的距离 d_{ij} 定义相似系数，距离越小，表明两样品间相似程度越高。目前，对于距离的定义有多种，用得最多的是平方根距离，也称欧式距离（Euclidean distance）。在 SPSS 中，默认使用的就是欧式距离。其他常见的距离定义还包括绝对距离、明库斯基距离和马氏距离，现对这些距离做简要介绍。

（一）欧式距离

欧式距离的计算公式如式（9-3）所示。

$$d_{ij} = \sqrt{\sum_{k=1}^{m} (X_{ik} - X_{jk})^2} \tag{9-3}$$

式中，X_{ik} 表示第 i 个样品的第 k 指标的观测值；相应地，X_{jk} 表示第 j 个样品的第 k 指标的观测值。

（二）绝对距离

绝对距离的计算公式如式（9-4）所示。

$$d_{ij} = \sum_{k=1}^{m} |X_{ik} - X_{jk}| \tag{9-4}$$

在 SPSS 中，绝对距离（manhattan distance）又称为块（block），定义为两变量绝对差值的累计。

（三）明库斯基距离

明库斯基距离的计算公式如式（9-5）所示。

$$d_{ij} = \sqrt[q]{\sum_{k=1}^{m} |X_{ik} - X_{jk}|^q} \tag{9-5}$$

在某些统计学教材中，明库斯基距离（Minkowski distance）又称为明可夫斯基距离，是以两变量绝对差值 q 次幂之和的 q 次根为距离；在 SPSS 中，使用者可根据需要更改 q 的大小。从式（9-3）和式（9-4）可知，当 $q=1$ 时，即为绝对距离；当 $q=2$ 时，即为欧式距离。为了解决上述距离定义中没有考虑到变量间的相关关系问题，引入了马氏距离。

（四）马氏距离

马氏距离的计算公式如式（9-6）所示。

$$d_{ij} = X'S^{-1}X \tag{9-6}$$

式中，S 表示 m 个变量间的样本协方差矩阵，向量 $X = (X_{i1}-X_{j1}, X_{i2}-X_{j2}, \cdots, X_{im}-X_{jm})$；当 $S=I$（单位矩阵）时，马氏距离（Mahalanobis distance）即变为欧氏距离的平方。

以上定义的 4 种距离主要适用于连续变量。此外，若各变量间的数量级相差太大，如数量级万和十，则在进行聚类分析之前需要对这些变量进行标化处理，或把数据变换为 0 到 1 的数据。若所研究指标为分类变量，除可以把这些变量经数量化变换后继续使用上述距离的计算公式外,也可以采用卡方测距(Chi-square measure)、模式差(pattern difference)、兰斯-威廉姆斯(Lance and Williams)等距离。这些距离定义的统计思想与上述内容相似,具体公式不再在此做介绍,感兴趣者可参阅 SPSS 相关帮助文档。

三、常用聚类的方法

聚类分析经过多年的发展,已经逐渐形成了其特有的方法体系,在 SPSS 中将其分为三大类,即 K-均值聚类法、层次聚类法和两步聚类法。

(一)K-均值聚类法

K-均值聚类法(K-means cluster analysis)是非层次聚类的一种,也叫作重新定位法或动态样品聚类法,可以将研究对象或样品快速地分成 K 个类别。其主要步骤包括:①确定需要聚类的类别数量,需要由用户提前指定,而在实际分析过程中,可能需要根据实际问题反复尝试设定不同的类别数量,并比较聚类的结果,从而得出最优的类别数。②确定每个类别的原始中心点,也叫凝聚点,可由用户自行指定,或由软件根据数据结构随机选择;指定拟分类数目 k,将 k 个样品作为凝聚点各自成为一类,各类的重心分别是 k 个样品观测值构成的向量,记作 $x_1,x_2,\cdots,x_k$。③逐一计算各样品到各个类别中心点的距离,将各样品按距离最近的原则归入各个类别,并计算各类别的新中心点,用平均数表示,即 K-means 中"means"的含义。④按照新的中心点,重新计算各案例到新的类别中心点的距离,并重新进行归类,更新类别中心点;重复此过程,直至 n 个样品全部归类;k 类新的重心仍记作 $x_1,x_2,\cdots,x_k$。⑤重复第④步,直至所有样品的归类与上一步相同,达到一定的收敛标准,或达到事先设定的迭代次数。

由于 K-均值聚类法的计算量非常小,可以有效地处理多变量、大样本数据而不占用太多的内存和计算时间,因此在有些统计学教材中也被称为快速聚类法。但需要注意的是,该方法只能对样品进行聚类,而不能对指标进行聚类,且所使用的变量必须都是连续变量,对变量的多元正态性、方差齐性等条件要求较高。

(二)层次聚类法

层次聚类法(hierarchical cluster analysis)又叫系统聚类法,可用于对相似样品或指标的归类。其主要过程如下:①逐个合并,将多个类合并为一类。各样品或指标自成一类,计算类间相似性系数矩阵。②找出最大的相似性系数,即距离最小或相关系数最大者,将与此有关的两个样品或指标合并成新类,并计算合并后的新类与其余类间的相似系数。③重复第②步,直至全部样品或指标被归为一类。

上述步骤所描述的合并方向是从"N 个小类到一个大类",层次聚类法也可以从"一个大类到 N 个小类",即先认为所有的数据都属于一个大的类别,然后通过把相似系数小的数据依次分离,直至所有的样品或指标各自成为一类。这两类方法的统计原理实际上完全一致,只是方向相反而已,在 SPSS 中提供的是第一类方法,即合并法。

由上可知,层次聚类法的每一步都要计算类间相似系数,当两类各自仅含一个样品或指标时,直接采用上述式(9-1)~式(9-6)即可。当两类含有两个或两个以上样品或指标时,类间相似系数的计算方法有多种,在 SPSS 中默认的是类平均法,又称组间连接法。该方法可以充分反映类别内的个体信息,在多数情况下都较稳健,且表现甚为优异,其公式如式(9-7)所示。

$$D_{pq}^2 = \frac{1}{n_p n_q} \sum d_{ij}^2 \tag{9-7}$$

式中,n_p、n_q 表示两个类别 G_p、G_q 含有的样品或指标,即类平均法是用两个类别间各数据点间两两之间距离的平均数来表示两类别间的距离。其他计算类间相似性系数的方法还包括最大相似性系数、最小相似性系数、重心法和离差平方和(Ward)法。最大相似系数法是计算两个类别中各数据点间最大相似系数或最短距离,而最小相似性系数刚好与之相反;重心法是用两个类别的重心间距离来表示两类别间距离;Ward 法的统计思想来自于方差分析,是使各类别中的离差平方和较小,而不同类别间的离差平方和较大。对于它们的具体计算公式,感兴趣者可参阅 SPSS 相关帮助文档。

(三)两步聚类法

随着国内大数据技术的发展,为了更好地利用在医疗卫生系统中产生的海量数据,指导循证决策,越来越多的研究者可能会面临海量数据的聚类分析问题。上述所介绍的传统聚类分析方法往往不能满足复杂数据的关联分析,特别是不能较好地处理数据中同时出现连续变量和分类变量的情况;且上述方法所得出的聚类结果需要用户在所有可能的聚类结果中结合专业知识判断,具有较大的主观差异,不符合基于数据本身进行统计分析决策的实际情况。此外,传统聚类方法在处理大数据时的计算速度较慢,也是需要考虑的问题。

借助于人工智能技术的发展,智能聚类法应运而生。智能聚类法一般可分为基于密度、基于网格和基于模型这三大类。在 SPSS 中,目前提供的两步聚类法(twostep cluster analysis)和最近邻元素法模块,分别属于基于模型和基于密度法。考虑篇幅所限,且最近邻元素法与智能判别分析更为接近,故本书主要介绍两步聚类法。

两步聚类法的原理较为复杂,因其不是本书的重点,故不在此展开,感兴趣者可参考 SPSS 的算法手册以了解更多详细的信息。一般来说,两步聚类法主要包括两个步骤。

第一步(预聚类):主要是构建和修改聚类特征树(cluster feature tree,CFT)。与决策树模型类似,聚类特征树包含许多层的节点,每一节点包含若干案例;而每一个叶子点代表一个子类,有多少个叶子点就有多少个子类。

第二步(正式聚类):在第二步中,输入第一步的结果,对数据再次进行聚类。该步骤采用传统的聚类方法进行,SPSS 默认为整合到层次聚类法中进行,但由于这个阶段所需要处理的类别数量已经远小于原始数据,因此计算速度较快。此外,在聚类的每一个阶段,SPSS 会根据赤池信息准则(Akaike information criterion,AIC)、贝叶斯信息准则(Bayesian information criterion,BIC)和类间最短距离的变化来自动确定最优的聚类类别数,从而避免了传统聚类方法需要用户自行指定聚类数目所造成的结果较主观和不稳健的问题。

第二节　K-均值聚类法实例与SPSS操作

例9-1　青少年期是人生长发育的"第二关键时期或机遇窗口"。生命历程流行病学指出,青少年健康不仅影响其未来和整个生命周期的健康,还可能会影响子代的健康,对于实施"健康中国"战略具有重要作用。因此,为了促进青少年健康,更好地指导青少年健康的精准干预,有必要先了解青少年人群的健康现状,即青少年人群中可能存在的健康类别。数据文件CH09-1.sav包含了500名青少年的健康相关结局(表9-1)。变量包括"pc"(青少年识别号),"fsiq"(full scale intelligent quotient,总智商),"problem_ts"(total scores of problem,行为问题总分),"sbp"(systolic blood pressure,收缩压),"dbp"(diastolic blood pressure,舒张压)。按WHO标准标化的身高性别、年龄别Z评分(height-for-age and sex Z score,HAZ),以及体重指数性别、年龄别Z评分(body mass index-for-age and sex Z score,BAZ),现基于上述指标,使用K-均值聚类法对青少年人群中可能存在的健康类别进行聚类分析。

表 9-1　青少年健康结局的数据格式(部分)

pc	fsiq	haz	baz	problem_ts	sbp	dbp
2826	71	−1	−2	19	103	65
624	87	0	−1	26	122	68
3541	101	0	−1	77	106	60
5749	92	0	−1	26	96	57
2159	105	1	−1	55	114	77
236	67	−1	1	70	131	90
…	…	…	…	…	…	…
6352	117	−1	−1	46	100	64
899	103	0	−1	74	115	64
2774	103	2	0	71	100	65
4510	108	0	0	51	116	77
4947	93	1	0	47	100	52

一、预分析

数据库在SPSS中的格式见图9-1,一般先要对数据进行统计描述(图9-2)。500名青少年在各结局变量上均没有缺失,且不同变量有不同的量纲,在数量级上存在较大的差异,为了消除各变量量纲和数量级不同对聚类结果可能的影响,需要先对变量进行标化处理。变量的标化可以采用"Analyze"—"Descriptive Statistics"—"Descriptives..."功能,将标化后的变量另存为新变量,所有变量标化后的统计描述结果见图9-3,从图中可知,各变量已不存在量纲和数量级的差异。从 SPSS 的“Data View”(数据窗口)可知,每名青少年的不同结局在人群中的位置可能不一样,如 pc 号为“3541”的青少年,总智商和 HAZ 都在人群的平均水平,但 BAZ、血压水平均在平均水平以下,而行为总分却远在平均水平以上;类似的案例在数据中还有很多。因此,为了能更好地描述人群中青少年健康的分类情况,有必要采用基于数据的聚类分析方法。本研究案例属于对样品进行聚类,采用 *K*-均值聚类法。

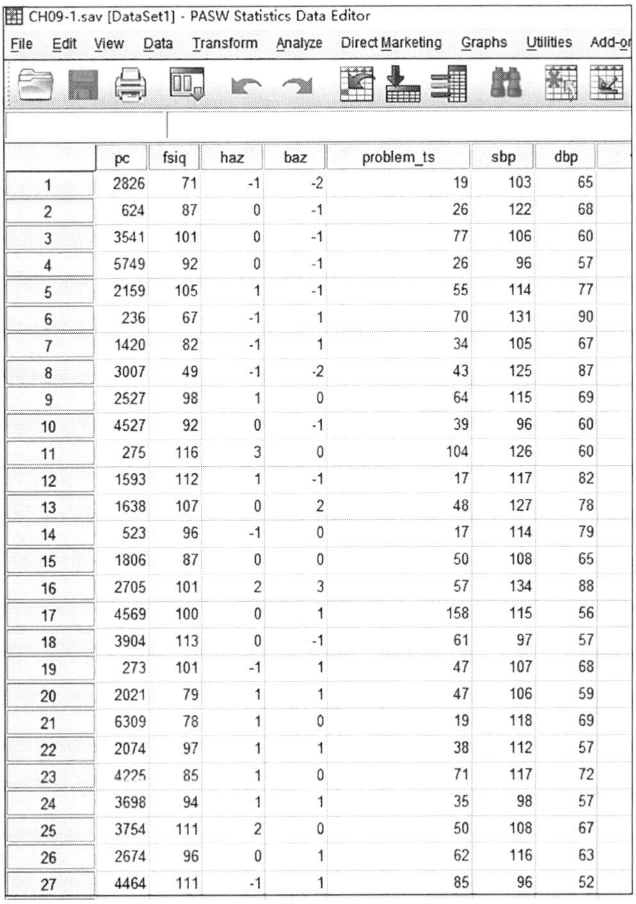

	pc	fsiq	haz	baz	problem_ts	sbp	dbp
1	2826	71	-1	-2	19	103	65
2	624	87	0	-1	26	122	68
3	3541	101	0	-1	77	106	60
4	5749	92	0	-1	26	96	57
5	2159	105	1	-1	55	114	77
6	236	67	-1	1	70	131	90
7	1420	82	-1	1	34	105	67
8	3007	49	-1	-2	43	125	87
9	2527	98	1	0	64	115	69
10	4527	92	0	-1	39	96	60
11	275	116	3	0	104	126	60
12	1593	112	1	-1	17	117	82
13	1638	107	0	2	48	127	78
14	523	96	-1	0	17	114	79
15	1806	87	0	0	50	108	65
16	2705	101	2	3	57	134	88
17	4569	100	0	1	158	115	56
18	3904	113	0	-1	61	97	57
19	273	101	-1	1	47	107	68
20	2021	79	1	1	47	106	59
21	6309	78	1	0	19	118	69
22	2074	97	1	1	38	112	57
23	4225	85	1	0	71	117	72
24	3698	94	1	1	35	98	57
25	3754	111	2	0	50	108	67
26	2674	96	0	1	62	116	63
27	4464	111	-1	1	85	96	52

图 9-1 数据库在 SPSS 中的格式

	N	Minimum	Maximum	Mean	Std. Deviation
fsiq	500	49	139	98.01	12.713
problem_ts	500	0	158	48.82	24.569
haz	500	-4	3	.17	1.028
baz	500	-3	3	-.22	1.139
sbp	500	93	152	113.22	10.119
dbp	500	52	96	68.89	8.168
Valid N (listwise)	500				

图 9-2 500 名青少年各结局变量的描述统计量

	N	Minimum	Maximum	Mean	Std. Deviation
Zscore(fsiq)	500	-3.85483	3.22460	.0000000	1.00000000
Zscore(problem_ts)	500	-1.98712	4.44368	.0000000	1.00000000
Zscore(haz)	500	-4.31507	3.05633	.0000000	1.00000000
Zscore(baz)	500	-2.86375	2.87938	.0000000	1.00000000
Zscore(sbp)	500	-1.99862	3.83172	.0000000	1.00000000
Zscore(dbp)	500	-2.12885	3.25785	.0000000	1.00000000
Valid N (listwise)	500				

图 9-3   500 名青少年各结局变量标化后的描述统计量

二、操作说明

在 SPSS 中,实现 K-均值聚类法的操作如下。

选择菜单"Analyze"—"Classify"—"K-Means Cluster…",如图 9-4 所示。该分析的主对话框见图 9-5。

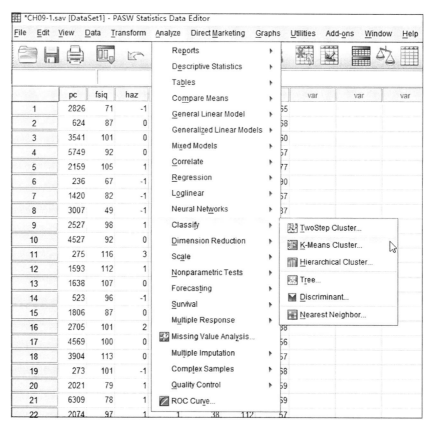

图 9-4 K-均值聚类分析过程菜单

将 6 个标化后的变量选入"Variables"框。

将变量"pc"选入"Label Cases by"(个案标注依据)框。

将"Number of Clusters"(聚类亚组数)改为"3"。在 SPSS 中,该选项默认为"2",即将

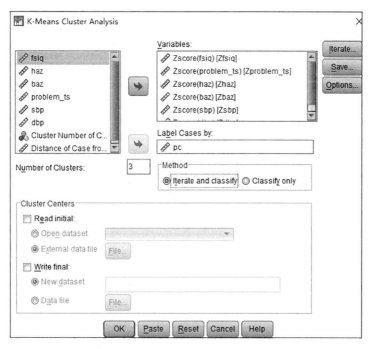

图 9-5　K-均值聚类法的主对话框

500 名青少年分成 2 个亚类。具体组数的选择,若用户不能根据研究前期信息确定可聚类的亚组数,则建议用户从 2 个及 2 个以上亚类逐次进行尝试,根据每次聚类的结果选择最终聚类数。聚类结果的评价在下面的步骤和结果解释中会有所涉及,主要还是根据研究的实际情况决定。如前所述,这也是 K-均值聚类法的缺陷之一。在本例中,将分类数选为"3"也是在尝试多个聚类数后决定的。

在"Iterate…"子对话框中修改最大迭代次数和收敛标准,最大迭代次数默认为 10 次,本例由于样本量较大,因此更改为 100 次。用户可根据实际情况做具体选择,若运算迭代终止时还未达到收敛标准,则应该增加最大迭代次数。收敛标准的设定范围为 0～1,一般默认为 0,迭代过程中出现聚类中心的绝对改变量达到 0 时,即迭代终止。此外,SPSS 默认如果所有类别中心的移动距离都小于初始类别中心最小距离的 2%,迭代也会终止。

在"Save…"子对话框中将每个样品最后所属的亚组及其到聚类中心的距离保存为新变量,并保存在数据中。

在"Options…"子对话框中选择是否给出初始聚类中心。默认情况下,初始聚类中心由系统自动进行计算,但如有需要,用户也可以从指定的文件读入,具体在主对话框下部的"Cluster Centers"(聚类中心)框操作。在该对话框中,也可以将本次聚类分析最后所用的聚类中心写入新的数据集或文件。此外,当用户自行指定聚类中心后,还可以通过主对话框中的"Method…"框,选择"Classify only",要求聚类中心不进行迭代更新。但在多数情况下,迭代后的聚类结果都要好一些。在本例中,默认进行迭代,并由系统自行计算聚类中心。

在"Options…"子对话框中还可以选中"ANOVA table",该选项可以依次比较各变量在聚类分析最后所得各个类别间的差异,从而辅助判断聚类结果的好坏。

完成所有设置后,单击主对话框下的"OK"按钮,即可进行聚类分析。

三、结果解释

(一)聚类分析的过程

SPSS首先给出的是初始聚类中心和迭代过程(图9-6、图9-7)。需要注意的是,若由SPSS自行计算初始聚类中心,那么中心点实际上就是每一个样品。因此,为了让这些中心点尽量随机分布,要避免样品在数据库中出现有规律的排列;如有必要,可以先对变量进行随机排序。从迭代过程可以看出每一步迭代后各类别中心点的变化,随着迭代次数的增加,变化越来越小,直到趋近于0。在本例中,整个迭代过程在第11步时即终止,说明各类别中心满足收敛标准,该聚类结果初步可信。

Initial Cluster Centers

	Cluster		
	1	2	3
Zscore(fsiq)	-1.49502	.15685	-.00047
Zscore(problem_ts)	.37356	4.44368	-1.33590
Zscore(haz)	.11944	.30421	-1.97139
Zscore(baz)	.66643	1.43043	-1.40601
Zscore(sbp)	3.83172	.12599	-1.60334
Zscore(dbp)	3.19664	-1.57794	-.65975

图9-6 K-均值聚类法的初始聚类中心

Iteration History[a]

Iteration	Change in Cluster Centers		
	1	2	3
1	3.399	3.040	2.729
2	.398	.282	.192
3	.165	.169	.129
4	.091	.114	.083
5	.086	.085	.078
6	.062	.067	.058
7	.023	.056	.031
8	.019	.000	.014
9	.024	.019	.013
10	.014	.000	.010
11	.000	.000	.000

a. Convergence achieved due to no or small change in cluster centers. The maximum absolute coordinate change for any center is .000. The current iteration is 11. The minimum distance between initial centers is 7.105.

图9-7 K-均值聚类法的迭代过程

（二）聚类的结果

图9-8给出了最终的类别中心点,该值实际就是各个类别里各变量的平均值,据此可以对各个类别进行特征描述。从图中可知,类别1人群的特征是智商水平处于人群平均水平,行为问题发生率较低,而其他体格特征(如HAZ、血压等)均处于人群较高水平;也就是说,在干预政策的制订过程中,更应该关注该人群的心血管健康状况。类别2人群的特征是智商、体格均稍高出平均水平,血压低于人群水平,行为问题突出;即类别2人群最突出的问题是精神卫生健康状况。类别3在所有健康结局中的均值都低于平均水平,也就是说,应重点关注该类别中的青少年人群。

	Cluster		
	1	2	3
Zscore(fsiq)	.00995	.36036	-.18192
Zscore(problem_ts)	-.30856	1.17713	-.34260
Zscore(haz)	.44510	.33553	-.49093
Zscore(baz)	.55825	.33620	-.57473
Zscore(sbp)	.90524	-.19268	-.57453
Zscore(dbp)	.85028	-.71984	-.27860

图9-8　K-均值聚类法的最终聚类中心

最后,SPSS给出了每个类别在整个样本人群中的具体亚组人数,如图9-9所示,类别1、2、3分别有166人、109人和225人,数据无缺失。

Cluster	1	166.000
	2	109.000
	3	225.000
Valid		500.000
Missing		.000

图9-9　K-均值聚类法每个类别中的样本量

（三）聚类结果的评价

步骤2的相应分析也是评价聚类结果“好坏”的方法之一。若几个类别之间的人群特征不明显,或无法根据实际情况进行解释,则说明聚类结果可能不适合该数据。如上面的操作步骤所述,SPSS提供了各指标在各聚类亚组间差异的比较(方差分析),如图9-10所示。在本例中,各指标在各分类亚组间的差异均具有统计学意义,也说明了分类结果可接受。

ANOVA

	Cluster		Error		F	Sig.
	Mean Square	df	Mean Square	df		
Zscore(fsiq)	10.808	2	.961	497	11.253	.000
Zscore(problem_ts)	96.624	2	.615	497	157.062	.000
Zscore(haz)	49.693	2	.804	497	61.804	.000
Zscore(baz)	69.187	2	.726	497	95.351	.000
Zscore(sbp)	107.172	2	.573	497	187.119	.000
Zscore(dbp)	96.979	2	.614	497	158.007	.000

The F tests should be used only for descriptive purposes because the clusters have been chosen to maximize the differences among cases in different clusters. The observed significance levels are not corrected for this and thus cannot be interpreted as tests of the hypothesis that the cluster means are equal.

图 9-10 各指标变量在各类别组间的 ANOVA 分析结果

第三节 层次聚类法实例与 SPSS 操作

层次聚类法虽然可以对样品和指标进行聚类,且可以提供谱系图,输出的结果更为直观,但是在 SPSS 中,若样本量超过 5000 或聚类的指标数超过 10 个,层次聚类法因要反复计算距离,故其运算速度会比较慢。在本节中,将以实例讲解如何运用层次聚类法进行指标的聚类。

例 9-2 某研究机构测量了 100 名某大学本科生的体测成绩(表 9-2)。指标变量包括"id"(编号),"lung"(肺活量),"duanpao"(50 米),"tiaoyuan"(立定跳远),"hexin"(核心力量,女生为仰卧起坐,男生为引体向上),"changpao"(800 米或 1000 米)。值得注意的是,所有指标均已转化成百分制。现用 SPSS 中的层次聚类法对这些学生的 5 个体测指标进行聚类。

表 9-2 100 名某大学本科生的体测成绩数据格式(部分)

id	lung	duanpao	tiaoyuan	hexin	changpao
1	72	60	50	0	60
3	64	74	66	0	66
7	70	72	70	0	78
18	78	70	40	0	40
19	72	68	62	0	62
22	72	74	85	0	78
…	…	…	…	…	…
65	68	76	62	90	80
104	70	72	60	100	62

续表

id	lung	duanpao	tiaoyuan	hexin	changpao
128	64	70	60	100	85
131	66	74	64	100	80
198	40	76	72	100	76

一、预分析

建立数据库文件(CH09-2. sav),在 SPSS 中的格式见图 9-11。在分析任何数据之前,需要对数据做初步考查,特别是对各个指标变量的统计描述,检查数据的总样本量、各指标的缺失情况,以及其均值、标准差、极值等(此处略去结果)。从结果可知,各体测指标得分之间在量纲上没有较大的差异,优先考虑基于原始数据进行聚类分析,即不标化原始数据。

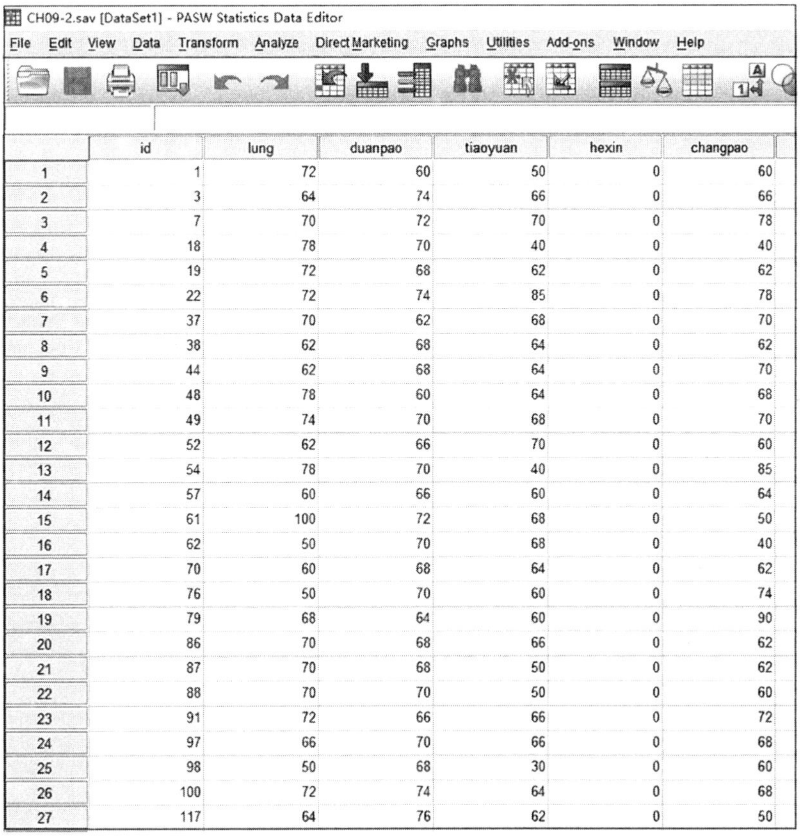

	id	lung	duanpao	tiaoyuan	hexin	changpao
1	1	72	60	50	0	60
2	3	64	74	66	0	66
3	7	70	72	70	0	78
4	18	78	70	40	0	40
5	19	72	68	62	0	62
6	22	72	74	85	0	78
7	37	70	62	68	0	70
8	38	62	68	64	0	62
9	44	62	68	64	0	70
10	48	78	60	64	0	68
11	49	74	70	68	0	70
12	52	62	66	70	0	60
13	54	78	70	40	0	85
14	57	60	66	60	0	64
15	61	100	72	68	0	50
16	62	50	70	68	0	40
17	70	60	68	64	0	62
18	76	50	70	60	0	74
19	79	68	64	60	0	90
20	86	70	68	66	0	62
21	87	70	68	50	0	62
22	88	70	70	50	0	60
23	91	72	66	66	0	72
24	97	66	70	66	0	68
25	98	50	68	30	0	60
26	100	72	74	64	0	68
27	117	64	76	62	0	50

图 9-11 数据库在 SPSS 中的格式

二、操作说明

选择“Analyze”—“Classify”—“Hierarchical Cluster...”菜单项,如图 9-12 所示。该分

析的主对话框如图 9-13 所示。

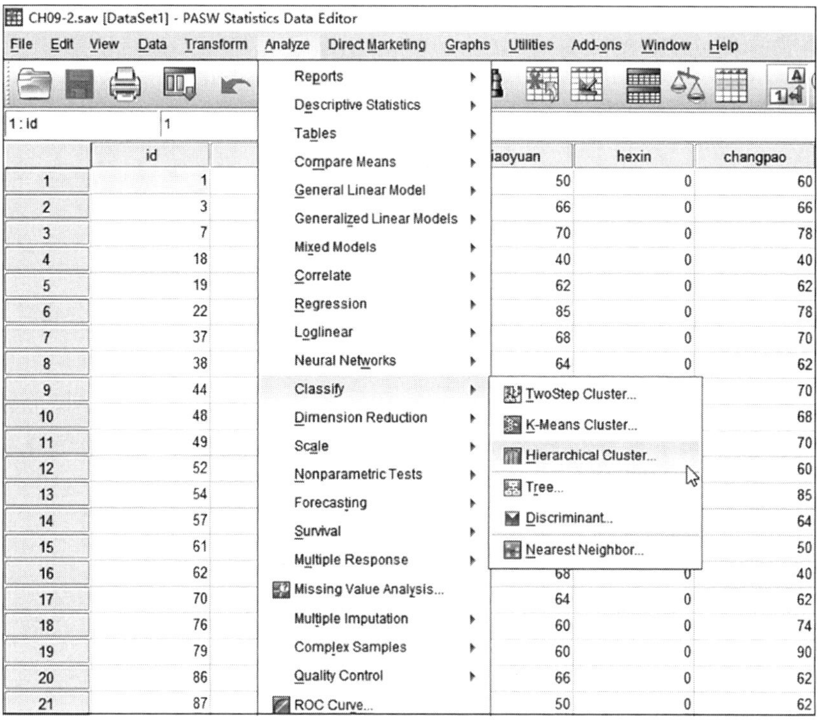

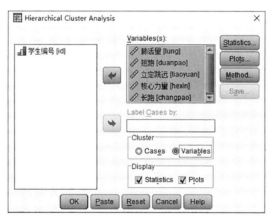

图 9-12　层次聚类法分析过程菜单

图 9-13　层次聚类法的主对话框

　　将 5 个体测指标都选入"Variables"列表框。

　　由于本例是对指标进行聚类,因此在"Cluster"选项组中选择"Variables"。

　　在结果输出"Display"选项组中,至少选择输出"Statistics"(统计量)或"Plots"(统计图),一般情况下,两者均选择输出。

　　在"Statistics"子对话框(图 9-14)中,选中"Agglomeration schedule"(聚类过程)和"Proximity matrix"(相似系数矩阵)。在"Cluster Membership"(聚类亚组)选项组中,可以

设定对变量指标所要进行的分类亚组数,该对话框设置了3个选项,即"None"(不指定)、"Single solution"(指定类别数目)和"Range of solutions"(设定类别范围)。值得注意的是,无论设定哪种情况,均不影响下述聚类图谱的输出结果。在本例中,设定类别范围为"2"到"5"。

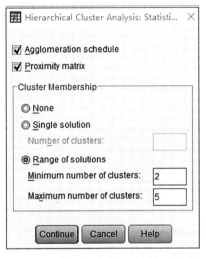

图 9-14　层次聚类法的子对话框(统计量)

在"Plots"子对话框(图9-15)中,选中"Dendrogram"(谱系图)。此外,该对话框还提供了"Icicle"(冰柱图),但因该图形的可解读性较差,故在此不做介绍。

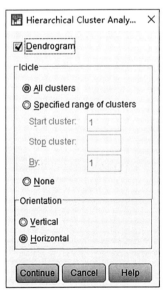

图 9-15　层次聚类法的子对话框

在"Method"子对话框(图9-16)中,可以选择具体的"Cluster Method"(聚类方法)和"Measure"(度量标准)。如前所述,聚类方法选择 SPSS 默认方法,即组间连接;度量标准下,根据所选指标的具体变量类型,选择相应的默认方法即可。此外,在该对话框的下半部分,可以选择对原始数据进行具体的标化或转换方法,包括 Z 值、全距、均值和标准差设定等方式,还可以指定是按照案例还是变量方向进行标化。本例中,如预分析所述,不用设定此功能。

完成所有设定后,单击"OK"按钮。值得注意的是,若在层次聚类法中选择了样品聚类功能,主对话框中的"Save"子对话框也将可用,具体设置情况与上述"Cluster Membership"类似。

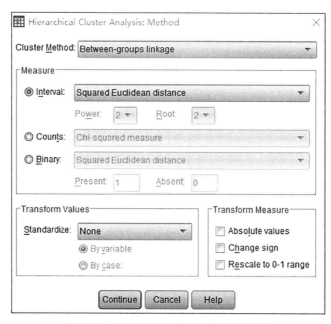

图 9-16　层次聚类法的子对话框(方法)

三、结果解释

结果输出中首先是案例汇总信息和距离测量(图 9-17),从图中可知,本例所用数据没有缺失值,样本量为 100,距离测量指标为平方欧式距离。

Case Processing Summary^a

Cases					
Valid		Missing		Total	
N	Percent	N	Percent	N	Percent
100	100.0%	0	.0%	100	100.0%

a. Squared Euclidean Distance used

图 9-17　层次聚类法模型输出信息

图 9-18 给出了各指标间的平方欧式距离,即"Proximity Matrix"(相似系数矩阵),从中可初步判断各指标间的距离远近。

SPSS 接下来输出的是聚类分析的具体过程(图 9-19):"Cluster Combined"(群集组

Proximity Matrix

Case	Matrix File Input				
	肺活量	短跑	立定跳远	长跑	核心力量
肺活量	.000	19881.000	29859.000	31172.000	250070.000
短跑	19881.000	.000	17232.000	12763.000	245149.000
立定跳远	29859.000	17232.000	.000	25357.000	193781.000
长跑	31172.000	12763.000	25357.000	.000	239056.000
核心力量	250070.000	245149.000	193781.000	239056.000	.000

图 9-18　层次聚类法的相似系数矩阵

合)列给出了在某一聚类步骤中哪些对象会参与合并,从图中可知,第一步是"Cluster 2"和"Cluster 4"("短跑"和"长跑")进行合并;第二步是"Cluster 2"和"Cluster 4"的合并类与"Cluster 3"(立定跳远)进行合并;然后依次是"肺活量"和"核心力量",直到所有的指标都合并为一类;随后的"首次出现阶群集"列展示的是参与合并的指标最早在第几步中出现,"0"代表该指标是第一次出现在聚类过程中,而"下一阶"列则表示在这一步骤中合并的指标,下一次将在第几步中与其他类再进行合并。

Stage	Cluster Combined		Coefficients	Stage Cluster First Appears		Next Stage
	Cluster 1	Cluster 2		Cluster 1	Cluster 2	
1	2	4	12763.000	0	0	2
2	2	3	21294.500	1	0	3
3	1	2	26970.667	0	2	4
4	1	5	232014.000	3	0	0

图 9-19　层次聚类分析的聚类过程

图 9-20 给出了上述"Cluster Membership"的结果,即 5 个指标可能的聚类分组情况。从图中可知,若要将这 5 个指标分为四类,则"短跑"和"长跑"合并为一类,其他 3 个指标各自成一类;若要将这 5 个指标分为三类,则"短跑""长跑"和"立定跳远"合并为一类,其他 2 个指标各自成一类;若要将这 5 个指标分为两类,则"短跑""长跑""立定跳远"和"肺活量"合并为一类,"核心力量"自成一类。该结果可辅助对最终的谱系图结果进行解释。

Cluster Membership

Case	4 Clusters	3 Clusters	2 Clusters
肺活量	1	1	1
短跑	2	2	1
立定跳远	3	2	1
核心力量	4	3	2
长跑	2	2	1

图 9-20　层次聚类分析的指标聚类

谱系图也称树状图,是层次聚类法最重要的结果输出。该图是把类间的最大距离(本例中为 232014.000)算作相对距离"25",其余的距离均换算成与之相比的相对距离大小。图左侧会列出进行聚类的指标,而指标的合并则通过线条链接的方式来表示(图 9-21),"核心力量"首先被单独区分开来,然后"短跑""长跑"和"立定跳远"3 个指标被合并成了一类,这 3 个指标合并后的类别再与距离稍远的"肺活量"合并,最后与"核心力量"合并;从图中可以看出,"核心力量"这个指标与其他 4 个指标间存在较大差异。

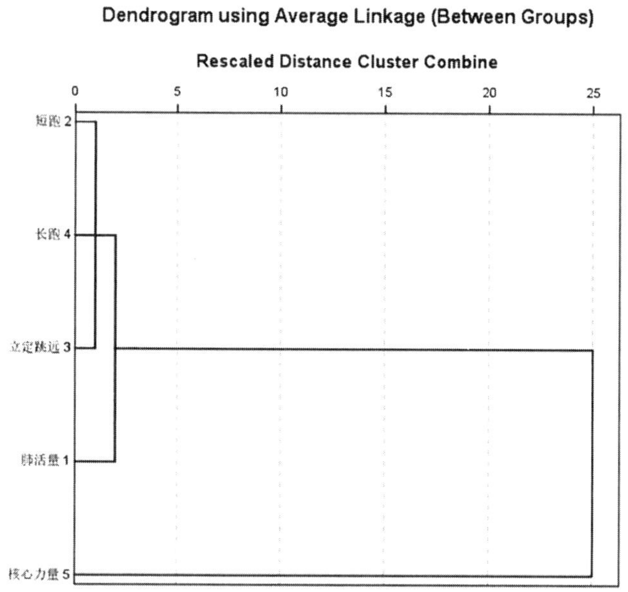
Dendrogram using Average Linkage (Between Groups)
Rescaled Distance Cluster Combine
0
5
10
15
20
25
短跑 2
长跑 4
立定跳远 3
肺活量 1
核心力量 5

图 9-21 层次聚类法的树状图

至此,我们就得到了层次聚类法的所有分析结果,然而上述分类的合理性还需要从实际专业角度进行考虑,或将分类结果用于后续分析中;若存在不合适的地方,则仍需要进行适当的调整,如改变变量间距离的定义,对数据进行适当的转化,或删减、增加某些变量等。

第四节 两步聚类法实例与 SPSS 操作

两步聚类法(twostep cluster analysis)较 *K*-均值聚类法和层次聚类法具有明显的优点,不仅可以同时分析连续变量和分类变量,还可以基于数据自行优化和确定最终的分类数目。本节将在上述青少年健康结局案例的基础上,讲解两步聚类法的 SPSS 操作。

例 9-3 数据文件 CH09-3.sav(表 9-3)除包含了 500 名青少年上述的健康结局〔总智商、行为问题总分、收缩压/舒张压(两次间隔测量的均值)、HAZ 和 BAZ〕外,还纳入了无序分类变量和等级变量,包括"sex"(即青少年性别,1=男,2=女),"school"(即所就读的学校类型,1=村级学校,2=乡镇学校,3=县级学校),"age"(即青少年年龄),"puberty"(即青少年性发育是否启动,1=已启动,0=未启动)。基于第二节同样的研究目的,因数据中存在分类变量,故选择两步聚类法对该青少年人群进行样品聚类。

表 9-3 数据文件 CH09-3. sav 的数据格式

pc	fsiq	haz	baz	problem_ts	sbp	dbp	sex	school	age	puberty
96	109	1.09	-0.29	53	111	79.5	2	2	12	1
344	93	0.81	0.01	37	113	58.5	2	3	13	1
559	102	1.53	1.05	96	117	53.5	1	2	13	1
604	97	0.34	0.96	37	107	67	1	3	12	0
623	101	1.77	-1.77	27	110	61.5	1	3	13	1
...	...	...	...	...	...	...	...	...	...	...
6994	101	0.61	-1.9	33	118.5	72.5	1	3	11	1
7021	100	0.06	-0.18	42	103	57.5	1	3	11	1
7052	120	0.05	-0.51	12	102.5	66.5	2	2	11	1
7060	102	-0.84	-0.I7	36	112	75.5	2	2	11	1
7074	94	1.58	2.24	42	120.5	68.5	2	3	11	1

一、预分析

数据文件 CH09-3. sav 在 SPSS 中的格式见图 9-22。预分析过程与前述过程基本一致,此处仅对新加入的变量进行统计描述。选择"Analyze"—"Descriptive Statistics"—"Frequencies…",列出各个分类变量的频数表。从结果可知(此处略去了具体结果),各变量均没有缺失,也没有分类极低频率的变量,频率最低的变量是"puberty"(青少年性发育未启动者占 16.6%)。

二、操作说明

选择"Analyze"—"Classify"—"TwoStep Cluster…"菜单项(图 9-23),主对话框见图 9-24。

将分类变量"sex""school"和"puberty"选入"Categorical Variables"(分类变量)框,将连续变量"fsiq""haz""baz""problem_ts""sbp""dbp"和"age"选入"Continuous Variables"(连续变量)框。

一般情况下,两步聚类法的其他选项均设置默认即可。单击"OK",输出结果。

在对结果进行解释之前,为了帮助用户更好地理解和操作 SPSS 的两步聚类法模块,现对其主话框、子对话框及其他事项做进一步的解释。①若所用数据中仅有少数几个分类变量,则建议只使用连续变量进行聚类,否则聚类结果易受分类变量的强烈影响。本例中就可能存在此情况,限于篇幅,用户可自行尝试将分类变量纳入连续变量框后,查看聚类结果的变化。此外,若连续变量间存在较强的共线性,则建议先处理共线问题,再进行聚类分析。②主对话框中的"Distance Measure"(距离度量)有两种可以选择,即"Log-likelihood"(对数似然值)和"Euclidean"(欧式距离)。若数据中均为连续变量,则两者均

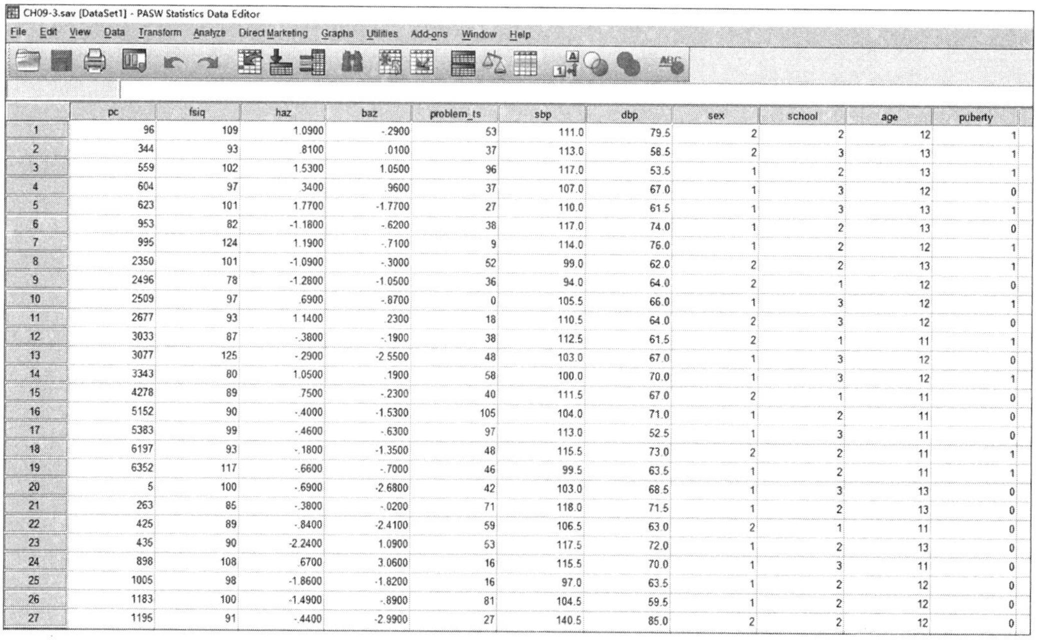

	pc	fsiq	haz	baz	problem_ts	sbp	dbp	sex	school	age	puberty
1	96	109	1.0900	-.2900	53	111.0	79.5	2	2	12	1
2	344	93	.8100	.0100	37	113.0	58.5	2	3	13	1
3	559	102	1.5300	1.0500	96	117.0	53.5	1	2	13	1
4	604	97	.3400	.9600	37	107.0	67.0	1	3	12	0
5	623	101	1.7700	-1.7700	27	110.0	61.5	1	3	13	1
6	953	82	-1.1800	-.6200	38	117.0	74.0	1	2	13	0
7	996	124	1.1900	-.7100	9	114.0	76.0	1	2	12	1
8	2350	101	-1.0900	-.3000	52	99.0	62.0	2	2	13	1
9	2496	78	-1.2800	-1.0500	36	94.0	64.0	2	1	12	0
10	2509	97	.6900	-.8700	0	105.5	66.0	1	3	12	1
11	2677	93	1.1400	.2300	18	110.5	64.0	2	3	12	0
12	3033	87	-.3800	-.1900	38	112.5	61.5	2	1	11	1
13	3077	125	-.2900	-2.5500	48	103.0	67.0	1	3	12	0
14	3343	80	1.0500	.1900	58	100.0	70.0	1	3	12	1
15	4278	89	.7500	-.2300	40	111.5	67.0	2	1	11	0
16	5152	90	-.4000	-1.5300	105	104.0	71.0	1	2	11	0
17	5383	99	-.4600	-.6300	97	113.0	52.5	1	3	11	0
18	6197	93	-.1800	-1.3500	48	115.5	73.0	2	2	11	1
19	6352	117	-.6600	-.7000	46	99.5	63.5	1	2	11	1
20	5	100	-.6900	-2.6800	42	103.0	68.5	1	3	13	0
21	263	85	-.3800	-.0200	71	118.0	71.5	1	2	13	0
22	425	89	-.8400	-2.4100	59	106.5	63.0	2	1	11	0
23	435	90	-2.2400	1.0900	53	117.5	72.0	1	2	13	0
24	898	108	.6700	3.0600	16	115.5	70.0	1	3	11	0
25	1005	98	-1.8600	-1.8200	16	97.0	63.5	1	2	12	0
26	1183	100	-1.4900	-.8900	81	104.5	59.5	1	2	12	0
27	1195	91	-.4400	-2.9900	27	140.5	85.0	2	2	12	0

图 9-22　数据文件 CH09-3. sav 在 SPSS 中的格式

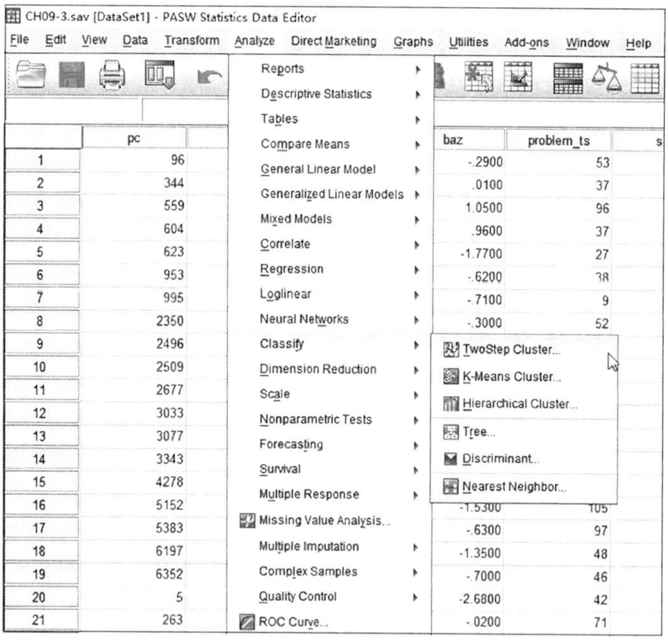

图 9-23　两步聚类法分析过程菜单

可选择；此时，若选择欧式距离，则两步聚类法的实质计算过程与层次聚类法并无太大区别。若数据中有分类变量，则只能选择对数似然值。③“Number of Clusters”（亚组数）选项组可设定需要尝试聚类的最大亚组数，默认为 15 个亚类，也可以自行指定，通常均由系统自行计算选择最优的类别数，这也是两步聚类法相较于其他聚类方法的优点。如前

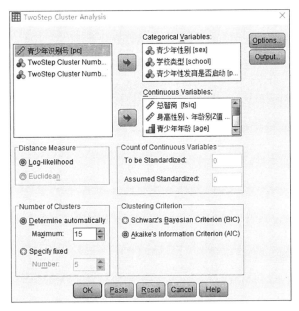

图 9-24 两步聚类法的主对话框

所述,主对话框"Clustering Criterion"(聚类标准)选项组中给出了两个标准,即"AIC"和"BIC";用户可在"Output"子对话框中选中"Pivot tables"(图 9-25,该选项在 18.0 版本中不存在)后,系统会输出各个类别下"BIC"或"AIC"的值及其相关变化量,用户可据此判定最优亚组数。值得注意的是,仅根据"BIC"或"AIC"最小值来判定最优亚组数,可能与系统给出的亚组数不一致,因为 SPSS 在计算最优亚组类数时还综合考虑了其他指标,如 AIC 和 BIC 的变化率、距离测量比率等。

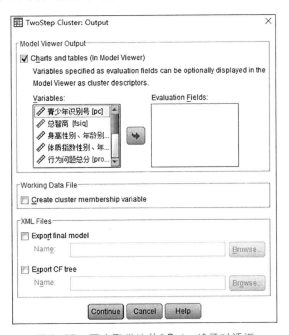

图 9-25 两步聚类法的"Output"子对话框

在"Output"子对话框中,还可以将数据中的变量选入评估字段"Evaluation Fields"框,选入该框内表示在聚类过程中将不对这些变量进行聚类,但可以选择在结果输出中将这些变量与其他纳入聚类分析的变量一起显示,以辅助解释各个分类类别的特征。

图9-26为两步聚类法的"Options"子对话框,其中包括"Outlier Treatment"(离群点的处理),系统默认方式下不做处理,若选中此项,则系统会增加下述步骤:筛选潜在离群点,插入误识的离群点和确认最终离群点。首先,在CFT(curve fitting toolbox,曲线拟合工具箱)实施"删减"之前,从当前CFT中的所有叶元项(leaf entry)中找出包含最多数据样本的元项,记录该元项包含的数据样本量 n;如果某叶元项包含的样本量小于 n 的某个比例(事先指定,默认为25%),则认定该叶元项为潜在离群点,并从当前CFT树中移除。在随后的步骤中,将这些潜在离群点的元项重新纳入聚类过程,若聚类效果评估指标变化不大,则认为该潜在离群点为误识离群点,并将其重新纳入聚类分析;若评估指标变化过大,则视其为最终离群点。

在两步聚类法中,SPSS默认对所有连续变量标化后再进行聚类分析。若用户要指定某变量不再进行标化,可以在"Options"子对话框中的"Standardization of Continuous Variables"选项组进行设置。

在该对话框中,点击"Advanced"后,可以更改对CFT的设定标准,一般选择默认即可,不建议非统计专业学者对其进行修改。

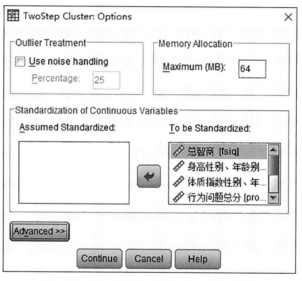

图9-26　两步聚类法的"Options"子对话框

三、结果解释

若在输出子对话框中没有选中"Pivot tables",SPSS两步聚类法给出的结果以模型方式进行显示,在结果主窗口只能看到模型的概要信息(图9-27)。从中可知,纳入分析的变量,即输入特征包括10个,最终将样本分成了6个亚类;下方还显示了聚类结果的好坏,即"Silhouette measure of cohesion and separation"(凝聚和分离的轮廓测量值)。该值表示某案例与它所在中心的相似性以及与其他中心的分离度,取值范围为-1 ~ +1。该值越大,表示该案例与其所在中心的相似度越高,与其他中心的分离度也越高。在 SPSS 结果输出中,将该值进行了分类,以初步显示聚类结果的可接受程度;从图 9-27 可知,本案例聚类结果在可接受范围之内。

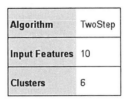

图 9-27　两步聚类法的聚类结果概要

用户双击结果窗口中的"模型输出",即可打开"模型浏览器"窗口(图 9-28)。该窗口分为左、右两个部分,各自下方有一个选项卡,分别显示不同的内容;默认情况下分别为模型概要(同上)和各个类别样品多少的饼图。从图中可知,该样品聚类最终将人群分为了 6 个类别,每个类别的人数所占样品最大比例为 23.2%(类别 6),最小比例为10.6%(类别 2)。

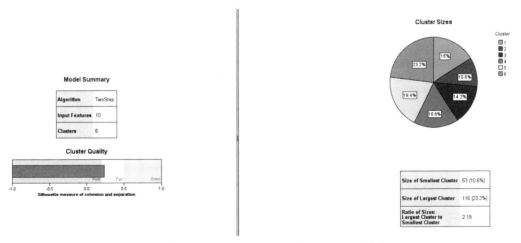

图 9-28　两步聚类法结果输出的模型浏览器默认窗口

点击图 9-28 窗口左侧选项中的"复式"按钮,结果输出变为图 9-29 的式样。图 9-29 展示了该聚类最重要的结果,从中可知各个亚组的具体特征。在图 9-29 的右上方给出了特征重要性的图例,该值的取值范围为 0 ~ 1,越靠近 1,说明该变量(特征)越重要,灰度也越深。该值与窗口右侧选项中的变量重要性相似(图9-30),是以聚类分析的类别为组别因素,将聚类分析所用到的输入特征作为结局变量,分别进行方差分析或卡方检验,然后将所得到的 P 值取常用对数的负值,进行相互比较所得的值见式(9-8):

$$\text{Importance index} = \frac{-\log_{10} P_i}{\text{Max}(\log_{10} P_i)} \tag{9-8}$$

式中,P_i 为第 i 个输入变量统计学检验后所得的 P 值。

Clusters

Feature Importance
■1.0 ■0.8 ■0.6 ■0.4 □0.2

Cluster	6	5	4	1	3	2
Label						
Description						
Size	23.2% (116)	19.4% (97)	16.6% (83)	16.0% (80)	14.2% (71)	10.6% (53)
Features	学校类型 县 (100.0%)	学校类型 乡镇 (100.0%)	学校类型 乡镇 (44.6%)	学校类型 县 (100.0%)	学校类型 乡镇 (100.0%)	学校类型 村 (100.0%)
	青少年性发育是否启动 性发育已启动 (100.0%)	青少年性发育是否启动 性发育已启动 (100.0%)	青少年性发育是否启动 性发育未启动 (100.0%)	青少年性发育是否启动 性发育已启动 (100.0%)	青少年性发育是否启动 性发育已启动 (100.0%)	青少年性发育是否启动 性发育已启动 (100.0%)
	青少年性别 男 (100.0%)	青少年性别 男 (100.0%)	青少年性别 男 (73.5%)	青少年性别 女 (100.0%)	青少年性别 女 (100.0%)	青少年性别 女 (54.7%)
	身高性别、年龄别Z值 0.63	身高性别、年龄别Z值 0.19	身高性别、年龄别Z值 -0.39	身高性别、年龄别Z值 0.20	身高性别、年龄别Z值 0.11	身高性别、年龄别Z值 0.00
	青少年年龄 12.00	青少年年龄 12.07	青少年年龄 11.45	青少年年龄 12.05	青少年年龄 12.03	青少年年龄 11.62
	总智商 99.77	总智商 99.33	总智商 94.28	总智商 102.18	总智商 99.45	总智商 89.34
	体质指数性别、年龄别Z值 -0.12	体质指数性别、年龄别Z值 -0.13	体质指数性别、年龄别Z值 -0.65	体质指数性别、年龄别Z值 -0.05	体质指数性别、年龄别Z值 -0.07	体质指数性别、年龄别Z值 -0.38
	收缩压 114.80	收缩压 111.60	收缩压 110.30	收缩压 115.00	收缩压 113.60	收缩压 114.00
	舒张压 68.40	舒张压 66.90	舒张压 69.90	舒张压 71.00	舒张压 68.20	舒张压 69.70
	行为问题总分 51.47	行为问题总分 51.88	行为问题总分 41.31	行为问题总分 49.65	行为问题总分 48.42	行为问题总分 48.49

图9-29 两步聚类法的聚类特征

在本例中,青少年类别6的主要特征是"学校类型"为县(图9-29),"性发育已启动"和"青少年性别"均为男,其他各个连续变量"身高性别、年龄别 Z 值""青少年年龄""总

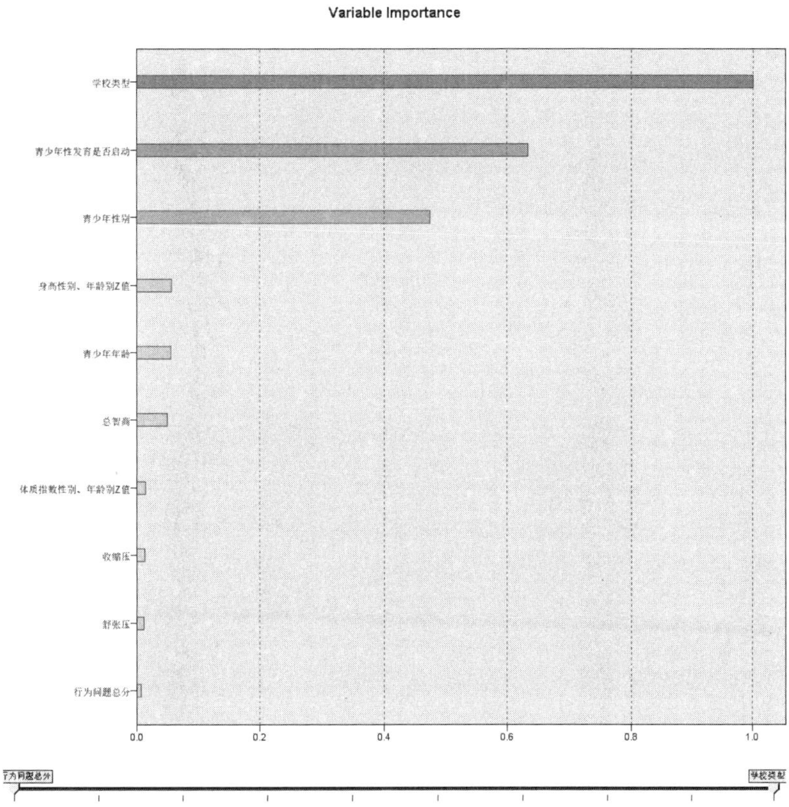

图 9-30　输入聚类分析变量的重要性排序

智商""体质指数性别、年龄别 Z 值""收缩压""舒张压"和"行为问题总分"的平均水平分别为 0.63、12.0 岁、99.8 分、-0.12、114.8mmHg、68.4mmHg 和 51.5 分。将鼠标移至或单击每个单元格,可显示出该变量的重要性值。在没有更改窗口下方各表格显示模式的情况下,变量重要性从上到下依次降低。此外,单击每个单元格,模型浏览器窗口右侧可显示该变量在该亚组以及总体中的分布情况。在本例中,如点击类别 6 的"学校类型"单元格后,窗口右侧变量显示见图 9-31,该图以浅灰展示了"学校类型"变量在总体中的情况,以深灰展示了该变量在类别 6 中的分布情况。从图中可知,类别 6 里所有青少年均来自县级学校,结果与上述单元格显示的一致。若单击了某个连续变量(如"身高性别、年龄别 Z 值"),则右侧变为了类别 6 内"身高性别、年龄别 Z 值"和总体 HAZ 的频数分布图(图 9-32)。

此外,若选中类别 6 的整列,则模型浏览器窗口右侧可相应地显示所有输入特征变量在类别 6 内的分布情况,以及各变量在整个样本中的比较。对于分类变量,以圆的大小代表分类变量的各个水平在亚组 6 内的频数大小,圆越大,代表的频数也越大(图 9-33)。对于连续变量,黑色线的长方形代表该变量在整个样本中的 25%、50% 和 75% 百分位数值;而带小实心方块的线条则表示该变量在类别 6 青少年内的 25%、50% 和 75% 百分位数值。

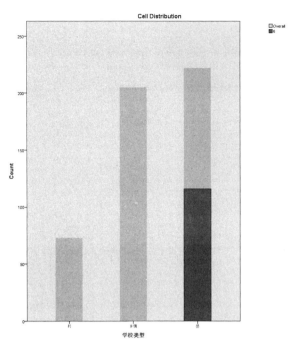

图 9-31　分类变量在各类别下的轮廓分布示意图

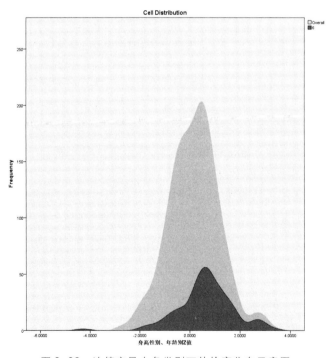

图 9-32　连续变量在各类别下的轮廓分布示意图

对于其余特征变量和类别的图形、特征,限于篇幅,这里不再列出,感兴趣的用户可以自行浏览全部模型结果,所有解释均与上述内容相似。

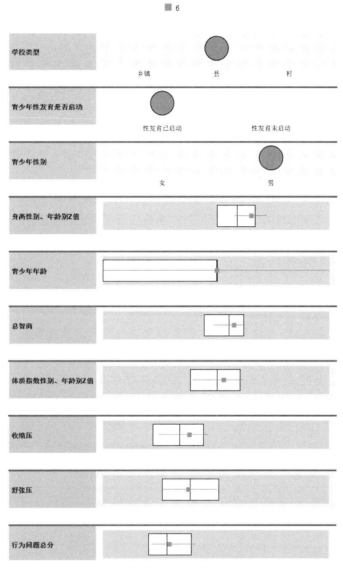

图9-33 输入特征变量的聚类比较

小结

聚类分析是一种探索性的统计分析方法,针对同一数据也可采用不同的方法,但很难简单地判定哪一种方法最好,目前也没有可用来评价哪类方法更好的统计准则或指标。其基本原则是如果得到的分类结果区分度足够大,又能够结合研究问题的实际情况对各类别的特征进行很好的解释,那么这种聚类方法就是合适的。

本章主要介绍了3种聚类方法,即层次聚类法、K-均值聚类法和两步聚类法。对于样本量较小、变量较少且要求输出树状图结果的情况,可选择层次聚类法;若样本量较大、变量较多,则可先使用K-均值聚类法或两步聚类法进行初步聚类,以排除重要性较低的变量,对数据的结构和分类情况有更好的了解后,再进行层次聚类法。值得注意的是,K-均值聚类法仅能对样品进行聚类,而不能对指标或变量进行聚类;当然,也可以对数据进行列转置后,再进行分析。

在进行聚类分析之前,应考虑各变量的标化处理,最好先对变量进行预处理后再进行聚类分析,如剔除某些变量,提取主成分或几个共性因子等。

在医学研究中,还存在另一种类型的资料,即研究对象或指标在时间或空间上存在一定的顺序,如生长发育资料的年龄顺序、发病率的年代顺序等。对于此类有序或动态样品的聚类,虽本章并未介绍其理论部分,但仍可以采用 SPSS 中的 K-均值聚类法,其相关过程与 K-均值聚类法的操作过程相似。

模糊聚类、神经网络和针对基因数据的特殊聚类分析等方法,由于篇幅所限和 SPSS 的功能限制,均未加以介绍,需要的用户可查阅机器学习、生物信息学等内容。

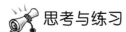 思考与练习

一、思考题

1. 聚类分析的一般过程及注意事项有哪些?

2. 层次聚类法、K-均值聚类法和两步聚类法的优缺点各有哪些?

二、计算分析题

2020 年我国 31 个省(市)、自治区医疗卫生服务相关指标的赋值和单位见表 9-4,相关数据见数据集 CH09-4. sav。为了更好地指导各地区的医疗卫生工作,提升居民就医水平,请使用 SPSS 分别对该数据进行样品和指标聚类分析。

表 9-4　2020 年我国医疗卫生服务评价指标

指标	变量名	单位
每千人口医疗卫生机构床位数	X_1	张/千人
急诊病死率	X_2	%
居民平均就诊次数	X_3	次
病床使用率	X_4	%
出院者平均住院日	X_5	天
每千人口拥有卫生技术人员数	X_6	人/千人
居民年住院率	X_7	%

(朱中海)

第十章　主成分分析与因子分析

　　主成分分析使用广泛的数据降维方法,可在损失很少信息的前提下,将一组存在相关性的众多原始变量转换为少数几个互不相关的综合性变量,这些综合性变量即主成分。因子分析是从分析多个原始变量的相关性出发,找出支配这种相关性的少数几个不可观测的潜在变量(公因子),并用这些公因子解释原始变量之间的相关性。主成分分析和因子分析的共同目的都是浓缩数据,即以最少的信息丢失为代价,将众多原始变量浓缩为少数几个因素,从而简化问题或发现事物间的内在联系。因子分析可以看作主成分分析的推广。因子分析中最常用的因子提取方法即为主成分法。两种分析方法的主要区别是应用目的的不同。主成分分析是为了综合原始变量信息,以便进一步分析;而因子分析则是为了寻找潜在因子,以便对原始变量反映出来的现象进行解释。

第一节　主成分分析与因子分析理论回顾

一、主成分分析

(一)主成分分析的基本思想

　　主成分分析(principle components analysis)是利用降维的思想,首先通过变换将 n 个原始变量构建的 n 维特征(一个变量可看作一个维度)映射到新的 m 维($m \leqslant n$)上,形成全新的 m 维正交特征,这个 m 维就对应着 m 个主成分;然后,根据实际需要,从中取出少数几个主成分,这些主成分能反映原始变量的绝大多数信息,可作为原始变量的代表进行后续分析。

(二)主成分分析的数学模型

　　假设有 p 个具有相关性的原始指标 $X_1, X_2, \cdots, X_p$,寻找可以概括这些指标主要信息的综合指标 $C_1, C_2, \cdots, C_p$,从数学上讲,就是寻找一组常数$(a_{i1}, a_{i2}, \cdots, a_{ip}) i = 1, 2, \cdots, p$,使 p 个指标的线性组合,见式(10-1),能够概括 p 个原始指标 $X_1, X_2, \cdots, X_p$ 的主要信息。

$$\begin{cases} C_1 = a_{11}X_1 + a_{12}X_2 + \cdots + a_{1p}X_p \\ C_2 = a_{21}X_1 + a_{22}X_2 + \cdots + a_{2p}X_p \\ \qquad\qquad\qquad \vdots \\ C_p = a_{p1}X_1 + a_{p2}X_2 + \cdots + a_{pp}X_p \end{cases} \qquad (10-1)$$

求出的这组常数必须满足以下几点:

(1) C_1 是原始指标 $X_1, X_2, \cdots, X_p$ 的一切线性组合中方差最大者,C_2 是除 C_1 之外的

$X_1, X_2, \cdots, X_p$ 一切线性组合中方差最大者,以此类推。

（2）各综合指标之间互不相关,即当 $i \neq j$ 时,综合指标 C_i 和 C_j 之间的相关系数为0。

$C_i(i = 1, 2, \cdots, p)$ 即为原始指标的主成分。按各主成分所提供的原始信息大小顺序分别称 C_1 是第一主成分, C_2 是第二主成分, $\cdots$, C_p 是第 p 主成分。每个主成分所提供的原始信息各不一样。理论上讲,求得的主成分个数最多为 p 个,这 p 个主成分反映了全部原始指标的所有信息。在实际操作中,因为通常靠前的少数几个主成分就能提供绝大多数的原始信息,所以最终确定的主成分个数总小于原始指标的个数。

（三）主成分的计算

1. 数据标准化处理:对各原始指标数据进行标准化处理,可得到标准化矩阵。标准化处理的过程如下:

假设有原始数据 n 例,每例测得 p 个指标的数值,原始数据的标准化公式如式（10-2）所示:

$$X'_{ij} = \frac{X_{ij} - \bar{X}_j}{S_j}, \quad j = 1, 2, 3, \cdots, p \tag{10-2}$$

2. 判断变量间的相关性:根据标准化矩阵建立的协方差矩阵就是其相关系数矩阵。相关系数矩阵可全面反映标准化后数据之间的相关程度,通常用 KMO（Kaiser-Meyer-Olkin）统计量和 Bartlett's 球形检验（Bartlett's test of sphericity）来判定变量间的相关性。

KMO 统计量用于考察变量间的偏相关性,其取值范围为 0 ~ 1。KMO 值越接近于 1,提示变量间的相关性越强,原变量越适合做主成分分析;相反,KMO 值越接近于 0,提示变量间的相关性越弱,原变量越不适合做主成分分析。KMO 值常用的度量标准:≥0.9 表示非常适合,≥0.8 ~ 0.9 表示适合,≥0.7 ~ 0.8 表示一般,≥0.6 ~ 0.7 表示不太适合,≥0.5 ~ 0.6 表示不适合,<0.5 表示极不适合。在医学研究中,一般 KMO 值不低于 0.6 就认为适宜做主成分分析。

Bartlett's 球形检验用于检验变量的相关系数矩阵是否是单位阵,即各变量是否各自独立。其无效假设为"相关系数矩阵是一个单位阵",即相关系数矩阵对角线上的所有元素都是1,所有非对角线上的元素都是0。如果结论为拒绝该假设（如 $P < 0.05$）,则说明数据间存在相关性,适宜做主成分分析;如果结论为不拒绝该假设（如 $P > 0.05$）,则说明数据间不存在相关性,不适宜做主成分分析。

3. 求特征根和特征向量:根据相关系数矩阵,可以进一步求出相关系数矩阵对应的特征根（eigenvalue）和相应的正交化单位特征向量（eigenvector）。特征根是主成分对应的方差,可看作反映主成分影响力度的指标,特征根越大,说明相应的主成分反映综合信息的能力越强。每个主成分的组合系数就是相应特征根所对应的单位特征向量。

4. 选取主成分:主成分分析希望用尽可能少的主成分提供尽可能多的原始信息,保留主成分的数量要考虑以下几点。

（1）累积贡献率:即拟选取的前几个主成分对应的特征根之和在所有特征根之和中所占的百分比。一般来说,提取主成分的累积贡献率达到80%以上比较满意。

（2）特征根：一般用特征根大于1作为纳入标准。如果特征根小于1，说明该主成分的解释力度小于直接引入一个原始变量的平均解释力度。

（3）综合判断：通常来说，如果根据累积贡献率确定主成分个数较多，而根据特征根来确定又偏低，应当将两者结合起来，以综合确定纳入的主成分数量。

5. 计算主成分得分：根据公式可算得每个主成分的得分。实际操作中，只需要计算提取的少数几个主成分得分。采用 SPSS 软件分析时，可利用参数设置，将其换算成主成分的得分，作为新变量存入数据集中。

二、因子分析

（一）因子分析的基本思想

因子分析（factor analysis）通过研究多个指标之间的相关系数矩阵的内部依赖关系，将原始指标进行分解，从中归纳出潜在的"类别"，相关性较强的指标归为一类，不同类别间的相关性较低或相互独立，每一类别即代表一个独立的"公因子"。这些公因子不能直接测得，所有原始指标都可以表示为公因子的线性组合。由于公因子数目一定小于原始指标个数，因此因子分析也是一种降维方法。

（二）因子分析的数学模型

1. 数学模型：假设有 n 个样本的 p 个指标，需要通过分析各指标 $X_1, X_2, \cdots, X_p$ 之间的相关性，找到起支配作用的潜在因素——公因子 $F_1, F_2, \cdots, F_q (q \leqslant p)$，使得这些公因子可以解释各指标之间的相关性。从数学上讲，就是建立如下模型（假设各 X_i 为标准化数据），见式（10-3）：

$$\begin{cases} X_1 = a_{11}F_1 + a_{12}F_2 + \cdots + a_{1q}F_q + U_1 \\ X_2 = a_{21}F_1 + a_{22}F_2 + \cdots + a_{2q}F_q + U_2 \\ \quad\quad\quad\quad\vdots \\ X_p = a_{p1}F_1 + a_{p2}F_2 + \cdots + a_{pq}F_q + U_p \end{cases} \quad (10-3)$$

模型需满足以下条件：

（1）各 X_i 的均数为0，方差为1；各公因子 F_j 的均数为0，方差为1；各特殊因子 U_i 的均数为0，方差为 σ^2。

（2）各公因子之间的相关系数为0，各特殊因子之间的相关系数为0，各公因子与特殊因子之间的相关系数为0。

由此可知，求公因子的问题就是求满足上述条件的 $p \times q$ 阶矩阵 $\boldsymbol{A}_{p \times q}$，具体形式如式（10-4）所示：

$$\boldsymbol{A} = \begin{cases} a_{11} & a_{12} & \cdots & a_{1q} \\ a_{21} & a_{22} & \cdots & a_{2q} \\ \vdots & \vdots & & \vdots \\ a_{p1} & a_{p2} & \cdots & a_{pq} \end{cases} \quad (10-4)$$

2. 几个有关的统计量:具体如下。

(1)公共度(communality):也称公因子方差,记为 h_i^2 ,为矩阵 A 的第 i 行元素的平方和,见式(10-5):

$$h_i^2 = \sum_{k=1}^{q} a_{ik}^2, i = 1, 2, \cdots, p \tag{10-5}$$

h_i^2 反映了全体公因子对原始指标的影响,取值范围为 $0 \sim 1$ 。当 $h_i^2 = 1$ 时,说明原始指标 X_i 只由公因子的线性组合来表示,而与特殊因子无关。当 h_i^2 接近 0 时,说明原始指标 X_i 不受公因子影响。因此,公共度指标 h_i^2 反映了原始指标 X_i 对于所有公因子的依赖程度。

(2)因子贡献和因子贡献率:矩阵 A 的第 j 例元素的平方和称为 F_j 的因子贡献,见式(10-6):

$$g_j^2 = \sum_{i=1}^{p} a_{ij}^2, j = 1, 2, \cdots, q \tag{10-6}$$

g_j^2 反映了第 j 个公因子 F_j 对所有原始指标的影响。g_j^2 的值越大,则 F_j 对原始指标的影响也越大。数据标准化后,全部原始指标的总方差为指标个数 p , g_j^2/p 反映了公因子 F_j 对原始指标方差贡献程度,称为因子贡献率。

(3)因子载荷(factor loading): a_{ij} 实际就是原始指标 X_i 和公因子 F_j 的相关系数,反映了二者之间相互联系的密切程度,同时也体现了原始指标 X_i 的信息在公因子 F_j 上的反映,因此也称为因子载荷。矩阵 $A = a_{ij}$ 则为因子载荷矩阵。

(三)因子载荷阵的计算

1. 数据标准化处理:对各原始指标数据进行标准化处理,得到标准化矩阵。原始数据标准化公式见主成分分析部分的式(10-2)。

2. 求出标准化后原始指标间的相关系数矩阵 Rx ,如式(10-7)所示。

$$Rx = \begin{bmatrix} 1 & r_{12} & \cdots & r_{1p} \\ r_{21} & 1 & \cdots & r_{2p} \\ \vdots & \vdots & & \vdots \\ r_{p1} & r_{p2} & \cdots & 1 \end{bmatrix} \tag{10-7}$$

3. 求出指标间的约相关系数矩阵 $R*$,需满足以下条件:

(1) $R*$ 的非对角元素与相关矩阵 $R*$ 的非对角元素相等。

(2) $R*$ 的对角线元素为共性方差 h_i^2 ,由此得出式(10-8)。

$$R* = \begin{bmatrix} h_1^2 & r_{12} & \cdots & r_{1p} \\ r_{21} & h_2^2 & \cdots & r_{2p} \\ \vdots & \vdots & & \vdots \\ r_{p1} & r_{p2} & \cdots & h_p^2 \end{bmatrix} \tag{10-8}$$

4. 求出约相关矩阵 $R*$ 所有大于 0 的特征根和对应的特征向量。

由 $R*$ 的特征方程,见式(10-9),求得 p 个特征值,取前 q 个大于 0 者,按从大到小的顺序排列。

$$|\boldsymbol{R} * - \lambda \boldsymbol{I}| = 0 \qquad (10-9)$$

排列顺序为：$\lambda_1 \geqslant \lambda_2 \geqslant \cdots \geqslant \lambda_q > 0$。

再由矩阵方程，见式（10-10），求得各 λ_i 所对应的特征向量，并将其单位化，仍记为 $\boldsymbol{I}_j$。

$$(\boldsymbol{R} * - \lambda_j \boldsymbol{I}) \boldsymbol{I}_j = \boldsymbol{O}_{p \times 1}, \; j = 1, 2, \cdots, q \qquad (10-10)$$

5. 写出因子载荷矩阵 $\mathbf{A}$，并得出原始指标 X 的公因子表达式见式（10-11）和（10-12）。

$$A = \left(\sqrt{\lambda_1 \boldsymbol{I}_1} \quad \sqrt{\lambda_2 \boldsymbol{I}_2} \quad \cdots \quad \sqrt{\lambda_q \boldsymbol{I}_q} \right)_{p \times q} = \begin{bmatrix} a_{11} & a_{12} & \cdots & a_{1q} \\ a_{21} & a_{22} & \cdots & a_{2q} \\ \vdots & \vdots & & \vdots \\ a_{p1} & a_{p2} & \cdots & a_{pq} \end{bmatrix} \qquad (10-11)$$

$$\begin{cases} X_1 = a_{11}F_1 + a_{12}F_2 + \cdots + a_{1p}F_q + U_1 \\ X_2 = a_{21}F_1 + a_{22}F_2 + \cdots + a_{2p}F_q + U_2 \\ \quad \vdots \\ X_p = a_{p1}F_1 + a_{p2}F_2 + \cdots + a_{pq}F_q + U_p \end{cases} \qquad (10-12)$$

（四）因子分析的其他问题

1. 因子提取的方法：在因子分析中，提取公因子的常见方法有主成分法、主因子法、极大似然法和迭代主因子法，其中最常见的是主成分法。虽然利用主成分法进行因子分析提取的原则与主成分分析的原则基本相同，但是因子分析的重点在于对所提取的公因子的解释上，而不是简单地信息提取。用主因子法或极大似然法提取公因子，因特征根可能为负值，累积贡献率可能高于100%，给解释带来困难，故不常用。

2. 因子个数的确定原则：在因子分析中，主因子个数的确定需要考虑如下原则。

（1）与主成分分析一样，一般认为提取因子的个数使累积贡献率达到80%以上比较满意。

（2）要考虑特征根的大小，一般选用特征根大于1作为因子纳入标准。

（3）综合判断：将累积贡献率和特征根结合起来综合判定，以能达到对公因子的最优解释为准。如果因子有实际意义，即使贡献率较小，也可以考虑保留；而如果找不到合理的解释，即使特征根大于1，也要将其去除。当然，在对公因子的解释上，还有后续的因子旋转可以采用。因此，提取因子的数目更多地依赖于具体问题，而不仅仅是统计分析。

3. 因子旋转：因子分析的目的不仅是找出公因子，更重要的是弄清各公因子的专业意义，以便对实际问题进行分析。然而，在很多情况下，因子分析的主成分解、主因子解和极大似然解中的各公因子的典型代表变量并不突出，使各公因子的专业意义难于解释，不能达到因子分析的主要目的。

面对这个问题，可以通过因子旋转来解决。因子旋转可实现每个指标在一个因子上有较大的负荷，而在其他因子上的负荷比较小。常用的因子旋转方法是方差最大旋转法。该方法通过旋转使每一公因子上因子载荷的平方向 0 和 1 两极分化,造成尽可能大的差别,以使各公因子尽可能支配不同的原始变量,从而使各公因子具有较清晰的专业意义。方差最大旋转法是正交旋转的一种,其余的正交旋转还有四次方最大旋转、均方最大旋转等。正交旋转具有如下性质:①保持各指标的共性方差不变;②旋转后所得的公因子保持互不相关。

除了正交旋转,有时还可以进行斜交旋转。斜交旋转不保证各公因子间的互不相关性,且对因子载荷的解释更加复杂,但在加大因子载荷平方的差别上,效果要比一般的正交旋转好。在实际应用中,由于斜交旋转的结果太容易受研究者主观意愿影响,因此一般不建议采用。

4. 因子分析的解不唯一:有两方面的原因。

(1)同一问题有不同的因子分析解,如主成分解、主因子解、极大似然解等。在解决实际问题时,需要根据具体情况选择合适的方法来得到符合客观实际的解。

(2)可以通过不同因子旋转方法获得更为满意的解。选用哪种方法进行因子旋转,需根据专业意义来确定。如果一次旋转所得结果不够理想,可以用迭代的方法多次旋转,直至最后相邻两次旋转所得的因子载荷矩阵改变不大时停止。

5. 因子得分:因子模型建立起来后,可将各公因子 F_j 表示为原始指标 $X_1, X_2, \cdots, X_p$ 的线性组合,从而进一步根据原始指标的观测值求出各公因子的得分,即因子得分。在因子分析中,具体的主因子计算不一定是主成分法,因此不能像主成分分析那样直接从因子载荷矩阵得到公因子的表达式,而需要采用不同的方法进行估计。最常用的估计方法是回归法。因子得分可用于模型诊断,也可以用于后续分析。

6. 应用条件:具体如下。

(1)样本量不能太小。主成分分析的目的是提取信息,对样本量没有太严格的要求。因子分析则不同,更强调的是寻找变量间的内在结构,因此要求样本量充足,否则可能无法得到稳定和准确的结果。根据 Gorsuch(1983) 的观点,因子分析时的样本量要求如下:①样本量与变量数的比例应在 5:1 以上,理想的样本量应为变量数的 10 ~ 25 倍,5 ~ 10 倍虽略显不足,但一般能得到较好的结果。②总样本量不得少于 100,原则上越大越好。这是样本量的经验要求。但需注意的是,无论采用的样本量有多充足,得到的分析结果都应该在后续工作中继续加以验证。

(2)各变量间具有相关性。因子分析有个默认的前提条件,就是各变量间必须有相关性,否则各变量间没有共享信息,就不应当有公因子需要提取,也就无须进行因子分析。除了根据专业知识来估计外,还可以使用 KMO 统计量和 Bartlett's 球形检验进行判定。KMO 值越接近于 1,提示变量间的相关性越强。一般认为,KMO 值在 0.7 以上时,因子分析效果比较好;若在 0.5 以下,则不适合应用因子分析。Bartlett's 球形检验用于检验相关阵是否是单位阵,即各变量是否各自独立。如果结论为不拒绝该假设(如 $P<0.05$),则说明数据间存在相关性,适宜做因子分析。

(3)公因子应具有专业实际意义且可以解释。

第二节 主成分分析实例与 SPSS 操作

一、主成分分析实例

例 10-1 为了解某年某市各区县的经济发展水平,某研究收集了该年该市各区县11 项经济指标,包括生产总值、城镇和农村的人口数、居民消费水平、居民消费价格指数、居民人均可支配收入、居民人均消费支出。请对这些经济指标进行主成分分析。具体数据见表 10-1。

表 10-1 某年某市 25 个区县经济指标(部分)

ID	生产总值 /亿元	城镇人口数 /万人	农村人口数 /万人	城镇居民 消费水平 /元	农村居民 消费水平 /元	…	城镇居民 人均消费 支出/元	农村居民 人均消费 支出/元
1	76.72	4.69	0.59	34871.67	18595.83	…	30535.00	13176.02
2	55.13	3.20	0.54	29408.33	16601.67	…	21857.93	12282.87
3	99.35	9.53	7.23	14936.67	6388.33	…	14655.52	7519.03
4	42.55	0.75	3.30	15848.33	7340.83	…	13182.18	6184.30
5	59.44	3.79	1.99	22393.33	9845.00	…	18230.39	8864.49
6	95.56	7.38	2.86	23805.83	11422.50	…	17963.93	7394.03
7	46.88	3.81	2.46	16131.67	7364.17	…	14977.18	7319.43
8	50.28	5.60	3.14	18050.00	7698.33	…	14293.39	6992.90
9	83.74	5.29	0.60	40625.00	19170.83	…	30788.43	13460.24
10	233.72	13.27	5.34	31262.50	17023.33	…	20805.03	10735.46
11	142.95	9.11	3.79	27799.17	16627.50	…	23884.39	13423.10
12	73.35	7.76	6.08	16875.83	6395.00	…	14361.53	7479.34
13	86.60	6.01	2.87	21001.67	11359.17	…	19600.16	9967.33
14	55.75	5.89	4.42	16135.00	7860.00	…	13943.18	7071.33
15	210.01	14.04	8.47	22494.17	10542.50	…	16544.81	7289.69
16	123.34	11.10	10.08	18184.17	6892.50	…	14295.25	6572.88
17	98.50	8.32	5.05	19634.17	7951.67	…	15160.23	8169.29
18	96.34	8.63	6.66	18975.00	8154.17	…	16251.14	8075.53
19	242.71	18.64	6.79	26994.17	11120.00	…	21394.23	9252.53
20	56.01	5.64	5.08	17563.33	6199.17	…	13600.97	6318.32
21	12.34	1.26	0.82	19688.33	7603.33	…	15373.63	6841.88
22	52.39	4.60	2.36	21495.83	6947.50	…	16451.91	7448.09
23	100.18	9.78	8.58	16761.67	8365.83	…	16064.04	7708.88
24	35.01	3.71	4.09	16735.00	6555.00	…	14095.17	5537.44
25	45.40	5.14	5.37	17249.17	6516.67	…	14729.16	5691.78

二、主成分分析的 SPSS 操作

主成分分析的 SPSS 操作步骤如下：

（1）在 SPSS 数据窗口建立此数据库，共 12 个变量，包括 ID 和 11 项经济指标，全部都是数值型变量格式，ID 的小数位数为 0，11 项经济指标的小数位数为 2，并给各变量加上标签。变量视图如图 10-1 所示。录入数据后，保存为 CH10-1. sav。建立好的数据库见图 10-2。

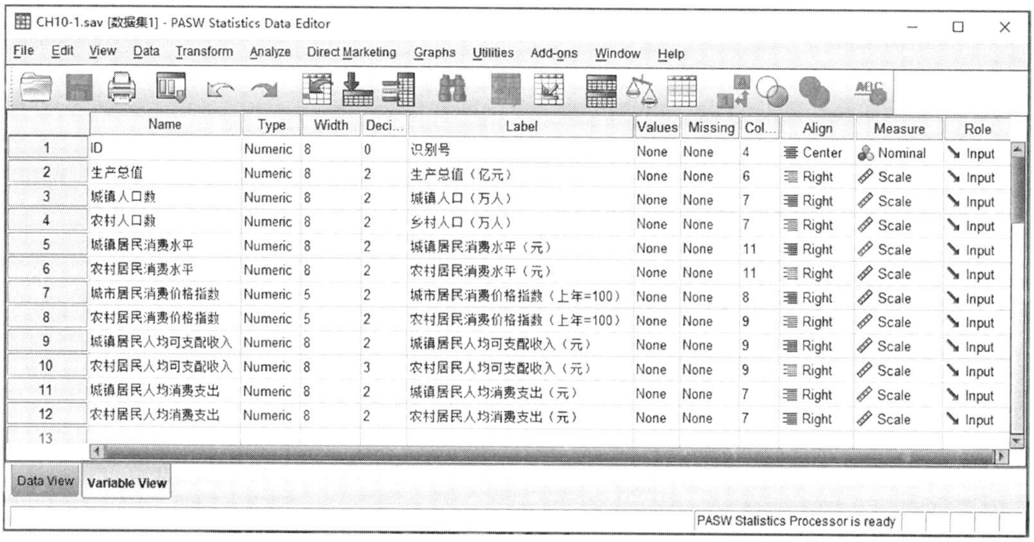

	Name	Type	Width	Deci...	Label	Values	Missing	Col...	Align	Measure	Role
1	ID	Numeric	8	0	识别号	None	None	4	Center	Nominal	Input
2	生产总值	Numeric	8	2	生产总值（亿元）	None	None	6	Right	Scale	Input
3	城镇人口数	Numeric	8	2	城镇人口（万人）	None	None	7	Right	Scale	Input
4	农村人口数	Numeric	8	2	乡村人口（万人）	None	None	7	Right	Scale	Input
5	城镇居民消费水平	Numeric	8	2	城镇居民消费水平（元）	None	None	11	Right	Scale	Input
6	农村居民消费水平	Numeric	8	2	农村居民消费水平（元）	None	None	11	Right	Scale	Input
7	城市居民消费价格指数	Numeric	5	2	城市居民消费价格指数（上年=100）	None	None	8	Right	Scale	Input
8	农村居民消费价格指数	Numeric	5	2	农村居民消费价格指数（上年=100）	None	None	9	Right	Scale	Input
9	城镇居民人均可支配收入	Numeric	8	2	城镇居民人均可支配收入（元）	None	None	9	Right	Scale	Input
10	农村居民人均可支配收入	Numeric	8	3	农村居民人均可支配收入（元）	None	None	9	Right	Scale	Input
11	城镇居民人均消费支出	Numeric	8	2	城镇居民人均消费支出（元）	None	None	7	Right	Scale	Input
12	农村居民人均消费支出	Numeric	8	2	农村居民人均消费支出（元）	None	None	7	Right	Scale	Input
13											

图 10-1　例 10-1 数据对应的 SPSS 变量视图

（2）依次选择主窗口主菜单中的“Analyze”—“Dimension Reduction”—“Factor...”（分析—降维—因子），如图 10-3 所示。在打开的主对话框中，选中左边变量名列表中的 11 个经济指标变量，即从“生产总值”到“农村居民人均消费支出”，将这 11 个变量推送（点击“→”）到右边的“Variables”（变量）框中，如图 10-4 所示。

（3）单击主对话框右侧的“Descriptives...”（描述）按钮，在所打开的对话框中的“Statistics”下选择“Initial solution”（默认），在“Correlation Matrix”下选择“KMO and Bartlett's test of sphericity”，见图 10-5，然后单击“Continue”按钮，返回主对话框。

（4）单击主对话框右侧的“Extraction...”（提取）按钮，在所打开的对话框中的“Method”下选择“Principle component”（默认），在“Analyze”下选择“Correlation matrix”（默认），在“Display”下选择“Scree plot”，删除默认勾选的“Unrotated factor solution”，在“Extract”下选择“Eigenvalue greater than 1”（默认），见图 10-6，然后单击“Continue”按钮，返回主对话框。

（5）单击主对话框右侧的“Scores...”（得分）按钮，在所打开的对话框中选择“Save as variables”，在“Method”下选择“Regression”（默认），见图 10-7，然后单击“Continue”按钮，返回主对话框。

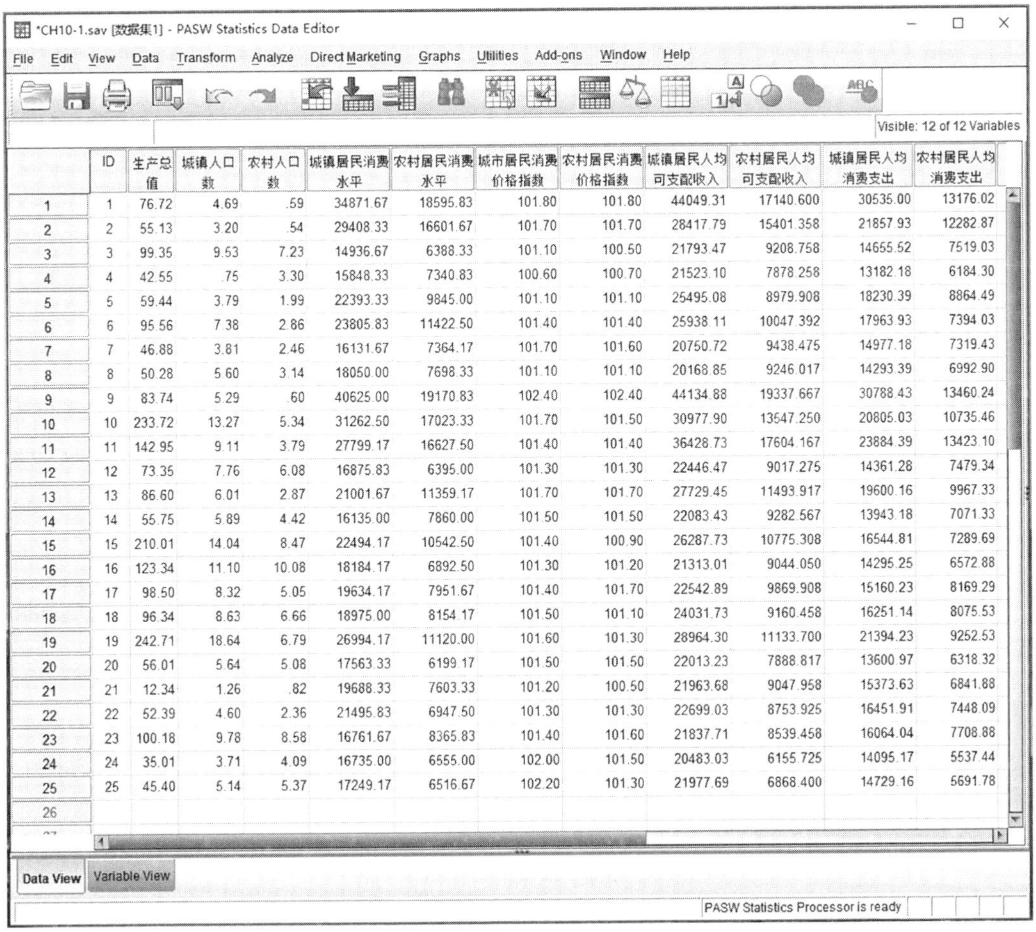

	ID	生产总值	城镇人口数	农村人口数	城镇居民消费水平	农村居民消费水平	城市居民消费价格指数	农村居民消费价格指数	城镇居民人均可支配收入	农村居民人均可支配收入	城镇居民人均消费支出	农村居民人均消费支出
1	1	76.72	4.69	.59	34871.67	18595.83	101.80	101.80	44049.31	17140.600	30535.00	13176.02
2	2	55.13	3.20	.54	29408.33	16601.67	101.70	101.70	28417.79	15401.358	21857.93	12282.87
3	3	99.35	9.53	7.23	14936.67	6388.33	101.10	100.50	21793.47	9208.758	14655.52	7519.03
4	4	42.55	.75	3.30	15848.33	7340.83	100.60	100.70	21523.10	7878.258	13182.18	6184.30
5	5	59.44	3.79	1.99	22393.33	9845.00	101.10	101.10	25495.08	8979.908	18230.39	8864.49
6	6	95.56	7.38	2.86	23805.83	11422.50	101.40	101.40	25938.11	10047.392	17963.93	7394.03
7	7	46.88	3.81	2.46	16131.67	7364.17	101.70	101.60	20750.72	9438.475	14977.18	7319.43
8	8	50.28	5.60	3.14	18050.00	7698.33	101.10	101.10	20168.85	9246.017	14293.39	6992.90
9	9	83.74	5.29	.60	40625.00	19170.83	102.40	102.40	44134.88	19337.667	30788.43	13460.24
10	10	233.72	13.27	5.34	31262.50	17023.33	101.70	101.50	30977.90	13547.250	20805.03	10735.46
11	11	142.95	9.11	3.79	27799.17	16627.50	101.40	101.40	36428.73	17604.167	23884.39	13423.10
12	12	73.35	7.76	6.08	16875.83	6395.00	101.30	101.30	22446.47	9017.275	14361.28	7479.34
13	13	86.60	6.01	2.87	21001.67	11359.17	101.70	101.70	27729.45	11493.917	19600.16	9967.33
14	14	55.75	5.89	4.42	16135.00	7860.00	101.50	101.50	22083.43	9282.567	13943.18	7071.33
15	15	210.01	14.04	8.47	22494.17	10542.50	101.40	100.90	26287.73	10775.308	16544.81	7289.69
16	16	123.34	11.10	10.08	18184.17	6892.50	101.30	101.20	21313.01	9044.050	14295.25	6572.88
17	17	98.50	8.32	5.05	19634.17	7951.67	101.40	101.70	22542.89	9869.908	15160.23	8169.29
18	18	96.34	8.63	6.66	18975.00	8154.17	101.50	101.10	24031.73	9160.458	16251.14	8075.53
19	19	242.71	18.64	6.79	26994.17	11120.00	101.60	101.30	28964.30	11133.700	21394.23	9252.53
20	20	56.01	5.64	5.08	17563.33	6199.17	101.50	101.50	22013.23	7888.817	13600.97	6318.32
21	21	12.34	1.26	.82	19688.33	7603.33	101.20	100.50	21963.68	9047.958	15373.63	6841.88
22	22	52.39	4.60	2.36	21495.83	6947.50	101.30	101.30	22699.03	8753.925	16451.91	7448.09
23	23	100.18	9.78	8.58	16761.67	8365.83	101.40	101.60	21837.71	8539.458	16064.04	7708.88
24	24	35.01	3.71	4.09	16735.00	6555.00	102.00	101.50	20483.03	6155.725	14095.17	5537.44
25	25	45.40	5.14	5.37	17249.17	6516.67	102.20	101.30	21977.69	6868.400	14729.16	5691.78
26												

图 10-2　例 10-1 数据对应的 SPSS 数据视图

(6)单击主对话框右侧的"Options..."(选项)按钮,在所打开的对话框中,在"Missing Values"下选择"Exclude cases listwise"(默认),见图 10-8,然后单击"Continue"按钮,返回主对话框。

(7)单击主对话框下方的"OK"按钮,即可运行。

三、主成分分析的 SPSS 软件操作界面说明

(一)主对话框(图 10-4)

1. "Variables"框:用于放入拟分析的自变量。

2. "Selection Variable"框:用于筛选变量,放入变量后需单击右侧的"Value..."按钮,填写纳入分析的变量值。

(二)"Factor Analysis: Descriptives"对话框(图 10-5)

1. "Statistics"复选框:提供分析中的常用描述统计量。

(1)"Univariate descriptives":输出自变量的均数、标准差和样本量。

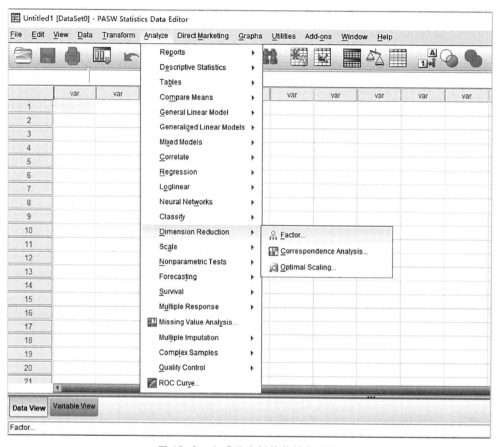

图 10-3　主成分分析的菜单位置图

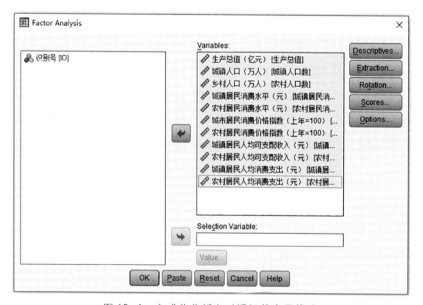

图 10-4　主成分分析主对话框的变量推选

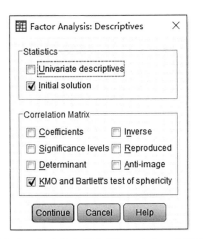

图 10-5 主成分分析的"Descriptives"对话框

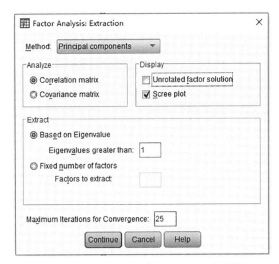

图 10-6 主成分分析的"Extraction"对话框

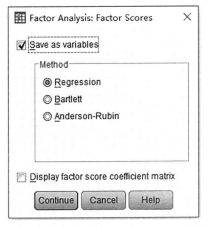

图 10-7 主成分分析的"Factor Scores"对话框

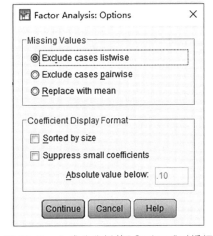

图 10-8 主成分分析的"Options"对话框

（2）"Initial solution"：为系统默认选项，输出原始分析结果，包括公因子方差、与变量相同个数的主成分/因子、各主成分/因子的特征根及其所占总方差的百分比和累积百分比。

2. "Correlation Matrix"复选框：给出变量间的相关性指标和相关检验。

（1）"Coefficients"：列出变量间的相关系数。

（2）"Significance levels"：列出变量相关系数单侧检验的 P 值。

（3）"Determinant"：输出相关系数矩阵。

（4）"KMO and Bartlett's test of sphericity"：输出 KMO 统计量和 Bartlett's 球形假设检验结果。

（5）其余 3 个选项：分别为"Inverse"（相关系数矩阵的逆矩阵）、"Reproduced"（再生相关阵）和"Anti-image"（反映象协方差阵和相关阵）。

（三）"Factor Analysis：Extraction"对话框（图10-6）

1．"Method"下拉列表：选择提取公因子的方法，提供了7种方法，系统默认为"Principal components"（主成分分析法），绝大多数情况下无须更改，尤其是进行主成分分析时，必须选择这个方法。

2．"Analyze"单选框组：选择系统默认的"Correlation matrix"（相关矩阵）即可。

3．"Display"复选框组：此处有两个重要的输出内容。

（1）"Unrotated factor solution"：输出未经选择变化的因子提取结果，为系统默认。单纯进行主成分分析时，可以不选此项。

（2）"Scree plot"：输出碎石图，该图横轴是因子序号，纵轴是特征根大小，将主成分/因子按特征根从大到小顺序排列，可直观了解最主要的主成分/因子。

4．"Extract"单选框：设定主成分/因子的提取标准。

（1）"Eigenvalues greater than"：以特征根大于某数值为提取标准，系统默认为"1"。

（2）"Factors to extract"：自定义提取主成分/因子的数量，在右侧框内填入数值。

5．"Maximum Iterations for Convergence"框：计算时的最大迭代次数，默认为25次。

（四）"Factor Analysis：Rotation"对话框

这个对话框在进行因子分析时才用到，将在下一节详细介绍。

（五）"Factor Analysis：Factor Scores"对话框（图10-7）

1．"Save as variables"：把主成分/因子得分作为新变量加入数据文件，此处是经过标化的主成分/因子得分。

2．"Method"单选框：计算主成分/因子得分的方法，使用默认的"Regression"（回归法）即可。

3．"Display factor score coefficient matrix"：显示因子得分系数矩阵。此选项在进行因子分析时才会用到。

（六）"Factor Analysis：Options"对话框（图10-8）

1．"Missing Values"单选框：选择对缺失值的处理方式，默认为"Exclude cases listwise"。

2．"Coefficient Display Format"复选框：选择系数输出方式。

四、主成分分析的结果解读

（一）KMO和Bartlett's球形检验

KMO和Bartlett's球形检验的结果见图10-9。KMO统计量为0.737，Bartlett's球形检验$P<0.001$，提示这11个经济指标数据适宜进行主成分分析。

（二）因子方差比

因子方差比的结果见图10-10。"Communalities"（公因子方差比）指的是各变量中的信息被提取出的比例。在本例中，有8个变量的信息提取比例高于0.9，其余3个变量的信息提取比例在 0.8 ~ 0.9。

KMO and Bartlett's Test

Kaiser-Meyer-Olkin Measure of Sampling Adequacy.		.737
Bartlett's Test of Sphericity	Approx. Chi-Square	398.462
	df	55
	Sig.	.000

图 10-9　KMO 和 Bartlett's 球形检验的结果

Communalities

	Initial	Extraction
生产总值（亿元）	1.000	.948
城镇人口（万人）	1.000	.972
乡村人口（万人）	1.000	.888
城镇居民消费水平（元）	1.000	.935
农村居民消费水平（元）	1.000	.956
城市居民消费价格指数（上年=100）	1.000	.898
农村居民消费价格指数（上年=100）	1.000	.848
城镇居民人均可支配收入（元）	1.000	.937
农村居民人均可支配收入（元）	1.000	.943
城镇居民人均消费支出（元）	1.000	.959
农村居民人均消费支出（元）	1.000	.929

Extraction Method: Principal Component Analysis.

图 10-10　公因子方差比

（三）主成分分析结果

图 10-11 是最重要的输出结果,按照特征根从大到小列出了所有的主成分。其中,第一个主成分的特征根为 6.63,解释了 60.24% 的总变异;第二个主成分的特征根为 2.47,解释了 22.49% 的总变异;第三个主成分的特征根为 1.11,解释了 10.11% 的总变异。前三个主成分共解释了 92.84% 的总变异。其余的主成分特征根都小于 1,说明这些主成分的解释力度低于原变量。本例提取前三个主成分即可。如果需要调整提取的主成分个数,则重新操作图 10-6 主成分分析"Extraction"对话框,选择"Fixed number of factors",并在"Factors to extract"后指定个数。

Total Variance Explained

Component	Initial Eigenvalues			Extraction Sums of Squared Loadings		
	Total	% of Variance	Cumulative %	Total	% of Variance	Cumulative %
1	6.626	60.239	60.239	6.626	60.239	60.239
2	2.474	22.487	82.726	2.474	22.487	82.726
3	1.113	10.114	92.839	1.113	10.114	92.839
4	.292	2.658	95.497			
5	.203	1.844	97.341			
6	.117	1.060	98.400			
7	.077	.701	99.102			
8	.042	.386	99.488			
9	.035	.317	99.804			
10	.016	.141	99.946			
11	.006	.054	100.000			

Extraction Method: Principal Component Analysis.

图 10-11　主成分分析结果

图 10-12 是碎石图,从中可直观看出各主成分的特征根大小排列情况。

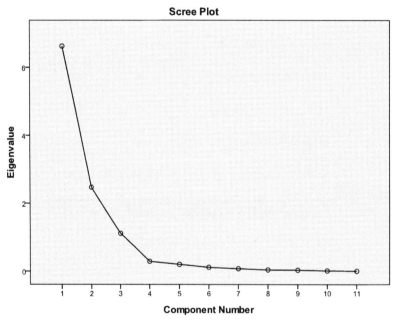

图 10-12　碎石图

（四）自动生成的变量

根据前面的操作,数据文件中自动生成了命名为"FAC1_1""FAC2_1"和"FAC3_1"的 3 个变量,其取值分别为每条记录的第一到第三主成分得分,分值服从标准正态分布,可以直接利用该分值替代原来的 11 个变量进行后续分析。

第三节　因子分析实例与 SPSS 操作

一、因子分析实例

例 10-2　为助力"健康中国"和"国民营养计划"宏伟目标的实现,某研究团队在某地区开展膳食调查,以了解当地居民的营养状况,采用食物频率问卷,调查研究对象近一年的食物摄入情况。将食物种类整理为 9 个食物组,数据见表 10-2。请对这 9 个食物组进行因子分析。

表 10-2　146 名研究对象食物组的每日摄入量　　　　　单位:g/d

ID	谷薯类	蔬菜类	水果类	畜禽类	鱼虾类	奶类	蛋类	豆类	小吃
1	428.82	308.14	330.18	28.31	14.10	237.24	50.00	120.25	53.11
2	231.10	140.16	381.38	28.29	14.10	13.11	28.57	189.46	20.00
3	195.07	62.90	103.63	5.90	6.56	57.14	42.86	146.79	44.92
4	323.85	104.71	173.50	29.72	0	6.56	50.00	31.50	10.82
5	441.97	104.31	447.32	34.82	9.84	420.00	100.00	119.53	251.64
6	203.57	347.58	305.78	63.49	130.71	200.00	50.00	95.00	180.00
7	220.91	247.66	55.61	62.06	9.84	0	100.00	57.47	188.70
8	206.56	161.50	235.99	33.93	13.11	0	0	0	31.15
9	423.57	409.44	465.47	52.39	30.71	228.57	50.00	257.14	88.55
10	241.15	56.77	221.04	7.21	0	0	3.28	2.62	9.51
11	656.53	217.62	326.57	11.50	1.64	31.43	7.14	48.24	34.10
12	471.43	660.00	467.80	55.93	6.56	100.00	50.00	300.00	255.71
13	192.76	174.12	179.30	6.23	0	14.49	3.28	56.30	26.07
14	292.14	615.71	0	1.97	0	250.00	28.57	10.00	0
15	249.92	304.97	211.13	50.00	0	0	7.14	0	120.00
16	275.13	123.27	179.08	4.26	3.28	220.00	50.00	32.27	26.89
17	620.00	422.86	119.59	14.68	14.10	13.11	42.86	0	49.84
18	476.43	763.95	486.70	0	0	214.29	57.14	244.29	50.37
19	558.50	144.84	261.88	39.51	9.84	192.86	28.57	47.59	33.93
20	462.19	329.09	410.71	10.49	9.84	19.67	7.14	67.14	27.54
21	373.29	184.78	295.71	87.40	13.11	0	50.00	60.00	54.24
22	406.34	109.11	120.56	25.67	16.63	263.11	28.57	51.80	20.98
23	37.50	257.14	178.66	0	0	0	50.00	4.29	17.14
24	568.43	416.54	523.69	20.59	10.16	8.20	85.71	75.83	148.48

续表

ID	谷薯类	蔬菜类	水果类	畜禽类	鱼虾类	奶类	蛋类	豆类	小吃
25	455.83	247.14	120.54	1.97	7.21	29.51	50.00	170.34	38.36
26	592.93	285.97	381.32	29.86	15.00	114.29	42.86	115.36	107.20
27	456.25	247.47	238.06	56.14	1.64	31.85	50.00	149.41	37.10
28	348.57	570.71	350.36	52.86	0	100.00	100.00	0	42.86
29	297.81	171.73	58.55	20.42	28.67	250.00	28.57	6.56	56.11
30	343.57	760.00	207.14	114.29	0	0	28.57	57.31	19.67
…	…	…	…	…	…	…	…	…	…
146	161.28	239.41	123.32	28.57	0	225.00	0	3.28	46.28

二、因子分析的 SPSS 操作

因子分析和主成分分析共用一个 SPSS 操作界面,在"Extraction"对话框、"Scores"对话框和"Rotation"对话框的选项上存在一定差别,具体操作步骤如下。

(1)在 SPSS 数据窗口建立此数据库(共 10 个变量,包括 ID 和 9 个食物组,全部都是数值型变量格式,ID 的小数位数为 0,9 个食物组的小数位数为 2,并给各变量加上标签),变量视图见图 10-13。录入数据后,保存为 CH10-2.sav。建立好的数据库见图 10-14。

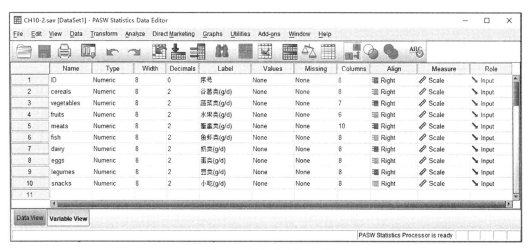

图 10-13 例 10-2 数据对应的 SPSS 变量视图

(2)选择主窗口主菜单中的"Analyze"—"Dimension Reduction"—"Factor…"(分析—降维—因子)。在打开的主对话框中,选中左边变量名列表中的 9 个食物组变量,将这 9 个变量推送(点击"→")到右边的"Variables"(变量)框中。

(3)单击主对话框右侧的"Descriptives…"按钮,在所打开的对话框中的"Statistics"下选择"Initial solution"(默认),在"Correlation Matrix"下选择"KMO and Bartlett's test of sphericity",然后单击"Continue"按钮,返回主对话框。

	ID	cereals	vegetables	fruits	meats	fish	dairy	eggs	legumes	snacks
1	1	428.82	308.14	330.18	28.31	14.10	237.24	50.00	120.25	53.11
2	2	231.10	140.16	381.38	28.29	14.10	13.11	28.57	189.46	20.00
3	3	195.07	62.90	103.63	5.90	6.56	57.14	42.86	146.79	44.92
4	4	323.85	104.71	173.50	29.72	.0	6.56	50.00	31.50	10.82
5	5	441.97	104.31	447.32	34.82	9.84	420.00	100.00	119.53	251.64
6	6	203.57	347.58	305.78	63.49	130.71	200.00	50.00	95.00	180.00
7	7	220.91	247.66	55.61	62.06	9.84	.0	100.00	57.47	188.70
8	8	206.56	161.50	235.99	33.93	13.11	.0	.0	.0	31.15
9	9	423.57	409.44	465.47	52.39	30.71	228.57	50.00	257.14	88.55
10	10	241.15	56.77	221.04	7.21	.0	.0	3.28	2.62	9.51
11	11	656.53	217.62	326.57	11.50	1.64	31.43	7.14	48.24	34.10
12	12	471.43	660.00	467.80	55.93	6.56	100.00	50.00	300.00	255.71
13	13	192.76	174.12	179.30	6.23	.0	14.49	3.28	56.30	26.07
14	14	292.14	615.71	.0	1.97	.0	250.00	28.57	10.00	.0
15	15	249.92	304.97	211.13	50.00	.0	.0	7.14	.0	120.00
16	16	275.13	123.27	179.08	4.26	3.28	220.00	50.00	32.27	26.89
17	17	620.00	422.86	119.59	14.68	14.10	13.11	42.86	.0	49.84
18	18	476.43	763.95	486.70	.0	.0	214.29	57.14	244.29	50.37
19	19	558.50	144.84	261.88	39.51	9.84	192.86	28.57	47.59	33.93
20	20	462.19	329.09	410.71	10.49	9.84	19.67	7.14	67.14	27.54
21	21	373.29	184.78	295.71	87.40	13.11	.0	50.00	60.00	54.24
22	22	406.34	109.11	120.56	25.67	16.63	263.11	28.57	51.80	20.98
23	23	37.50	257.14	178.56	.0	.0	.0	50.00	4.29	17.14
24	24	568.44	416.54	523.69	20.59	10.16	8.20	85.71	75.83	148.48
25	25	455.83	247.14	120.54	1.97	7.21	29.51	50.00	170.34	38.36
26	26	592.93	285.97	381.32	29.86	15.00	114.29	42.86	115.36	107.20
27	27	456.25	247.47	238.06	56.14	1.64	31.85	50.00	149.41	37.10
28	28	348.57	570.71	350.36	52.86	.0	100.00	100.00	.0	42.86
29	29	297.81	171.73	58.55	20.42	28.67	250.00	28.57	6.56	56.11
30	30	343.57	760.00	207.14	114.29	.0	.0	28.57	57.31	19.67

图 10-14 例 10-2 数据对应的 SPSS 数据视图(仅显示前 30 行数据)

（4）单击主对话框右侧的"Extraction…"按钮,在所打开的对话框中的"Method"下选择"Principle component"（默认）,在"Analyze"下选择"Correlation matrix"（默认）,在"Display"下选择"Unrotated factor solution"（默认）和"Scree plot",在"Extract"下选择"Eigenvalue greater than 1"（默认）,见图 10-15,然后单击"Continue"按钮,返回主对话框。

（5）单击主对话框右侧的"Rotation…"（旋转）按钮。不同于主成分分析的是,因子分析一般要选择因子旋转方法,本例选择常用的"Varimax"（正交旋转）方法,见图 10-16,然后单击"Continue"按钮,返回主对话框。

（6）单击主对话框右侧的"Scores…"按钮,在所打开的对话框中选择"Save as variables",在"Method"下选择"Regression"（默认）。不同于主成分分析的是,此对话框要选择"Display factor score coefficient matrix",见图 10-17,然后单击"Continue"按钮,返回主对话框。

（7）单击主对话框右侧的"Options…"按钮,在所打开的对话框中的"Missing Values"

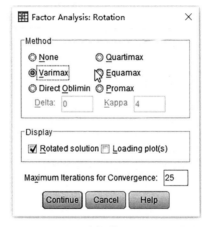

图 10-15　因子分析的"Extraction"对话框

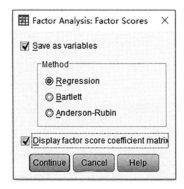

图 10-16　因子分析的"Rotation"对话框

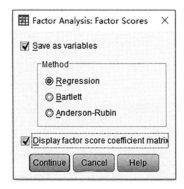

图 10-17　因子分析的"Factor Scores"对话框

下选择"Exclude cases listwise"（默认），然后单击"Continue"按钮，返回主对话框。

（8）单击主对话框下方的"OK"按钮，即可运行。

三、因子分析的 SPSS 软件操作界面说明

因子分析的 SPSS 软件操作界面与主成分分析的界面一致，主要的 SPSS 操作界面说明已经在上一节进行了介绍。因子分析一般要在"Rotation"对话框中选择合适的因子旋转方法，下面重点介绍"Rotation"对话框，见图 10-16。

1."Method"单选框组：选择在提取因子时是否采用旋转，以及具体的旋转方法，最常用的是"Varimax"（方差最大化正交旋转）。

2."Display"单选框组：输出和因子旋转有关的两个结果，分别为"Rotated solution"（主成分转换矩阵）和"Loading plot(s)"（三维或二维的因子空间载荷图）。

3."Maximum Iterations for Convergence"框：设置因子旋转计算时的最大迭代次数，默认为 25 次。

四、因子分析的结果解读

（一）KMO 和 Bartlett's 球形检验

KMO 和 Bartlett's 球形检验的结果见图 10-18。KMO 统计量为 0.760，Bartlett's 球形检验 $P<0.001$，提示这 9 个食物组数据适宜进行因子分析。

KMO and Bartlett's Test

Kaiser-Meyer-Olkin Measure of Sampling Adequacy.		.760
Bartlett's Test of Sphericity	Approx. Chi-Square	183.860
	df	36
	Sig.	.000

图 10-18　KMO 和 Bartlett's 球形检验

（二）公因子方差比

公因子方差比的结果见图 10-19。公因子方差比指的是各变量中的信息被提取出的比例。由于膳食因素的复杂性，有 7 个变量的信息提取比例在 0.4～0.6，有 2 个变量的信息提取比例只有 0.28。

（三）因子分析结果

如图 10-20 所示，选择主成分法提取因子，按照特征根从大到小列出所有的因子。其中，第一个因子的特征根为 2.80，解释了 31.12% 的总变异；第二个因子的特征根为 1.12，解释了 12.39% 的总变异。前两个因子共解释了 43.50% 的总变异。其余的因子特征根都小于 1，说明这些因子的解释力度低于原变量。考虑到膳食因素本身的复杂性，两个因子能够解释超过 40% 的信息，已经较全面了。虽然利用主成分法进行因子分析提取

Communalities

	Initial	Extraction
谷薯类(g/d)	1.000	.530
蔬菜类(g/d)	1.000	.500
水果类(g/d)	1.000	.495
畜禽类(g/d)	1.000	.470
鱼虾类(g/d)	1.000	.413
奶类(g/d)	1.000	.276
蛋类(g/d)	1.000	.442
豆类(g/d)	1.000	.278
小吃(g/d)	1.000	.512

Extraction Method: Principal Component Analysis.

图 10-19　公因子方差比

的原则与主成分分析的原则基本相同,但是因子分析的重点在于对所提取的公因子的解释上,而不是简单地信息提取。

Total Variance Explained

Component	Initial Eigenvalues			Extraction Sums of Squared Loadings		
	Total	% of Variance	Cumulative %	Total	% of Variance	Cumulative %
1	2.801	31.117	31.117	2.801	31.117	31.117
2	1.115	12.387	43.504	1.115	12.387	43.504
3	.995	11.058	54.562			
4	.890	9.885	64.446			
5	.853	9.474	73.920			
6	.645	7.166	81.086			
7	.632	7.017	88.103			
8	.594	6.595	94.699			
9	.477	5.301	100.000			

Extraction Method: Principal Component Analysis.

图 10-20　因子分析结果

图 10-21 是碎石图,从中可直观看出各因子的特征根大小排列情况。

（四）因子载荷矩阵

本例选择了方差最大化正交因子旋转,这里可查看旋转后的因子载荷矩阵（图 10-22）。其中,第一因子在"畜禽类""鱼虾类""奶类""蛋类""小吃类"这五类食物组变量上的因子载荷都大于 0.30;第二因子在"谷薯类""蔬菜类""水果类""豆类"这四类食物组变量上的因子载荷都大于 0.30。

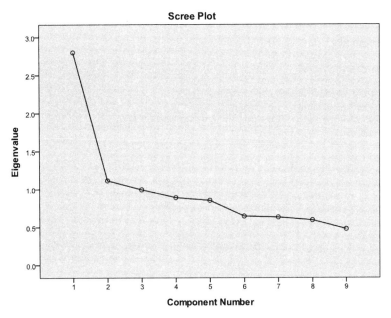

图 10-21 碎石图

Rotated Component Matrix[a]

	Component	
	1	2
谷薯类(g/d)	-.057	.726
蔬菜类(g/d)	.240	.665
水果类(g/d)	.195	.676
畜禽类(g/d)	.671	.141
鱼虾类(g/d)	.635	.096
奶类(g/d)	.511	.124
蛋类(g/d)	.627	.222
豆类(g/d)	.300	.434
小吃(g/d)	.709	.097

Extraction Method: Principal
Component Analysis.

Rotation Method: Varimax with Kaiser
Normalization.

a. Rotation converged in 3 iterations.

图 10-22 载荷矩阵

进行因子分析时,需要为每个提取的因子寻找恰当的解释。在本例中,通过观察正交旋转后的因子载荷矩阵,可得出较合理的解释,即第一因子可定义为"动物食物模式",第二因子可定义为"素食模式"。如果遇到提取的因子解释困难,可在"Rotation"对话框中的"Method"单选框组里选择合适的方法进行因子旋转。如果想尽可能多地提取信息,则可在"Extraction"对话框中的"Extract"单选框组指定因子提取个数。

（五）因子转换矩阵（图10-23）

因子转换矩阵（component transformation matris）用来说明旋转前、后因子之间的系数对应关系,据此可以对因子进行相互转换。

Component Transformation Matrix

Component	1	2
1	.802	.597
2	-.597	.802

Extraction Method: Principal Component Analysis.

Rotation Method: Varimax with Kaiser Normalization.

图10-23　因子转换矩阵

（六）因子得分系数阵（图10-24）

因子得分系数阵（component score coefficient matrix）可将所有因子表示为各自变量的线性组合,用该线性组合公式可计算出各因子的标准化值,该值与系统自动存储为新变量的因子结果一致。

Component Score Coefficient Matrix

	Component	
	1	2
谷薯类(g/d)	-.219	.526
蔬菜类(g/d)	-.040	.406
水果类(g/d)	-.068	.426
畜禽类(g/d)	.332	-.074
鱼虾类(g/d)	.324	-.096
奶类(g/d)	.249	-.045
蛋类(g/d)	.287	-.006
豆类(g/d)	.053	.228
小吃(g/d)	.365	-.115

Extraction Method: Principal Component Analysis.

Rotation Method: Varimax with Kaiser Normalization.

Component Scores.

图10-24　因子得分系数阵

（七）因子协差阵（图10-25）

如果是按照正交原则提取因子,则因子间的协方差均为0;如果是按照斜交原则提取因子,则可应用因子协差阵（component score covariance matrix）观察各因子间的关联程度。

Component Score Covariance Matrix

Component	1	2
1	1.000	.000
2	.000	1.000

Extraction Method: Principal
Component Analysis.
Rotation Method: Varimax with Kaiser
Normalization.
Component Scores.

图 10-25　因子协差阵

（八）自动生成的变量

根据前面的操作，数据文件中自动生成了命名为"FAC1_1"和"FAC2_1"的两个变量，其取值分别为每条记录的第一因子得分和第二因子得分，分值服从标准正态分布，可以直接利用该分值替代原来的 9 个变量进行后续分析。

 小结

主成分分析是从多个指标之间的相关性入手，利用降维的思想，将多个指标浓缩为少数几个互不相关且能充分反映总体信息的综合变量，其可以在不损失主要信息的前提下解决多元共线性问题，以便于进一步分析。在实际应用中，主成分分析常作为一种中间手段，为采用其他多元统计方法奠定基础。将主成分分析与多元线性回归分析结合使用的方法，称为主成分回归。

因子分析也是从分析多个指标之间的相关性入手，找出支配这种相关性的少数几个不可观测的潜在变量——公因子，并利用这些公因子解释原始指标之间的内在联系。由于因子分析的目的在于用找到的公因子对原始指标的相关性做出解释，因此因子分析提取的各公因子要有实际意义。如果提取的公因子实际意义不明确，可通过恰当旋转使结果便于解释。因子分析可以分为探索性因子分析和验证性因子分析。探索性因子分析一般假定研究者对指标的内在结构和隐含的潜在因子一无所知，分析结果完全依赖于已知数据；验证性因子分析则需要研究者根据已有的经验或其他信息来判定潜在因子数量。

主成分分析和因子分析的共同主要目的是浓缩数据，即以最少的信息丢失为代价，将众多原始变量浓缩为少数几个因素，从而简化问题，或发现事物间的内在联系。由于两种方法都是从分析多个原始变量的相关性入手寻找各变量之间的共性因素，因此从原理上讲没有本质上的差别。因子分析可以看作主成分分析的推广。因子分析中最常用的因子提取方法为主成分法。两种方法的主要区别是应用目的的不同。主成分分析是为了综合原始变量信息，以便进一步分析；因子分析则是为了寻找潜在因子，以便对原始变量反映出来的现象进行解释。

确定主成分或公因子个数的原则如下。

（1）累积贡献率：一般来说，提取主成分/公因子的累积贡献率达到80%以上比较满意。

（2）特征根：一般用主成分/公因子所对应的特征根大于1作为纳入标准。

（3）综合判断：如果根据累积贡献率确定的个数较多而根据特征根来确定又偏低时，应当将两者结合起来，以综合确定纳入各主成分/公因子的数量，还要结合各主成分/公因子的专业意义来定。一般来说，最终保留的主成分/公因子的个数都远小于原始指标的个数。

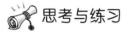 思考与练习

一、思考题

1. 简述主成分分析的基本思想。

2. 简述因子分析的基本思想。

3. 简述主成分分析和因子分析的区别与联系。

二、计算分析题

某研究机构在某地区中学测得了初三年级男生"身高""体重""坐高""胸围""肩宽"和"骨盆宽"6个指标，数据如表10-3所示，请在这6个指标中提取主成分，并进行因子分析（电子数据文件名为CH10-3.sav）。

表 10-3 某地区初三年级男生体测指标

序号	身高/cm	体重/kg	坐高/cm	胸围/cm	肩宽/cm	盆骨宽/cm
1	164.22	52.01	88.44	77.48	34.83	26.25
2	164.79	52.35	90.57	82.17	38.69	26.93
3	164.30	50.93	87.17	78.45	36.73	27.67
4	164.20	53.53	87.02	81.15	36.16	25.68
5	162.60	53.58	87.90	79.25	36.51	27.30
6	162.36	49.65	85.80	80.16	38.40	26.36
7	164.32	50.91	86.72	79.36	35.21	26.04
8	165.27	51.82	86.11	82.80	33.91	27.53
9	163.26	51.17	86.68	78.48	35.20	25.37
10	162.68	52.24	86.97	80.75	37.22	26.40
11	162.06	47.94	87.73	81.06	35.02	23.15
12	161.02	51.52	88.30	82.58	35.31	26.76
13	163.47	48.82	85.49	78.74	35.12	22.01
14	159.99	50.17	87.32	78.36	35.90	25.63
15	160.33	49.03	85.32	76.72	34.23	26.13
16	158.87	46.57	85.38	80.60	35.06	27.49

续表

序号	身高/cm	体重/kg	坐高/cm	胸围/cm	肩宽/cm	盆骨宽/cm
17	159.17	50.65	86.59	81.66	35.90	26.04
18	161.45	46.61	86.18	79.14	34.91	25.49
19	161.01	51.97	86.09	78.58	35.93	24.85
20	159.63	48.87	85.91	82.61	35.99	24.58
21	168.26	47.91	85.21	78.62	33.40	23.82
22	157.30	47.80	84.56	77.55	34.38	24.49
23	159.50	47.12	84.80	79.47	35.35	25.15
24	157.34	42.49	83.38	78.69	35.32	26.29
25	156.22	44.91	81.51	77.58	35.60	26.30

（杨姣梅）

参考文献

[1]颜虹,徐勇勇.医学统计学[M].3版.北京:人民卫生出版社,2015.

[2]高惠璇.应用多元统计分析[M].北京:北京大学出版社,2005.

[3]孙振球,徐勇勇.医学统计学[M].4版.北京:人民卫生出版社,2014.

[4]张文彤.SPSS统计分析基础教程[M].3版.北京:高等教育出版社,2017.

[5]张文彤,董伟.SPSS统计分析高级教程[M].3版.北京:高等教育出版社,2018.

[6]王静.医学数据多因素统计分析及SPSS软件实现[M].北京:科学出版社,2020.

[7]陈平雁.SPSS 13.0统计软件应用教程[M].北京:人民卫生出版社,2006.

[8]王济川.Logistic回归模型-方法与应用[M].北京:高等教育出版社,2001.

[9]郭秀花.医学统计学与SPSS软件实现方法[M].2版.北京:科学出版社,2017.

[10]刘宏,许燕波,何雪心.非比例风险模型生存分析方法的选择及应用[J].中国卫生统计,2020,37(1):127-131.

[11]李康,贺佳.医学统计学[M].7版.北京:人民卫生出版社,2018.

[12]刘江涛,刘立佳.SPSS数据统计与分析应用教程(基础篇)[M].北京:清华大学出版社,2016.

[13]贺佳,尹平.医学统计学[M].2版.北京:高等教育出版社,2020.

[14]姜晶梅.医学实用多元统计学[M].北京:科学出版社,2014.

[15]张文彤.SPSS11统计分析教程(高级篇)[M].北京:北京希望电子出版社,2002.

[16]蒋知俭.医学统计学[M].北京:人民卫生出版社,1997.

[17]颜艳,王彤.医学统计学[M].5版.北京:人民卫生出版社,2020.

[18]颜虹.中华医学百科全书·卫生统计学[M].北京:中国协和医科大学出版社,2020.

[19]KENT P,JENSEN R K,KONGSTED A. A comparison of three clustering methods for finding subgroups in MRI SMS or clinical data:SPSS TwoStep Cluster analysis Latent Gold and SNOB[J]. BMC Med Res Methodol,2014,14:113.

[20]武松.SPSS实战与统计思维[M].北京:清华大学出版社,2018.

附　录

附录一　英汉名词对照

英文	中文
	A
adjusted coefficient of determination	调整决定系数
adjusted means	修正均数
Akaike information criterion, AIC	赤池信息准则
analysis of covariance, ANCOVA	协方差分析
analysis of variance, ANOVA	方差分析
	B
backward	后退法
balance	均衡
Bartlett's test of sphericity	Bartlett's 球形检验
Bayes discriminant	Bayes 判别
Bayesian information criterion, BIC	贝叶斯信息准则
between-subjects factors	组间因子
block	层
Bootstrap sampling	Bootstrap 抽样
	C
canonical discriminant	典则判别
casewise diagnostics	强影响点识别
cell	单元
censored data	删失数据
censoring	删失
change contrasts	更改、改变对照
cluster feature tree	聚类特征树
coefficient	系数
coefficient of determination	决定系数
collinearity	共线性

英文	中文
collinearity diagnostics	共线性诊断
communality	公共度
complete data	完全数据
component score coefficient matrix	因子得分系数阵
component score covariance matrix	因子协方差阵
component transformation matrix	因子转换矩阵
computer resource center	计算机资源中心
condition index	条件指数
conditional failure rate	条件失效率
confidence interval, CI	置信区间
constant term	常数项
contrast	对照
contrast coefficient matrix	因素水平间差值比较的系数矩阵
Cook's distance	Cook 距离
corrected model	修正模型
corrected total	修正模型平方和
correlation matrix	相关矩阵
covariance matrix	协方差矩阵
covariate	协变量
Cox's proportional hazards regression model	Cox 比例风险回归模型
Cox-Snell R-square	Cox-Snell 广义决定系数
cross validation	交叉核实法
cubic	三次
cumulative probability of survival	累积生存概率

D

death rate / mortality rate	死亡率
deleted	剔除的
dependent variable	因变量
descriptive statistics	描述统计量
deviation	偏差
diagnostics	诊断
dimension reduction	降维
discriminant analysis	判别分析
distances	距离

英文	中文
dummy variable	哑变量

E

eigenvalue	特征值
eigenvector	特征向量
element	元素
endpoint event	终点事件
enter	进入法
equal variance	等方差性
equal variance assumed	假定方差齐
equal variance not assumed	假定方差不齐
estimated marginal mean	估计边际均值
estimates of effect size	效应量估计
Euclidean distance	欧式距离
event	事件
explanatory variable	解释变量

F

factor	因素
factor analysis	因子分析
factor loading	因子载荷
factorial design	析因设计
failure event	失效事件
Fisher discriminant	Fisher 判别
fixed factor	固定效应
forward	前进法
full factorial	全模型

G

general estimable function	一般估计函数
general linear model	一般线性模型
generalized coefficient of determination	广义决定系数
generalized linear model	广义线性模型

H

hazard curve	风险曲线
hazard function	风险函数
hazard ratio	风险比

英文	中文
hierarchical	层次
hierarchical cluster analysis	层次聚类法
homogeneity of treatment difference variance	处理差异方差齐性
homogeneity tests	齐性检验
Homser-Lemeshow test	H-L 拟合优度检验
horizontal axis	水平轴
Hotelling-Lawley trace statistic	Hotelling 迹
I	
independent	独立性
independent variable	自变量
influence statistics	影响统计量
initial event	起始事件
interaction	交互效应
intercept	截距
K	
K-means cluster analysis	K-均值聚类法
L	
lack of fit	失拟合
leaf entry	叶元项
least square estimator	最小二乘估计
level	水平
leverage value	杠杆值
likelihood ratio test	似然比检验
linear	线性
log likelihood function	对数似然函数
M	
Mahalanobis distance	马氏距离
main effect	主效应
manhattan distance	绝对距离
Mantel-Haenszel	M-H 检验
maximum likelihood estimate	最大似然估计
max-rescaled R-square	最大调整决定系数
mean square	均方
median survival time	中位生存期

英文	中文
medical statistics	医学统计学
Minkowski distance	明库斯基距离
multicollinearity	多重共线性
multifactor variance analysis	多因素方差分析
multiple correlation coefficient	复相关系数
multiple linear regression	多重线性回归(多因素线性回归)
multivariate analysis of variance, MANOVA	多变量方差分析
multivariate data	多变量数据
multivariate inference	多变量统计推断
multivariate linear regression	多变量线性回归
multivariate statistical analysis in medical studies	医学多因素统计分析方法

N

英文	中文
Nagelkerke R-square	Nagelkerke 广义决定系数
nested	嵌套
nonparametric regression	非参数回归
normal distribution	正态性

O

英文	中文
observed power	观察幂
odds ratio	比数比
ordinary least square, OLS	最小二乘法
orthogonal design	正交试验设计
outcome variable	结局变量
outliers	离群值

P

英文	中文
parameter	参数
parameter estimates	参数估计
part and partial correlations	部分相关和偏相关
partial likelihood function	部分似然函数
post hoc	事后检验
post hoc multiple comparisons for observed means	变量均值事后多重比较
predict value	预测值
prediction	预测
prediction intervals	预测区间
predictive value	预测值

英文	中文
predictor	预报因子
principle components analysis	主成分分析
probability of death	死亡概率
probability of survival	生存概率
product-limitmethod	乘积极限法
profile plots	轮廓图
proportional hazards	比例风险
proximity matrix	相似系数矩阵
pseudo-R-square	伪决定系数
	Q
quadratic	二次
	R
random factor	随机因素
remove	剔除法
repeated measurement design	重复测量设计
residual plot	残差图
residuals	残差
residuals statistics	残差统计量
response variable	反应变量
robust regression	稳健回归
rotation	旋转
Roy's maximum root statistic	Roy 最大根统计量
	S
S. E. of mean predictions	预测值均数的标准误
SAS(Statistical Analysis System)	统计分析系统
score test	计分检验
scree plot	碎石图
semipartial correlations	半相关
separate lines	分割线、区分线
significance level	显著水平
simple effect	单独效应
simple linear regression	简单线性回归
sphericity	球形假设
spread-versus-level plot	展布-水平图
SPSS(Statistical Package for the Social Sciences)	社会科学统计软件包

英文	中文
SPSS(Statistical Product and Service Solutions)	统计产品与服务解决方案
standard error	标准误
standardized	标准化的
standardized coefficient	标准化回归系数
standardized residuals	标化残差
statistical control	统计控制
statistics	统计学
stepwise	逐步法
stepwise discriminant	逐步判别
studentized	学生化的
studentized deleted	学生化剔除的
sum of squares	平方和
survival analysis	生存分析
survival curve	生存曲线
survival function	生存函数
survival rate	生存率
survival time	生存时间

T

英文	中文
time to event	事件发生时间
time-to-event analysis	事件时间分析
tolerance	容忍度
trend test	趋势检验
twostep cluster analysis	两步聚类法
type Ⅲ sum of squares	Ⅲ型平方和

U

英文	中文
univariate	单变量
unstandardized	未标准化的

V

英文	中文
variance inflation factor	方差膨胀因子
variance proportion	变异构成
varimax	正交旋转

W

英文	中文
Wald test	Wald 检验
Wilk's Λ statistic	Wilk's Λ 统计量
within-subjects variables	组内变量

附录二 汉英名词对照

中文	英文
Bartlett's 球形检验	Bartlett's test of sphericity
Bayes 判别	Bayes discriminant
Bootstrap 抽样	Bootstrap sampling
Cook 距离	Cook's distance
Cox–Snell 广义决定系数	Cox–Snell R–square
Cox 比例风险回归模型	Cox's proportional hazards regression model
Fisher 判别	Fisher discriminant
H–L 拟合优度检验	Homser–Lemeshow test
Hotelling 迹	Hotelling–Lawley trace statistic
Ⅲ 型平方和	type Ⅲ sum of squares
K-均值聚类法	K–means cluster analysis
M–H 检验	Mantel–Haenszel
Nagelkerke 广义决定系数	Nagelkerke R–square
Roy 最大根统计量	Roy's maximum root statistic
Wald 检验	Wald test
Wilk's Λ 统计量	Wilk's Λ statistic
	B
半相关	semipartial correlations
贝叶斯信息准则	Bayesian information criterion, BIC
比例风险	proportional hazards
比数比	odds ratio
变量均值事后多重比较	post hoc multiple comparisons for observed means
变异构成	variance proportion
标化残差	standardized residuals
标准化的	standardized
标准化回归系数	standardized coefficient
标准误	standard error
部分似然函数	partial likelihood function
部分相关和偏相关	part and partial correlations
	C
参数	parameter
参数估计	parameter estimates

中文	英文
残差	residuals
残差统计量	residuals statistics
残差图	residual plot
层	block
层次	hierarchical
层次聚类法	hierarchical cluster analysis
常数项	constant term
乘积极限法	product-limit method
赤池信息准则	Akaike information criterion, AIC
处理差异方差齐性	homogeneity of treatment difference variance
D	
单变量	univariate
单独效应	simple effect
单元	cell
等方差性	equal variance
典则判别	canonical discriminant
调整决定系数	adjusted coefficient of determination
独立性	independent
对数似然函数	log likelihood function
对照	contrast
对照系数矩阵	contrast coefficient matrix
多变量方差分析	multivariate analysis of variance, MANOVA
多变量数据	multivariate data
多变量统计推断	multivariate inference
多变量线性回归	multivariate linear regression
多因素方差分析	multifactor variance analysis
多重共线性	multicollinearity
多重线性回归(多因素线性回归)	multiple linear regression
E	
二次	quadratic
F	
反应变量	response variable
方差分析	analysis of variance, ANOVA
方差膨胀因子	variance inflation factor, VIF

中文	英文
非标准化的	unstandardized
非参数回归	nonparametric regression
分割线、区分线	separate lines
风险比	hazard ratio
风险函数	hazard function
风险曲线	hazard curve
复相关系数	multiple correlation coefficient

G

杠杆值	leverage value
个案诊断	casewise diagnostics
更改、改变对照	change contrasts
公共度	communality
共线性	collinearity
共线性诊断	collinearity diagnostics
估计边际均值	estimated marginal mean
固定效应	fixed factor
观察幂	observed power
广义决定系数	generalized coefficient of determination
广义线性模型	generalized linear model

H

横轴	horizontal Axis
后退法	backward

J

计分检验	score test
计算机资源中心	computer resource center
假定方差不齐	equal variance not assumed
假定方差齐	equal variance assumed
简单线性回归	simple linear regression
降维	dimension reduction
交叉核实法	cross validation
交互效应	interaction
结局变量	outcome variable
截距	intercept
解释变量	explanatory variable

中文	英文
进入法	enter
距离	distances
聚类特征树	cluster feature tree
决定系数	coefficient of determination
绝对距离	manhattan distance
均方	mean square
均衡	balance
L	
累积生存概率	cumulative probability of survival
离群值	outliers
两步聚类法	twostep cluster analysis
轮廓图	profile plots
M	
马氏距离	Mahalanobis distance
描述统计量	descriptive statistics
明库斯基距离	Minkowski distance
O	
欧式距离	Euclidean distance
P	
判别分析	discriminant analysis
偏差	deviation
平方和	sum of squares
Q	
齐性检验	homogeneity tests
起始事件	initial event
前进法	forward
嵌套	nested
强影响点识别	casewise diagnostics
球形假设	sphericity
趋势检验	trend test
全模型	full factorial
R	
容忍度	tolerance

中文	英文
S	
三次	cubic
删失	censoring
删失数据	censored data
社会科学统计软件包	SPSS(Statistical Package for the Social Sciences)
生存分析	survival analysis
生存概率	probability of survival
生存函数	survival function
生存率	survival rate
生存曲线	survival curve
生存时间	survival time
失拟合	lack of fit
失效事件	failure event
似然比检验	likelihood ratio test
事后检验	post hoc
事件	event
事件发生时间	time to event
事件时间分析	time-to-event analysis
水平	level
水平轴	horizontal axis
死亡概率	probability of death
死亡率	death rate/mortality rate
随机因素	random factor
碎石图	scree plot
T	
特征向量	eigenvector
特征值	eigenvalue
剔除的	deleted
剔除法	remove
条件失效率	conditional failure rate
条件指数	condition index
统计产品与服务解决方案	SPSS(Statistical Product and Service Solutions)
统计分析系统	SAS(Statistical Analysis System)
统计控制	statistical control

中文	英文
统计学	statistics
W	
完全数据	complete data
伪决定系数	pseudo-R-square
未标准化的	unstandardized
稳健回归	robust regression
X	
析因设计	factorial design
显著水平	significance level
线性	linear
相关矩阵	correlation matrix
相似系数矩阵	proximity matrix
效应量估计	estimates of effect size
协变量	covariate
协方差分析	analysis of covariance，ANCOVA
协方差矩阵	covariance matrix
修正均数	adjusted means
修正模型	corrected model
修正平方和	corrected total
旋转	rotation
学生化的	studentized
学生化剔除的	studentized deleted
Y	
哑变量	dummy variable
叶元项	leaf entry
一般估计函数	general estimable function
一般线性模型	general linear model
医学多因素统计分析方法	multivariate statistical analysis in medical studies
医学统计学	medical statistics
因变量	dependent variable
因素	factor
因素水平间差值比较的系数矩阵	contrast coefficient matrix
因子得分系数阵	component score coefficient matrix

中文	英文
因子分析	factor analysis
因子协方差阵	component score covariance matrix
因子载荷	factor loading
因子转换矩阵	component transformation matrix
影响点判断	influence statistics
预报因子	predictor
预测	prediction
预测区间	prediction intervals
预测值	predicted value
预测值均数的标准误	S. E. of mean predictions
元素	element
	Z
展布-水平图	spread-versus-level plot
诊断	diagnostics
正交试验设计	orthogonal design
正交旋转	varimax
正态性	normal distribution
置信区间	confidence interval, CI
中位生存期	median survival time
终点事件	endpoint event
重复测量设计	repeated measureme..t design
逐步法	stepwise
逐步判别	stepwise discriminant
主成分分析	principle components analysis
主效应	main effect
自变量	independent variable
组间因子	between-subjects factors
组内变量	within-subjects variables
最大调整决定系数	max-rescaled R-square
最大似然估计	maximum likelihood estimate
最小二乘法	ordinary least square, OLS
最小二乘估计	least square estimator